Prof. Dr. med. Dieter Melchart

GESUND!

Prof. Dr. med.
Dieter Melchart

GESUND!

Das
3-Schritte-Selbstheilungs-
Programm

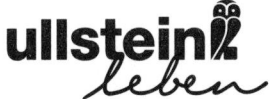

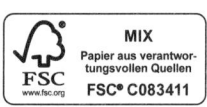

Ullstein leben ist ein Verlag der
Ullstein Buchverlage GmbH

ISBN 978-3-96366-053-5

© Ullstein Buchverlage GmbH, Berlin
Umschlaggestaltung: zero-media.net, München
Gesetzt aus der Quadraat Pro
bei Pinkuin Satz und Datentechnik, Berlin
Druck und Bindearbeiten: CPI books GmbH, Leck

Inhalt

Vorwort

Möglichst gesund alt werden und dies mit hoher Lebenszufriedenheit, so lautet wohl der Wunsch nahezu aller Menschen. Leider sieht die Realität oft anders aus: Wir werden zwar immer älter, aber häufig um den Preis, an chronischen Vielfacherkrankungen zu leiden. Diese schränken unsere Lebensqualität ein, und die Behandlung führt meist zu unerwünschten Neben- und Wechselwirkungen. Chronische Krankheiten machen in den europäischen Ländern drei Viertel der Krankheitslast aus. Sie verursachen 70 bis 80 Prozent der Kosten im Gesundheitswesen, so der Präsident des World Health Summit, Detlev Ganten.[1]

Bluthochdruck, Zuckerkrankheiten und durch Arthrose bedingte Gelenkschmerzen sind Erkrankungen, die wir selbst beeinflussen können, denn sie sind meist durch körperliches Übergewicht bedingt. Deshalb werden sie auch als Zivilisationskrankheiten bezeichnet. Der Informationsgrad in der Bevölkerung ist hoch: Wir wissen fast alle, welche Folgen Übergewicht haben kann – trotzdem sind mehr als 60 Prozent der Bundesbürger zu dick. Die Folgen: langwierige, teure – und leider oft vergebliche Heilverfahren.

Warum ist das so? Warum tun wir uns so schwer, Verantwortung für unsere Gesundheit zu übernehmen? Haben wir uns aus Bequemlichkeit damit abgefunden, dass Krankheiten zum Alltagsleben dazugehören? Und: Warum reagiert die Medizin vor allem auf Krankheitsfolgen, anstatt den Schwerpunkt auf Vorsorge zu legen und Krankheiten zu verzögern oder sogar ganz zu verhindern? Liegt es womöglich daran, dass unser »System der Solidarität« primär die Krankheitskosten übernimmt? Eindeutig ja – wirtschaftlich gesehen leben wir in einem Krankheitsverwertungssystem!

Was aber, wenn dieses System unter dem Gewicht der immer teureren Behandlungen und der zunehmenden Lebenserwartung irgendwann zusammenbricht?

Selbst wenn es den reichen Ländern der Welt gelingt, die finanziellen Anforderungen zu meistern, werden die eigentlichen Probleme damit nicht beseitigt. Mehr Geld allein führt lediglich zu einer weiteren »McDonaldisierung« der Medizin: Medizinische Betreuung wird zu einer Art Ware reduziert.

Der aktuelle Pflegenotstand ist hierfür ein gutes Beispiel: Gesundheitspolitische Lösungen setzen ausschließlich am Geld und Personal an. Einerseits ist es mehr als fragwürdig, ob überhaupt ausreichend Personal gefunden werden kann, andererseits versäumen es die Verantwortlichen erneut, sich mit den eigentlichen Ursachen der Pflegebedürftigkeit auseinanderzusetzen. Denn es ist keineswegs selbstverständlich, dass eine älter werdende Gesellschaft immer pflegebedürftiger werden muss. Vielmehr wäre es sinnvoll, den Menschen zu vermitteln, was sie selbst zum Erhalt oder zur Verbesserung ihrer Gesundheit beitragen können. Diese Form der Gesundheitskompetenz befähigt den Einzelnen, Risiken zu minimieren und eine gesundheitswirksame Lebenseinstellung zu entwickeln, mit der sich Krankheiten proaktiv, also noch vor oder im Entstehen, aufhalten oder verzögern lassen. Auf diesem Weg hilft das Erlernen von Achtsamkeit und Selbstwahrnehmung, also die Reflexion des eigenen Gesundheitsverhaltens, der Lebenseinstellung und Lebensbedingungen. Dafür soll dieses Buch eine Anleitung sein: Es führt den Leser ein in die Kunst der gesunden und achtsameren Lebensführung.

Vor allem geht es darum, unsere Navigationskompetenz in Gesundheits- und Krankheitsfragen zu verbessern. Fast jeder Autofahrer nutzt heute die Technik der Navigation, für die zwei wesentliche Informationen notwendig sind. Zum einen ist das die Standortbestimmung: Wo stehe ich derzeit? Und zum anderen die Zieldefinition: Wo will ich hin? Die Antworten auf diese Fragen können Sie sich in Bezug auf Ihre persönliche Gesundheit mit Hilfe dieses Buches erarbeiten. Es unterscheidet sich von vielen anderen Ratgebern, weil es zunächst bei Ihrer Motivation ansetzt – und das bedeutet, Verantwortung zu übernehmen und zu erkennen, was Ihnen persönlich schadet, was Ihre Risiken minimiert und was Ihre Gesundheit fördert. Mit Hilfe einiger Werkzeuge und, wenn Sie mögen, mit Hilfe eines Gratis-Webportals, können Sie Ihre Risiken wahrnehmen und Ihr Gesundheitsverhalten hinterfragen. Dieses Buch möchte Ihnen die Kontrolle über Ihren Körper und Ihren Geist zurückgeben. Und es möchte den Irrtum beseitigen, dass Gesundheit an Dritte – an Ärzte, Heilpraktiker und Psychologen – delegiert werden könnte. Für Ihren Körper sind Sie selbst verantwortlich.

Mein Ziel ist es zu verdeutlichen, dass wir Menschen bereits vielfältige Fertigkeiten zur Gesunderhaltung und Selbstheilung in uns tragen und sie bewusst erweitern können. Diese Einsicht eröffnet jedem Einzelnen von uns die Chance auf Unabhängigkeit und Lebensteilhabe bis ins hohe Alter, und der Gesellschaft als Ganzes bietet sie wichtige Lösungsansätze für gesundheitspolitische Probleme. Eine umfassende Gesundheitskompetenz darf aber weder als lästige Bürgerpflicht missverstanden noch als private (und damit für den Staat kostenfreie) Aufgabe des Einzelnen politisch missbraucht werden. Es handelt sich vielmehr um ein Bürgerrecht: das Recht, Gesundheit zu erlernen.

Gesund sein und gesund bleiben möchten viele. Doch es ist nicht immer leicht, ein alltagstaugliches Programm auf die Beine zu stellen. Eine ebenso große Hürde stellt häufig die Selbstverantwortung dar. Für sich selbst zu sorgen, sich um sich selbst zu kümmern, sich selbst wertzuschätzen, all das sind Schritte, die viele noch nicht gemacht haben.

Eine Voraussetzung, um Verantwortung für die eigene Gesundheit zu übernehmen, ist die Selbstwahrnehmung. Denn erst die bewusste Selbstwahrnehmung und Selbsterkenntnis führen zu einem nachhaltig gesunden Leben und sind der Schlüssel jeder Selbstheilung.

Die meisten Menschen wissen in der Theorie, was sie für ihre Gesundheit tun könnten, doch meistens scheitert es an der Umsetzung. Wie gelingt es, ein wirkungsvolles Gesundheitsmanagement bewusst in den Alltag einzubauen? Genau hier setzt dieses Buch an, indem es Sie an die Hand nimmt und zur kritischen Selbstwahrnehmung anregt. Es bietet – gemäß den modernsten medizinischen Erkenntnissen aus den Bereichen der Gesundheitsförderung, der Prävention und der Naturheilkunde – praxisorientierte Hilfestellungen, um einen gesundheitsfördernden Lebensstil im Alltag umzusetzen. Wissenschaftliche Untersuchungen aus Neurobiologie, Epigenetik, Psychoneuroimmunologie, Stressforschung, kognitiver Verhaltenstherapie und Achtsamkeitsforschung geben heute bereits berechtigten Anlass zur Hoffnung, dass wir immer besser verstehen werden, wie die Selbstheilung – der innere Arzt – funktioniert.

Ich möchte Sie einladen, eine Reise in das eigene Selbst zu unternehmen. Sie werden lernen, Risiko- und Schutzfaktoren wahrzunehmen sowie das eigene Leben zu beobachten, zu analysieren und gegebenenfalls zu ändern.

Entdecken Sie Ihren inneren Arzt! Werden Sie zum Experten

Ihrer Gesundheit und entwickeln Sie einen gesundheitswirksamen Lebensstil im Alltag. Dieses Buch unterstützt Sie in der Entwicklung Ihrer persönlichen Gesundheitskompetenz. Nutzen Sie die Möglichkeit, Ihre Gesundheits- und Krankheitsdaten digital selbst zu vermessen und zu beobachten. Glauben Sie mir, damit ist es gar nicht so schwer, Manager Ihrer Gesundheit zu werden.

Ihr
Prof. Dr. med. Dieter Melchart

Leiter des Kompetenzzentrums für Komplementärmedizin und Naturheilkunde (KoKoNat) des Klinikums rechts der Isar, Technische Universität München

PS: Aus Gründen der besseren Lesbarkeit werden im Folgenden Personen-, Berufs- und Funktionsbezeichnungen stets in der maskulinen Form verwendet. Die Bezeichnungen umfassen jedoch Personen weiblichen und männlichen Geschlechts gleichermaßen.

1.

Einführung

Heute ist Weltgesundheitstag, der 7. April 2018. An diesem Tag habe ich begonnen, das hier vorliegende Buch zu schreiben. Meine Tageszeitung hat dem Thema Gesundheit zwei ganze Seiten gewidmet. Viele regionale Ärzte unterschiedlicher Fachrichtungen, Internisten, Orthopäden, Gynäkologen, Dermatologen oder Krebsspezialisten, äußern sich dort zu typischen Krankheiten ihres Gebiets und bieten ihre Hilfe an. Von Gesunderhaltung ist leider nichts zu lesen. Mancher Leser mag sich denken: »Gott sei es gedankt – über Sport und gesunde Ernährung wird ohnehin genug geschrieben! Wenn ich krank bin, interessiert mich nur, zu welchem Arzt ich gehen kann.«

Leid und Schmerz will man loswerden. Das ist verständlich. Eine Medizin, die Beschwerden lindert, ist immer nachgefragt. Ihre Leistungen werden abgeholt, das heißt, der Leidende kommt zum Therapeuten und lässt sich behandeln, meist medikamentös oder chirurgisch.

Die Dominanz der Krankheit in der Medizin

Das Selbstverständnis von Ärztinnen und Ärzten ist heute von der Frage geprägt, wie krankheitsentwickelnde Prozesse und

Folgeschäden entfernt oder unterdrückt werden können. Das Präfix »Anti-«, das in der Medizin so häufig vorkommt – Antibiotika, Antidepressiva, Antihypertensiva –, signalisiert, dass der Heilansatz *gegen* etwas, eben Bakterien, Depressionen oder Bluthochdruck, gerichtet ist. Auch die Amputation ist eine medizinische Maßnahme, die etwas entfernt, nämlich kranke Körperteile. Immer wirkt der Therapeut von »außen« auf den Patienten ein.

Diese auf Krankheit gerichtete Denk- und Handlungsweise hat die moderne Medizin sehr erfolgreich gemacht. Die Rolle des Patienten ist dabei überwiegend passiv. Nur selten hält der Arzt ihn an, etwas für sich selbst zu tun. Eine aktive Mitwirkung in Form eines gesunden Lebensstils oder der Anwendung von Selbsthilfetechniken und krankheitsbekämpfenden Maßnahmen werden im medizinischen Alltag viel zu wenig eingefordert.

Dies liegt auch daran, dass es für Ärzte häufig frustrierend ist, ihren Patienten Formen derartiger Mithilfe abzuverlangen. Zu oft wird die Aufforderung, sich aktiv am Behandlungsgeschehen zu beteiligen, von den Betroffenen innerlich abgelehnt und als unerlaubte »Einmischung in die private Lebensgestaltung« fehlinterpretiert. Manche Kollegen neigen dazu, sich dieser Meinung anzuschließen, insbesondere dann, wenn die Empfehlungen auf eine allgemeine Gesunderhaltung im Lebens- und Arbeitsalltag der Patienten gerichtet sind und nicht auf eine konkrete Beeinflussung der Krankheitssymptome. Obwohl es gegenläufige Entwicklungen in Form von Projektversuchen gibt, befürchte ich, dass die Mehrzahl der praktizierenden Ärzte noch lange mit diesen Schwierigkeiten zu kämpfen haben wird.

Warum ist es für beide Seiten – Arzt wie Patient – so schwer, einen gesunden Lebensstil zum zentralen Thema der therapeutischen Beziehung zu machen? Die Antwort ist relativ einfach: Der Arzt ist in der Regel ausschließlich an der Krankheit und ihren Symptomen orientiert. Dies hat seinen Grund in der medizinischen Aus- und Fortbildung, wo Gesunderhaltung eine marginale Rolle spielt. Dazu kommt, dass das Eintreten für einen gesunden Lebensstil gewisse pädagogische Fähigkeiten voraussetzt, die Medizinstudenten aber so gut wie nicht vermittelt werden. Offensichtlich herrscht in universitären Ausbildungsstätten immer noch die Meinung vor, dass ein »guter« Arzt quasi naturgegeben komplexe Informationen über Gesundheit und Krankheit verständlich und empathisch an Dritte weitergeben kann. Da ein Arztgespräch im Schnitt gerade einmal noch 7,6 Minuten dauert und davon oft noch fünf Minuten einer technischen Untersuchung gewidmet sind, ist diese Fähigkeit auch kaum mehr nötig.[2] Die menschliche Entfremdung führt – häufig nach stundenlangem Warten auf den Arzt – zu Frustration auf beiden Seiten.

Gesundheitsförderung und Prävention müssen angemessen bezahlt werden

Die krankheitsorientierte Denkweise spiegelt sich auch in der Gebührenordnung medizinischer Dienstleistungen selbst. Nicht die Gesunderhaltung, sondern die Krankenbehandlung steht im Vordergrund der ärztlichen Abrechnungspraxis, und genauso ist das Leistungsspektrum der Krankenkassen ausgerichtet. Deswegen heißen sie meist auch Krankenkassen – und nicht Gesundheitskassen. Das Denken und Handeln moderner Heilkunde beginnt in der Praxis leider erst dann, wenn der Kranke mit seinen Folgeschäden zum Arzt kommt. Diese reaktive Ausrichtung des gesamten Gesundheitssystems bedingt eine ausschließlich auf die Krankheitserkennung und Krankheitsbehandlung zugeschnittene Medizinpraxis.

Die Ausgaben der gesetzlichen Krankenkassen sind dementsprechend vorwiegend der Behandlung, Rehabilitation und Pflege gewidmet. Diese Verteilungsungerechtigkeit von Geldern im sogenannten ersten Gesundheitsmarkt führt dazu, dass derzeit lediglich ein Anteil von circa 1,3 Prozent (4,5 von 350 Milliarden im Jahr 2016 laut Statistischem Bundesamt[3]) aller gesetzlichen Krankenkassenkosten für Leistungen der Gesundheitsförderung ausgegeben werden.

Zugleich verhalten sich die Krankenkassen selbst oft als »Player« anstatt als »Payer« solcher Leistungen, das heißt, sie bieten sie selbst an, anstatt sie nur zu finanzieren. Dieses Engagement scheint aber mehr der Kundengewinnung zu dienen als der tatsächlichen Gesunderhaltung. Darüber hinaus führt ein solches Verhalten zu Wettbewerbsverzerrung und zur Behinderung einer überfälligen Routineentwicklung des freien Anbietermarktes. Eine gesundheitspolitische Kurskorrektur wäre hier dringend angezeigt.

Der Patient, besser der Klient, hat es in der Regel nicht gelernt, seinen Arzt wegen einer Lebensstilberatung aufzusuchen. Die Gesellschaft und damit der Einzelne sieht den Arzt traditionell in der Krankenbehandlung – weil es in der Praxis meist genau so ist und damit unserer Lebenserfahrung entspricht. Gesunden fällt es schwer, eine Arztpraxis oder ein Krankenhaus aufzusuchen, und Medizinern fehlen das Wissen, die Zeit und die Möglichkeiten der Vergütung.

Das krankheitsverwertende »Gesundheitssystem« sieht nicht vor, Versicherten eine adäquate gesundheitswirksame Lebensstilberatung zu finanzieren. Hierfür müsste der Arzt den Versicherten allein aus zeitlichen Gründen krankschreiben – was er nicht tun wird und was der Betroffene meist auch nicht möchte. Dem berufstätigen Versicherten ist es derzeit nur möglich, einen Gesundheitskurs am Abend – und damit nach einem achtstündigen Arbeitstag – zu besuchen, der von der Krankenkasse bezuschusst wird. Im Kurbereich gibt es manchmal auch Kompaktkurse von drei bis vier Tagen. Dass diese Angebote keine optimalen Rahmenbedingungen darstellen, ist leicht nachvollziehbar. Selbst willige Ärzte, die eine Gesundheitsförderung in ihrer Praxis aufbauen möchten, zögern, weil sie Gefahr laufen, für dieses Angebot Mehrwertsteuer abführen zu müssen. Das Mehrwertsteuergesetz befreit den Arzt nur dann, wenn er Krankheiten behandelt oder Krankheiten verhindert – nicht, wenn er Leistungen für Gesunde anbietet. So werden auch von dieser Seite eine Systeminnovation und eine Veränderung in Richtung Lebensstilmedizin verhindert.

Die Prävention und die Gesundheitsförderung, seit dem Jahr 2000 im Sozialgesetzbuch V in Paragraf 20 geregelt, sind massiv unterfinanziert. Dies hat zur Folge, dass sich weder die Gesundheitsanbieter noch die Versicherten eine betreuungsintensive Lebensstilintervention leisten können oder wollen. Der Paragraf hat sich seit seiner Einführung kaum verändert. Die formale Anerkennung von Kursleiterqualifikationen für Präventionskurse (Ernährung, Bewegungsmangel, Stressmanagement und Sucht) wird seit einigen Jahren nicht mehr von den einzelnen Krankenkassen selbst, sondern von einer zentralen Prüfstelle durchgeführt. Deren Anerkennungspolitik schaut jedoch im Wesentlichen auf die jeweils vorliegende, meist traditionell krankheitsspezifische Grundausbildung der Antragsteller. Es herrscht beispielsweise die Auffassung, dass eine Gesundheitsförderung in Ernährungsfragen ausschließlich durch besonders qualifizierte Ökotrophologen oder Diätassistenten realisierbar sei. Diese Spezialisierungsphilosophie ist für eine alltagsorientierte Lebensstiländerung aber überhaupt nicht erforderlich. Sie widerspricht auch dem Grundsatz der Vorbildfunktion, Betreuungskontinuität und Ganzheitlichkeit. Hier ist nicht der aus pathogenetischer Sicht spezialisierte Experte gefragt, sondern der gesundheitspädagogisch kompetente und persönlichkeitsgereifte Generalist. Er soll den Klienten ein gesundheitsförderndes Alltagsverhalten, eine Bewusstseinserweiterung, Selbstwertgefühl und Umweltbewusstsein vermitteln. Ein wesentlicher Grund für das momentane Scheitern der meisten Präventivprogramme ist deshalb die im Leitfaden der gesetzlichen Krankenversicherungen beschriebene Trennung der Handlungsfelder Bewegungsmangel, Ernährung und Stressmanagement – obwohl wissenschaftlich belegt ist, dass für die Vermeidung der meisten Volkskrankheiten alle drei Handlungsfelder bedeutsam sind.[4]

Im Gegensatz zu den gesetzlichen Krankenkassen ist die Deutsche Rentenversicherung mit ihren Präventionsangeboten für Berufstätige deutlich innovativer. Umso erstaunlicher ist es, dass die vorhandenen Budgets nicht ausgeschöpft werden. Dies liegt einerseits am überbürokratisierten Verordnungsmodus der Rentenversicherer, da ein medizinischer Bedarf festgestellt werden muss, bevor eine Präventionsmaßnahme bewilligt werden kann. Andererseits lassen die Rentenversicherer bislang nur ihnen vertraute, bereits für die Rehabilitation unter Vertrag stehende Einrichtungen zu oder belegen stationäre Einrichtungen der Rentenversicherung selbst. Da bei den Antragstellern laut Sozialgesetzbuch IX kein Rehabilitationsbedarf vorliegen darf, dient diese Praxis wohl mehr der institutionellen Abgrenzung zu den kassenbezahlten Präventionsleistungen. Medizinisch nachvollziehbar ist es nicht und kann auch gesundheitspolitisch nicht akzeptiert werden.

Gesund ist man nicht nur nebenbei!

Es kommt noch ein zweiter Aspekt hinzu: Gesundheit ist uns Menschen kaum präsent, das heißt, wir nehmen den Zustand, gesund zu sein, nicht bewusst wahr. Im Gegensatz zu körperlichen Schmerzen und negativen Gefühlen fühlt sich Gesundheit selbstverständlich, alltäglich und absolut gewöhnlich an. Wir vergessen, dass wir gesund sind! Deshalb fehlt uns die Motivation, eine Gesundheitsberatung aufzusuchen und dafür auch noch zu bezahlen. Kurz: Die Erfahrung zeigt, dass Gesundheit nicht aktiv gesucht wird, sondern meist wie »Sauerbier verkauft« werden muss. Die eigene Gesundheit zu pflegen, bedeutet oft, ein lieb gewonnenes Alltagsverhalten zu verändern. Doch das gelingt den meisten von uns nur schwer und am besten noch dann, wenn wir dafür irgendeine Form von »Belohnung« erhalten.

Wenn man sich dieser Probleme bewusst ist, verwundert es nicht, dass dem Behandelten im Alltag der modernen Medizin meist eine passive Rolle zugeteilt wird. Viel zu selten stellen wir uns die Frage, was Risiken minimiert, was uns gesund erhält und was verhindert, dass wir krank werden. Unser System ist schlicht nicht darauf angelegt, im Patienten ein Interesse daran zu wecken, wie Gesundheit im Alltag und Selbstheilung im Krankheitsfall gelingen können.

Im Gegensatz dazu sind der eigene Beitrag zur Gesunderhaltung und Selbstheilung und seine therapeutische Nutzung zentrale Konzepte in der Komplementärmedizin und Naturheilkunde. Hier steht die bewusste Miteinbeziehung des Menschen im Vordergrund. In diesem Kontext erfahren auch traditionelle Medizinsysteme eine Neubewertung, wie sie uns aus der antiken Medizin oder aus fernöstlichen Kulturkreisen bekannt sind (etwa »Qi«, die Lebenskraft in der chinesischen Medizin). Diese stützen sich auf die Selbstheilungskräfte des Menschen, die all das beschreiben, was die Natur von »selbst« richtig macht, damit wir gesund bleiben oder wieder werden.

Das Konzept der Gesundheitskompetenz hat nicht nur weitreichende Auswirkungen auf die Heilberufe, sondern auch darauf, wie wir uns in Gesundheit und Krankheit verhalten. Die eigene Gesundheit bewusst wertzuschätzen und Verantwortung dafür zu übernehmen, müssen wir erst lernen: eine längst überfällige Form von gesundheitlicher Aufklärung, die der breiten Bevölkerung in den westlichen Ländern noch bevorsteht.

Diese Mission trifft bei vielen Menschen auf das bereits vorhandene Bedürfnis, in Gesundheits- und Krankheitsfragen mitzubestimmen. Es sind die Anfänge einer Emanzipationsbewegung hin zu mehr Patientensouveränität, die zu einem Wandel unseres Gesundheitssystems führen werden. Einige Patienten möchten stärker in die Steuerung und Navigation ihres individuellen Gesundheits- und Krankheitsfalls einbezogen werden. Ihnen reicht es nicht mehr, durch Einweisen, Zuweisen und Überweisen in der Versorgungskette »bewegt« zu werden. Stattdessen gehen sie online, recherchieren Angebote, Qualitätsberichte und suchen Möglichkeiten der Mitwirkung. Doch darauf ist der erste Gesundheitsmarkt bislang kaum vorbereitet.

Gesundheit hat kein Wissens-, sondern ein Vermittlungsproblem

Zusammenfassend lässt sich feststellen, dass Deutschland längst noch keine angemessene Präventionskultur entwickelt hat. Dafür bedarf es eines Bewusstseinswandels: Jeder Einzelne soll, so weit es möglich ist, für seine Gesundheit mitverant-wortlich sein.

Warum ist diese Entwicklung überhaupt nötig? Die Medien berichten täglich über Gesundheit und Gesunderhaltung. Aber das alleinige Wissen darüber, warum und wie man sich gesund ernähren oder bewegen sollte, nutzt nicht viel. Jeder von uns weiß, dass ihm der tägliche Schweinebraten nicht guttut. Ebenso wissen wir, dass es besser wäre, sich abends noch einmal aufzuraffen, um ein kurzes Bewegungstraining oder einen flotten Spaziergang einzulegen, anstatt es sich im häuslichen Bermuda-Dreieck zwischen Sofa, Kühlschrank und Fernseh-apparat (respektive Computer) gemütlich zu machen. Warum macht es uns der »innere Schweinehund« so schwer, unsere Gewohnheiten zu ändern?

Auf diese Frage wird es keine einfachen Antworten geben. Die menschliche Psyche und unser Verhalten sind dafür schlicht zu komplex. Aber lassen Sie mich ein einfaches Beispiel aus dem Alltag geben: Würden Sie auf die Idee kommen, einem Kind das Fahrradfahren durch bloßes Vorlesen eines Buches beibringen zu wollen? Ich denke nicht. Sie selbst haben es ja auch nur müh-sam durch mehrmaliges Herunterfallen und Wiederaufsteigen gelernt. Entscheidend ist dabei nicht das Wissen, sondern die Motivation. Bin ich bereit, Zeit und Geduld zu investieren, um etwas erfolgreich umzusetzen? Wie schaffe ich es, mich wirk-lich nachhaltig zu verändern?

Wenn die Gesundheitsförderung, Krankheitsprävention und die Patientenschulung kein Wissens-, sondern ein Vermitt-lungsproblem haben, sind dringend neue und effektivere Wege notwendig, um die Inhalte zu den Menschen zu bringen.

Das Individuelle Gesundheits-Management (IGM) als Lebensstilprogramm

Das derzeit erfolgreichste Konzept der Vermittlung ist das sogenannte »blended learning«, eine gezielte Abstimmung von persönlicher Betreuung und webbasierten Lernprozessen. Das hier beschriebene Programm des Individuellen Gesundheits-Managements (IGM) wird Sie in drei Schritten (prüfen – planen – praktizieren) bei der Umstellung auf ein gesundheitsförderndes Verhalten und auf neue Lebenseinstellungen unterstützen. Das Programm wurde von mir und meinen Mitarbeitern in jahrzehntelanger klinischer Arbeit entwickelt und erfolgreich in Theorie und Praxis erprobt. Im ersten Schritt lernen Sie Ihre persönlichen Risiko- und Schutzfaktoren der Gesundheit zu bestimmen. Hierfür stehen Ihnen umfangreiche Fragebögen sowie Befund- und Befindlichkeitsprotokolle zur digitalen Selbstvermessung zur Verfügung. Den Webzugang zum Dossier finden Sie unter https://www.viterio.de/gesund. Das Gesundheitsdossier können Sie ohne Zusatzkosten vier Wochen uneingeschränkt nutzen. Ein besonderes Anliegen ist es mir, dass Sie Sinn und Zweck Ihrer Fragebögen und körperlich-seelischen Befunderhebungen verstehen und korrekt durchführen. Der erste Schritt der Selbstvermessung (»prüfen«) befähigt Sie zu mehr Kontrolle über die eigene Gesundheit und Krankheit. Bei wiederholter Eingabe der Daten erhalten Sie Informationen über Ihre Fort- und Rückschritte sowie gegebenenfalls Vergleichsdaten mit anderen Programmteilnehmern. Wenn Sie wissen, was Sie an Ihrem Lebensstil ändern möchten, helfen Ihnen konkrete Ausführungspläne für ein Basistraining von 12 Wochen Dauer oder Hinweise auf einzelne Verhaltensänderungen zum Abbau von Risiken oder Aufbau von Schutzfaktoren der Gesundheit. Im letzten Schritt setzen Sie diese Verhaltenspläne mit Hilfe von verschiedenen Trainingspaketen aus unterschiedlichen Handlungsfeldern wie Ernährung, Bewegung, Stressmanagement, Selbstbeobachtung sowie Heil- und Naturmittel in Form einer praktischen Selbsthilfe um. Das Buch dient Ihnen somit als Programmbegleiter. Anhand von drei Biografien von Personen mit Problemen aus dem Bereich Übergewicht, Stress und Krebs sehen Sie beispielhaft, wie das Lebensstilprogramm umgesetzt werden kann.

Sie sollten anschließend in der Lage sein, die Programmziele im Alltag umzusetzen. Pädagogische Methoden wie das Coaching, das den Menschen befähigt, eigene Lösungen zu entwickeln, können dabei in Anspruch genommen werden. Der Coach ist eine Art Spiegel, in dem sich der Klient selbst betrachten kann, um Problemursachen zu erkennen und im Idealfall zu lösen. Interaktive, internetbasierte Kurse verhelfen zu langfristigen, ortsunabhängigen Erfolgen, denn sie verlagern den Vermittlungsschwerpunkt von der Kurs- und Seminarstunde hinein in den individuellen Lebensalltag des Lernenden. Nicht die medizinische Verordnung und Delegation an Dritte, sondern die Förderung von Motivation, Kompetenz und aktivem Selbstverständnis jedes Einzelnen stehen im Vordergrund.

Vom reaktiven zum proaktiven Gesundheitssystem

Die vorwiegend krankheitsorientierte Medizin unterhält ein ausschließlich reaktives Versorgungssystem, das – abgesehen von unfallbedingten Akutfällen – meist nur Folgeschäden chronischer Erkrankungen behandelt. Die Ursachen solcher »Chronifizierungskarrieren« sind jedoch in erheblichem Ausmaß durch einen gesundheitsschädlichen Lebensstil mitbedingt und daher in vielen Fällen durch eine Veränderung desselben nachhaltig korrigierbar.

Darüber hinaus entstehen die Folgeschäden nicht über Nacht, sondern benötigen oft eine mehrjährige Entwicklungsphase. Hierzu zählen wichtige Zivilisationserkrankungen wie der Bluthochdruck und die Zuckerkrankheit. Das langsame Fortschreiten solcher Erkrankungen ermöglicht es, dass erste Anzeichen bereits fünf bis zehn Jahre vor der eigentlichen Vollausprägung erkennbar sind. Dies macht eine verstärkte Förderung und Verbesserung der medizinisch-psychologischen Früherkennung möglich und notwendig.

Das alles ist nicht neu – aber es passiert viel zu wenig. Da Krankheiten sich oft dort entwickeln, wo Menschen arbeiten, ist die Einbeziehung des beruflichen Umfeldes besonders wichtig. Die anonyme digitale Selbstvermessung zur Feststellung persönlicher Krankheitsrisiken wäre etwa im Rahmen betrieblicher Personalbefragungen leicht zu organisieren. Auch die Personalvertretungen müssten wesentlich aktiver für das Thema Gesundheit eintreten. Und die immer geringer werdende Zahl der Erwerbstätigen, die für immer mehr Alte die Rentenzahlungen erwirtschaften und gleichzeitig ein höheres Eintrittsalter für ihren eigenen Ruhestand akzeptieren müssen, ist stärker in die Pflicht genommen, sich am Arbeitsplatz gesund zu erhalten.

Stattdessen stehen die traditionellen Forderungen nach mehr Geld und Urlaub im Vordergrund der Tarifverhandlungen. Das Engagement der Gewerkschaften sollte jedoch ebenso auf die Einführung von Gesundheitstagen und betrieblich organisierter Früherkennung abzielen. Denn viele Menschen scheuen den Weg zu medizinischen Vorsorgeuntersuchungen oder können sie schlicht aus zeitlich-organisatorischen Gründen gar nicht erst im Alltag unterbringen. So haben im Jahre 2016 durchschnittlich nur 25,9 Prozent der Frauen und 23,1 Prozent der Männer die Untersuchungen des »Gesundheits-Check-up 35« aufgesucht, auf die Versicherte alle zwei Jahre (inzwischen sind drei Jahre angedacht) einen gesetzlichen Anspruch haben. Ein Gesundheitssystem, das diesen Namen verdient, darf aber nicht damit zufrieden sein, Krankheiten frühzeitig zu erkennen. Es hat außerdem die Pflicht, die Gesundheit der Bürger durch eine umfassende Verhaltens- und Verhältnisprävention zu unterstützen und zu fördern. Damit sich ein proaktives Gesundheitssystem entwickeln kann, sind neue politische Rahmenbedingungen zu schaffen, die folgende Lösungsansätze realisieren: die Schaffung neuer selbstständiger Gesundheitsberufe, verbunden mit der Neuordnung von Verantwortlichkeiten, den Aufbau planungssicherer Entgeltsysteme für proaktive Leistungen durch gerechtere Verteilung der Gesundheitsausgaben und die Schaffung stabiler Allianz- und Kooperationsstrukturen für Gesundheitsförderung und Prävention unter Einbeziehung der Arbeitswelten und kommunaler Gemeinschaften. Zumindest sollte es möglich sein, den Bürger nicht nur im Krankheitsfall »krankzuschreiben«, sondern ihn ebenso für eine qualitätsgesicherte Gesundheitsförderung und medizinische Vorsorge »gesundzuschreiben«.

Was ist Lebensstilmedizin?

Ein gesunder Lebensstil steigert nicht nur Leistungsfähigkeit und Lebensfreude, sondern kann auch vor Krankheiten schützen oder im Fall einer Erkrankung zur Selbstheilung beitragen. Die wichtigsten Volkskrankheiten – Herz-Kreislauf-Erkrankungen, Bluthochdruck, Diabetes, Fettstoffwechselstörungen und Stressfolgeschäden bis hin zu Krebs- und Demenzerkrankungen – lassen sich durch Gesundheitsförderung positiv beeinflussen, in ihrem Auftreten verzögern und teilweise sogar ganz verhindern. Deshalb ist die Lebensstilmedizin darauf ausgerichtet, den Einzelnen zu gesundheitsfördernden Einstellungen und Verhaltensweisen im Alltag zu befähigen und anzuhalten.

Bevor wir Schritt für Schritt ein solches Lebensstilprogramm anschauen, erklärt das nächste Kapitel das zugrunde liegende Gesundheitsmodell.

2.

Der Weg zum inneren Arzt führt über die eigene Gesundheit

Der Begriff des inneren Arztes umschreibt die Fähigkeiten und Fertigkeiten des Menschen, sich selbst gesund zu erhalten oder, im Krankheitsfall, sich selbst zu heilen. Der Weg zum inneren Arzt führt über die eigene Gesundheit, manchmal auch über die oft unvermeidbare Krankheit. Beide Zustände sind Grundphänomene menschlicher Existenz und haben – neben Heilung und Tod – eine zentrale Bedeutung für den Menschen. Wenn hier vom inneren Arzt die Rede ist, sind all diese Bereiche gleichbedeutend angesprochen. Gleichwohl das vorliegende Buch ihnen nicht vollumfänglich gerecht werden kann, geht es mir darum, Ihnen die wichtigsten Grundlagen von Gesundheit und Krankheit zu vermitteln. Sie helfen zu verstehen, wie der innere Arzt und das Prinzip der Selbstheilung funktionieren. Dieses Buch soll Lust machen, Manager der eigenen Gesundheit zu werden.

Die Grundfunktionen des Lebens und die Bereitschaft zur Gesundheitsarbeit

Was brauchen wir, um in Gesundheit zu leben? Viele komplizierte, ineinandergreifende Regelkreise der Selbstorganisation und Selbstregulation sind dafür notwendig. Dieses bio-psycho-soziale Geschehen von Gesundheit läuft zwar weitgehend autonom, bedarf aber trotzdem einer ständigen Mitgestaltung des Einzelnen: Es bedarf der »Lebenskunst«. Dieses Zusammenspiel von Genetik, Verhalten und natürlicher Lebenswelt ist individuell höchst unterschiedlich. So gibt es Menschen, die ohne weiteres Zutun oder gar trotz eines offensichtlich ungesunden Lebenswandels vital bleiben, während andere scheinbar alles richtig machen und dennoch eher kränklich wirken. Ähnlich unterschiedlich empfinden Menschen gesundheitswirksame Aktivitäten wie etwa das Laufen; für den einen ist es pure Freude und Entspannung, für den anderen eine Qual und bloße Zeitverschwendung. Dennoch sind für alle Menschen bestimmte biologische Grundfunktionen und Grundbedürfnisse (lebens-) wichtig, wenn auch nicht subjektiv gleichbedeutend.

Vergleicht man vereinfacht die Gesundheit des Menschen und ihre Entwicklung mit einem Computer, so wird uns eine biologische Grundausstattung als »Hardware« durch die Gene der Eltern mitgegeben. Sie bestimmt den männlichen oder weiblichen Bauplan für eine Vielzahl von körperlichen Basisfunktionen (zum Beispiel Körperformen, Bewegungsmuster, Wärmehaushalt, Immunabwehr), aber auch von geistigen-emotionalen Grundfunktionen (Gedächtnis, Konstitution oder emotionaler Grundtonus).[5] Im Laufe des Lebens »schreibt« der Mensch entlang seiner biologischen, emotionalen und sozialen Einstellungs- und Verhaltensentwicklung eine dazugehörige »Software«. Es handelt sich dabei um die Summe an Menschenkenntnis, Lebensweisheiten, Erfahrungen, Fähigkeiten und Fertigkeiten, die unsere Biografie uns einbringt. Sie prägt auch Persönlichkeitsmerkmale (etwa Verlässlichkeit oder Gewissenhaftigkeit) und Vorstellungen vom eigenen Selbst und der umgebenden Welt. Beide Komponenten, Hardware und Software, beeinflussen und formen sich gegenseitig und passen sich – in engen Grenzen – den Lebensbedingungen an.

Diese Komplexität erklärt, warum es keinen verbindlichen Standard von Gesundheit für alle Menschen geben kann. Frühere Auffassungen von Gesundheit als etwas Konstantes und von Krankheit völlig Getrenntes sind heute naturwissenschaftlich nicht mehr haltbar. Der Übergang zwischen Gesundheit und Krankheit ist fließend. Beides entwickelt sich dynamisch innerhalb eines biologischen Lebensraums, das heißt in der natürlichen Lebenswelt des Menschen. Das physiologische, vorwiegend körperliche Gesundheitsverhalten des Einzelnen bestimmt sein tägliches Überleben. Dazu benötigt er elementar seine Sinnesorgane, sein Magen-Darm-System für die Aufnahme und Ausscheidung von Nahrungsenergie und sein Atemwegsystem für die Aufnahme und Abgabe von Atemgasen.

Um über Störungen und Belastungen des eigenen Lebensraums ausreichend informiert zu sein, sind verschiedene Werkzeuge notwendig, die dem Menschen Informationen über die Umwelt, aber auch über die inneren Verhältnisse liefern. Hier spielen vor allem die Sinne wie das Hören, Riechen, Sehen, der Lage- und Kraftsinn, Hautreize wie Kitzel, Berührung, Vibration, Druck und das Wahrnehmen von Kälte und Wärme eine wichtige Rolle.

Diese Funktionen verlieren aber durch unseren zivilisationsbedingten Lebensstil ihre Fähigkeit zur Anpassung und Regeneration. Daran haben insbesondere klimatisierte Wohnbereiche mit ganzjährig gleichbleibenden Temperaturen, chemisch veränderte Lebensmittel, der eklatante Bewegungsmangel unserer Sitzkultur und viele andere gesundheitsschädliche Lebensstilformen eine verursachende Mitschuld.

Bewegung heißt *Motio*. Wenn sich der Mensch nicht mehr bewegt, verschlechtern sich auch seine Gefühle, die *Emotionen*. Die Beeinflussung funktioniert auch in umgekehrte Richtung – große Freude kann spontane Bewegung auslösen. Der Freudentanz von Urvölkern oder ein kurzer Luftsprung als Reaktion auf eine gute Botschaft sind bildgebende Beispiele. Zwischen Bewegung und Psyche bestehen reale psychosomatische Zusammenhänge. Dasselbe gilt für den Tastsinn und die Berührung. Auch hier ist die *Rührung* im Wort Berührung zu erkennen und zeigt, dass ein bloßer Hautkontakt oft starke Gefühle auslösen kann. Verliebte sind sich ständig körperlich nah. Einsame Menschen fangen nicht selten an zu weinen, wenn man in therapeutischen Sitzungen ihre Hand hält. Es können aber auch negative Gefühle durch Hautreize ausgelöst werden, etwa durch starken Druck, heftigen Kitzel und Vibrationen.

Der Mensch nimmt angenehme Gefühle auch deshalb bevorzugt über die Haut wahr, weil diese nicht nur über viele Sinnessensoren verfügt, sondern zusätzlich von unzähligen neurovegetativen Nervenfasern versorgt wird. Das neurovegetative Nervensystem verbindet die Körperoberfläche mit zentralen Gehirnstrukturen, die für unsere Gefühle zuständig sind. Deshalb wirken Massagen oder Wärme- und Kälteanwendungen der klassischen Naturheilkunde nicht nur reflektorisch über Gefäßreaktionen und den Wärmehaushalt, sondern beeinflussen auch unseren Gefühlszustand.

Durch eine regelmäßige Anpassung an Kälte- und Wärmereize, wie wir sie durch Saunagänge und Schwimmen im kalten Wasser erreichen können, entwickelt der Körper außerdem eine hohe immunologische »Abhärtung«. Früher, als noch weit mehr Menschen in und mit der Natur lebten als heute, war diese Abhärtung die Norm. Heute fehlen uns die klimatischen Umweltreize, sodass bereits ein rascher Wetterwechsel oder ein kurzer kühler Luftzug zu einer Erkältung oder zu Gelenk- und Muskelschmerzen führen können. Die Gefahr zu erkranken steigt, je schlechter die Gefäße den raschen Wechsel von Eng- und Weitstellung schaffen.

Darüber hinaus benötigen wir für das biologische Leben ausreichend Nahrungsenergie, Wasser und lebende Organismen wie Darmbakterien. Es war für unsere von der Jagd lebenden Vorfahren nicht selbstverständlich zu wissen, wann die nächste Mahlzeit bereitstehen würde. Also wurde gegessen, wann immer es möglich war. Solange der Mensch keine Vorratshaltung betrieb, war das auch gar nicht anders möglich. Doch sowohl die Art der Nahrung als auch Menge und Verfügbarkeit haben sich seither dramatisch verändert. Heute stehen uns zwar rund um die Uhr Lebensmittel zur Verfügung, jedoch bewegen wir uns nicht mehr ausreichend. Früher war es genau umgekehrt. Dennoch scheint sich der Mensch der weltweiten Überflussgesellschaften noch lange nicht an die ständige Verfügbarkeit von Nahrung und die mangelnde Bewegung angepasst zu haben. Solange das noch nicht geschehen ist, müssen wir uns mental kontrollieren oder durch achtsame Esskultur ein bewusstes Essen erlernen.

Für jeden Atemzug ist eine saubere und mit Sauerstoff und Kohlendioxid angereicherte Atemluft notwendig. Die Schleimhäute unserer Atemorgane (vergleichbar mit unserem Darm) sind ständig lebenden Organismen der Umwelt ausgesetzt und müssen sich mit diesen arrangieren. Die Qualität der Atemluft und das richtige Atmen sind elementare Einflussgrößen unserer Gesundheit. Trotzdem erscheint uns der tägliche Verzehr von Joghurt – manipuliert durch die Werbung – für die individuelle Gesundheit wichtiger zu sein als die richtige Atmung. Wie zentral sie aber für jeden von uns ist, kann man einfach ausprobieren: Halten Sie, solange es geht, die Luft an! Sie werden deutlich längere Zeit ohne Essen und Trinken auskommen als ohne zu atmen.

Wir haben als Erwachsene weitgehend verlernt, unser Zwerchfell zum Atmen mitzubenutzen. Manche Pathologen berichten davon, dass das Zwerchfell oft mehr einem Bindegewebelappen gleicht als einem Muskelgewebe, da es offensichtlich zu wenig trainiert wird. Das dürfte wohl auch unserer Sitzkultur mit verspannter Körperhaltung zuzuschreiben sein.

In der Summe sind alle elementaren Umweltfaktoren und Lebensreize wie Licht, Luft, Wasser, Erde, Wärme, Kälte, Pflanzen und Bewegung für den täglichen Erhalt der körperlichen und teilweise auch der seelischen Gesundheit von größter Wichtigkeit. Diese Zusammenhänge sind uns in den heutigen Zivilisationsgesellschaften meist nicht mehr bewusst, da wir Nahrung, Flüssigkeit, klimatischen Komfort und passive Bewegungsmittel im Übermaß besitzen.

Die heutigen Lebensformen hoch technisierter Gesellschaften unterscheiden sich wesentlich von denen früherer Gemeinschaften. Reizüberflutung, Beschleunigung des beruflichen und gesellschaftlichen Lebens und Gefühle der Entfremdung und Entsinnlichung überfordern viele Menschen. Der Verlust von physisch erlebten Handlungen – wir reisen etwa, ohne uns körperlich nennenswert bewegt zu haben – lässt diese »Entsinnlichung« nachvollziehen. Unser Leben wird von immer mehr virtuellen Medien bestimmt. Sie übernehmen für uns das Schreiben und Versenden von Briefen, sie liefern Abenteuer, Reiseeindrücke und Spiele frei Haus. Intime Kommunikation ist möglich, ohne den anderen sehen, riechen oder berühren zu müssen. Diese Entsinnlichung ist auch auf biologischer Ebene nachvollziehbar, da der Körper eine Vielzahl engster Verknüpfungen zwischen den Sinnesorganen und dem Neurovegetativum sowie den Hormonen unterhält.

Und trotzdem möchte ich keineswegs der Technikfeindlichkeit das Wort reden, sondern lediglich auf den zunehmenden Naturverlust des Menschen und die erkennbaren Konsequenzen für Gesundheit und Krankheit hinweisen. Mehr Nachhaltigkeit im Umgang mit der »äußeren« Natur und ein größeres Bewusstsein dafür, dass das eigene Verhalten und die persönlichen Einstellungen erheblichen Einfluss auf die »innere« Natur, auf Gesundheit und Krankheit haben, sind zentrale Anliegen des vorliegenden Buches und der naturheilkundlichen Lebensstilmedizin. Die heutigen Lebensbedingungen sind verantwortlich für zahlreiche Zivilisationskrankheiten, denn unsere genetische Ausstattung hat sich seit der Zeit der Jäger und Sammler nicht wesentlich verändert und ist somit nicht an unseren gegenwärtigen Lebenswandel angepasst.

Die Fähigkeit des Menschen, sich mittels Anpassung und Abwehr gesund zu halten

Die Fähigkeit des Menschen, auf innere und äußere Reize körperlich und geistig mit Anpassung oder Abwehr, mit Hinwendung oder Abwendung, zu reagieren, ist eine seiner wichtigsten Eigenschaften. Sie ermöglicht die Selbstorganisation und Selbstregulation von Gesundheit und Krankheit und bildet letztlich den inneren Arzt. Wiederholte Reizbelastungen können beim Menschen zu erhöhter Widerstandsfähigkeit gegenüber dem auslösenden Reiz führen. Hierbei spielt das neurovegetative Nervensystem mit dem Sympathikus (der Erregungsphase) und Parasympathikus (der Erholungsphase) eine zentrale Rolle. In der Stressforschung werden solche Erregungsreize auch als Stressoren bezeichnet. Bekannte Formen der Anpassung sind die Gewöhnung, Abhärtung oder Akklimatisierung. Diese Fähigkeiten zur Adaptation finden sich auf allen Ebenen des Menschen und helfen, seine Gesundheit zu erhalten.

Der Umgang mit Belastungssituationen macht zuweilen psychische Abwehrstrategien notwendig. Ablenkung, Neubewertung oder einfache Entspannung sind mögliche Wege, einer bedrückenden Situation zu entgehen. Praktische Übungen – wie das Beobachten des eigenen Atemrhythmus und das bewusste Herbeiführen der Entspannungsreaktion – gehören zu den wichtigsten und zugleich einfachsten Techniken in der Geist-Körper-Arbeit. Die Stimulierung der Körperwahrnehmung und die Anregung bildhafter Vorstellungen helfen, die Aufmerksamkeit des Menschen umzulenken. Wir vermindern dadurch die häufig bestehende Diskrepanz zwischen unserem »Ich« und dem meist als Objekt empfundenen Körper. Diese Erfahrungen können dazu führen, dass sich das Körper- und Gesundheitsbewusstsein stärkt und Emotionen sich besser kontrollieren lassen.

Gesundheit und Krankheit als gegensätzliche, sich ergänzende Denkansätze in der Medizin

Das Denken und Handeln moderner Heilkunde ist auf die Erkennung und Behandlung von Krankheiten gerichtet. Das ist in vielen Fällen angebracht und richtig. Die gezielte Beeinflussung des Körpers und seiner Funktionen ist im Notfall unabdingbar und meist auch sehr erfolgreich. Hier hat der äußere Arzt seine volle Berechtigung.

Bei chronisch Kranken verhindert dieser Ansatz aber häufig, dass der Betroffene die Krankheitssymptome als Botschaft oder Signal zu begreifen lernt und an seinem Alltagsverhalten etwas ändert. Krankheit kann im Sinne einer positiven Krankheitslehre auch der Versuch von Selbstheilung sein. Beispiele hierfür sind das Fieber, mit dem der Körper seine Stoffwechselleistung erhöht, der Durchfall und die Abszessbildung, die Abwehrreaktionen gegen Schadstoffe oder Erreger sind. Manche Symptome sind Ausdruck einer seelisch notwendigen Phase von Verarbeitung und Bewältigung persönlicher Konflikte.

Im Falle chronischer Krankheit ist meist der Betroffene selbst gefragt, etwas gegen ihr Fortschreiten zu tun.

Wir müssen Gesundheit und Krankheit als sich ergänzende Aspekte eines einheitlichen Prozesses begreifen. Die Gesundheitswissenschaften sehen zwischen Gesundheit und Krankheit einen fließenden Übergang mit vielen Wechselwirkungen. Aus Sicht des Betroffenen entscheidet das Wohlbefinden darüber, ob er sich gesund oder krank fühlt. Objektiv können aber auch sich gesund fühlende Menschen körperliche Behinderungen oder schwere chronische Erkrankungen haben.

Eine auf Krankheit und Krankheitsentwicklung (Pathogenese) bezogene Sichtweise betrachtet Gesundheit als den Normalfall und Krankheit als einen davon abweichenden, alternativen Zustand. In der Regel wird dem Patienten dabei eine passive Rolle zugewiesen. Informationsgespräche dienen primär der juristischen Aufklärung und sollen zudem dafür sorgen, dass die vom Arzt verordneten Therapien befolgt werden. Allein der Begriff der »Verordnung« weist darauf hin: Es geht darum, etwas vorzuschreiben oder anzuweisen. Die Frage, was der Einzelne dazu beitragen kann, die gesunden Anteile in sich zu stärken, um die Krankheit schneller überwinden zu können, wird nicht gestellt. Die Rolle des Patienten gleicht der des Befehlsempfängers.

Eine an Gesundheit und Gesundheitsentwicklung (Salutogenese) orientierte Medizin nutzt die natürlichen Fähigkeiten und Fertigkeiten des Menschen, auf regelmäßige therapeutische Reize mit einer Normalisierung der Körperfunktionen wie zum Beispiel des Blutdrucks zu reagieren. Etwa durch den Wechsel von Kalt- und Warmreizen bei Kneipp'scher Wasserbehandlung wird der Körper gezwungen, seinen Wärmehaushalt auf diese stärkeren und ungewohnten Temperaturreize einzustellen. Aus der Kurortforschung und physikalischen Medizin weiß man schon lange, dass sich niedrige ebenso wie erhöhte Blutdruckwerte durch ein Gefäßtraining von selbst normalisieren, ohne dass eine pharmakologische Behandlung notwendig wäre. Auch die Immunabwehr kann durch ein vergleichbares Training funktionsfähiger gemacht werden. Diese indirekten Wirkungen von Reiz-Reaktions-Verfahren wurden im Rahmen von Forschungen zur Adaptationsphysiologie wissenschaftlich untersucht.[6] Leider hat sich dieser Sonderforschungsbereich nicht weiterentwickelt – ein Schicksal, das er mit vielen Fragestellungen aus dem Bereich nicht-medikamentöser Behandlung teilt, da bei fehlendem Interesse der Pharmaindustrie meist auch das Geld fehlt.

Ein weiteres Wirkprinzip der Gesunderhaltung sind Schonung und Erholung. Wenn wir unseren Stoffwechsel etwa durch ständiges Essen überfordern, können wir zum Ausgleich eine Fastenzeit einlegen. Wenn wir permanent auf Leistung und Aktivität ausgerichtet sind, können wir eine Phase der Meditation und Entspannung folgen lassen, um zu seelischer Ruhe zu finden.

Das Prinzip der Kräftigung wird dann eingesetzt, wenn sich der Mensch mit Hilfe von Wachstums- oder Umbauprozessen neuen Anforderungen anpassen soll. Ein Beispiel sind Muskeln, die nach längeren und intensiven Trainingszeiten an Masse gewinnen und damit vermehrt Kraft erzeugen können. Einen ähnlichen Anpassungsprozess stellt die Vermehrung von roten Blutkörperchen bei Sauerstoffmangel in größeren Höhen dar.

Diese Wirkprinzipien der Salutogenese, die bereits sehr früh in der Naturheilkunde und Kurortforschung entwickelt worden sind, lassen sich auch auf psychisch-geistige Funktionen übertragen. International bekannt und wissenschaftlich begründet wurde das Prinzip der Salutogenese durch die in den 1980er-Jahren erschienenen Arbeiten von Aaron Antonovsky.[7] Der amerikanisch-israelische Medizinsoziologe prägte diese Bezeichnung als Gegenmodell zur Pathogenese, und sie ist seither ein Leitbegriff in der Gesundheitsförderung.

Die Grundlagen unseres inneren Arztes

Die Basisfunktionen des Lebens und ihre vielfältigen, sich selbst steuernden Regelsysteme für Stoffwechsel, Transport, Verteilung und Information sind die wichtigsten körperlichen Werkzeuge des inneren Arztes. Der Mensch benötigt die entwicklungsgeschichtlich vertrauten, elementaren Umweltreize, um die dazugehörigen verarbeitenden Systeme seiner »Hardware« gesund zu erhalten. Aus meiner Sicht sind folgende körperliche Basisfunktionen dafür von wesentlicher Bedeutung:

- Ernähren und Verdauen
- Atmen und Bewegen, Herz-Kreislauf
- Wärmeregulation
- Neurovegetative Regulation (Sympathikus, Parasympathikus)
- Abwehr, Immunfunktion
- Schlaf, Regenerationsfähigkeit, Erholung
- Rhythmus von Aktivität und Erholung

Wir atmen, ohne dass wir darüber nachdenken müssen. Diese lebensnotwendige Körperfunktion organisiert sich selbst. Ähnlich ist es mit der Bewegung: In der Regel reicht es zu wissen, wohin wir wollen, damit der Körper die notwendigen Bewegungsabläufe durchführt. Diese körperlichen Grundfunktionen unserer menschlichen »Hardware« unterliegen einer physiologischen Eigenregulation. Dennoch können auch sie – mit einer Ausnahme, nämlich der Wärmeregulation – willentlich beeinflusst werden. Ob ich mich wirklich bewege oder – trotz Hungergefühl – tatsächlich esse, hängt letztlich von meinem Willen ab. Körperliche Basisfunktionen in guter Funktionalität wirken als Schutzfaktoren der Gesundheit – in schlechter Funktionalität können sie zu Risikofaktoren werden oder gar das Leben gefährden.

Für die seelisch-geistige Gesundheit sind jene Fähigkeiten des Menschen ausschlaggebend, die sein Verhalten und Handeln regulieren und ihm helfen, Zufriedenheit und Wohlbefinden unter den Belastungen des Alltags aufrechtzuerhalten. Es sind Basiskompetenzen, die der Einzelne beim »Hineinwachsen« ins Leben entwickelt. Diese »Entwicklungssoftware« umfasst alle Kompetenzen, die eine Person charakterisieren und die ihr im Alltag zur Verfügung stehen. Was nicht bedeutet, dass diese Kompetenzen auch wirklich bewusst eingesetzt werden (können).

Wesentliche Kriterien für diese Art seelisch-geistiger und sozialer Gesundheit sind laut der Ottawa-Erklärung der Weltgesundheitsorganisation von 1986 ein stabiles Selbstwertgefühl, ein positives Verhältnis zum eigenen Körper, Freundschaft und soziale Bindungen, eine intakte Umwelt, Gesundheitswissen und Zugang zur Gesundheitsversorgung, sinnvolle Arbeit und gesunde Arbeitsbedingungen sowie eine lebenswerte Gegenwart und eine begründete Hoffnung auf eine lebenswerte Zukunft. Diese Faktoren prägen die sogenannten Lebenskompetenzen, ein Konzept, das seit der Ottawa-Erklärung im wissenschaftlichen Fachgebiet der Gesundheitsförderung weiterentwickelt wurde. Kernkompetenz (core life skill) ist die Selbstwahrnehmung, die sich auf das Erkennen der eigenen Person, des eigenen Charakters sowie von Stärken und Schwächen, Wünschen und Abneigungen bezieht. Ebenso gehören Empathie, kreatives und kritisches Denken, Optimismus, Selbstvertrauen, soziale Unterstützung und die Fähigkeit, Entscheidungen zu treffen, dazu. Wichtig ist es außerdem, sich entspannen und gesund ernähren zu können und ausreichend Freude an der Bewegung zu haben.[8]

Finanzielle Absicherung und das Leben in einem friedlichen gesellschaftlichen Miteinander mit verlässlichen Werten sind weitere Unterstützungsfaktoren, die von der Lebensstilmedizin selbst zwar nicht geleistet, aber politisch eingefordert werden sollten. Je mehr Lebenskompetenzen und gesellschaftliche Unterstützung einer Person zur Verfügung stehen, desto stabiler bildet sich eine Überzeugung heraus, die Aaron Antonovsky das *Kohärenzgefühl* (sense of coherence, SOC) genannt hat. Es löst beim Menschen die Überzeugung aus, dass das Leben sinnvoll ist und die alltäglichen Anforderungen zu bewältigen sind. Ein Mensch mit hohem Kohärenzgefühl ist sich seiner Stärken und Schwächen bewusst, zeigt Verständnis für seine Mit- und Umwelt und übernimmt Verantwortung für andere.

Neben den Lebenskompetenzen hat sich auch der Begriff der Gesundheitskompetenz (health literacy) durchgesetzt. Damit ist aus medizinischer Sicht vorwiegend die Fähigkeit gemeint, sich Gesundheitsinformationen zu beschaffen, sie zu verstehen und entsprechend zu handeln. Ein Mensch mit hoher Gesundheitskompetenz kann etwa das Risiko von Glücksspiel, Tabak-, Alkohol- und Drogenkonsum zutreffend einschätzen.

Aus meiner Sicht sind folgende seelisch-geistigen und sozialen Basiskompetenzen für die Stärkung der seelischen Gesundheit (mental health) wesentlich:

- Lebenszufriedenheit
- Wohlbefinden, Genussfähigkeit einschließlich Sexualität, Selbstfürsorge
- Stressmanagement (emotionale Kompetenz)
- Selbstwirksamkeit
- Kohärenzgefühl
- Selbstwahrnehmung
- Selbstreflexion
- Sinn- und Werteorientierung
- Optimismus
- Kommunikation und soziale Kompetenz
- Vitalität

Die Lebenszufriedenheit und das Wohlbefinden sind die wichtigsten Schutzfaktoren der Gesundheit, die sich einstellen, sobald die inneren (also die körperlichen und seelisch-geistigen) sowie äußeren (also die sozialen und ökologischen) Anforderungen und Bedürfnisse von den Menschen bewältigt beziehungsweise befriedigt werden können. Eine umfassende, alle wichtigen Lebensbereiche einbeziehende Zufriedenheit ist eine Voraussetzung für eine selbstbestimmte Lebensgestaltung. Diese Lebenskunst glückt am besten, wenn sich die individuell wichtigsten Risiko- und Schutzfaktoren der Gesundheit im Gleichgewicht befinden.

Eine ausgeprägte Sinn- und Werteorientierung, zu wissen, warum und für wen ich meinen alltäglichen Lebensaufwand betreibe, ist heute wichtiger denn je. Für viele Menschen sind Religion und Tradition, die noch vor Kurzem einen festen Werterahmen bildeten, keine Orientierungshilfe mehr. Die Frage »Was und wer ist mir im Leben wichtig?« sowie eine sinnstiftende Antwort darauf werden deshalb für unsere eigene Verortung in der Welt immer dringlicher. Diese sehr persönliche

Perspektive wird auch darüber entscheiden, ob wir dem Leben eher pessimistisch oder eher optimistisch gegenüberstehen. Vertrauen in die eigenen Kräfte und die Gabe, mit sich selbst fürsorglich umzugehen, sind weitere wichtige Schutzfaktoren unserer Gesundheit. Dies bedeutet zum Beispiel, sich gelegentlich etwas zu gönnen, Spaß zu haben und zu wissen, was einem guttut und Wohlbefinden schenkt. Auch Nein sagen zu können, um sich vor Überforderung zu schützen, ist Teil der Selbstfürsorge. Diese stärkenden Kompetenzen fördern und schonen unsere Vitalität und damit unsere »Lebensenergie«, die zwar im Wesentlichen genetisch bestimmt und damit für das ganze Leben prägend ist, sich aber durchaus »wieder aufladen« lässt.

Die hier vorgestellten Basisfunktionen und Basiskompetenzen des inneren Arztes stehen als Schutzfaktoren – auch Ressourcen genannt – den Risikofaktoren des Menschen kompensierend gegenüber. Gesundheit wäre demnach ein Zustand des Gleichgewichts von Risiko- und Schutzfaktoren, Krankheit ein Zustand des Ungleichgewichts. Die an Risikofaktoren orientierte etablierte medizinische Prävention sollte deshalb durch eine an Schutzfaktoren orientierte Gesundheitsförderung und Lebensstilmedizin ergänzt werden. Das Prinzip der Salutogenese und Selbstheilung wird jedoch von unserem Gesundheitssystem bislang extrem vernachlässigt – ein Versäumnis, das es dringend zu korrigieren gilt.

3.
Werden Sie Manager Ihrer Gesundheit!

Die bisherigen Ausführungen haben gezeigt, welch komplexen Einfluss auf unsere Gesundheit der innere Arzt besitzt. Die Pflege körperlicher Basisfunktionen und seelisch-geistig-sozialer Basiskompetenzen im Alltag ermöglicht uns im Gesundheits- wie im Krankheitsfall, einen aktiven Beitrag zur Erhaltung oder Wiederherstellung von Gesundheit zu leisten.

In Deutschland mangelt es nicht an gesetzlichen, politischen und wissenschaftlichen Initiativen, Menschen bei der Verbesserung ihres Gesundheitsverhaltens zu unterstützen. So gibt es mehrere nationale Aktionspläne etwa zur »Prävention von Fehlernährung, Bewegungsmangel, Übergewicht und damit zusammenhängenden Erkrankungen« sowie zur »Gesundheitskompetenz«.[9] Ernährung, Bewegung und Lebenskompetenz stehen auch im Zentrum des »Nationalen Gesundheitsziels Gesund aufwachsen«.[10]

Die Menschen sollen besser darüber informiert sein, wie sich ihr Verhalten auf ihre Gesundheit auswirkt. Dazu gehören nicht allein das Wissen, sondern auch die Motivation und vor allem die Fähigkeiten, dieses Wissen umzusetzen. Ob wir uns für oder gegen die Gesundheit entscheiden, zeigt sich gewissermaßen in jeder Handlung unseres Alltags. Sei es der abendliche Spaziergang, der Lebensmitteleinkauf oder die Frage, ob wir beim Sex ein Kondom benutzen.

Nach Untersuchungen der Uni Bielefeld besitzt aber mehr als die Hälfte der Bevölkerung in Deutschland lediglich eine eingeschränkte Gesundheitskompetenz.[11] Obwohl das deutsche Gesundheitssystem im internationalen Vergleich sehr gut abschneidet, finden sich viele Bürger offensichtlich nicht darin zurecht. Die Gründe hierfür sind vielfältig. Einerseits ist es die Art, wie mit den Betroffenen kommuniziert wird. Oft ist das, was Ärzte sagen, für Laien nur schwer verständlich (was manchmal auch an den tatsächlich komplexen Sachverhalten liegen kann). Andererseits ist es die bloße Menge an Informationen, die nicht selten im Widerspruch zueinander stehen. Gesundheitskompetenz zu verbessern ist eine gesamtgesellschaftliche Aufgabe. Auch Schulen, Arbeitsplätze, Kommunen, Industrie und Medien haben an einer verbesserten Gesundheitskompetenz der Bürgerinnen und Bürger mitzuwirken.

Wenn Sie wirklich Manager Ihrer Gesundheit werden möchten, beginnt nun Ihre konkrete IGM-Programmteilnahme!

Denn im folgenden Kapitel möchte ich Ihnen die zentralen Fertigkeiten im Umgang mit den häufigsten Zivilisationsrisiken, mit Übergewicht und chronisch negativem Stress, vermitteln. Ein weiteres Kapitel befasst sich mit dem Nebenwirkungsmanagement bei Brustkrebs und den allgemeinen Prophylaxe-Möglichkeiten bei Krebs und Demenz. Sie werden anhand von Fallbeispielen durch das 3-Schritte-Lebensstilprogramm »Individuelles Gesundheits-Management (IGM)« geführt und damit in die Lage versetzt, selbst zum Manager Ihrer eigenen Gesundheit zu werden. Zugleich erhalten Sie das notwendige praktische und theoretische Hintergrundwissen und einen anonymen, freien und persönlichen Zugang zu einem webbasierten Gesundheitsdossier. Dieses soll Ihnen bei der Durchführung, Dokumentation und Evaluation Ihres persönlichen Lebensstilprogramms – ergänzend zum Buch – zur Verfügung stehen. Nutzen Sie das buchbegleitende persönliche Webdossier und ermitteln Sie Ihre eigenen Befunde und Risiken. Alle dafür notwendigen Fragebögen sind anhand der folgenden Fallbeispiele erläutert. Die Ergebnisse werden Ihnen dann in Form von Gesundheitsberichten und Übersichtsgrafiken rückgemeldet.

Warum sollten Sie selbst etwas tun?

Was habe ich davon, wenn ich diesen oder jenen Aufwand für oder gegen etwas oder jemanden erbringe? Es ist menschlich, sich diese Frage zu stellen. Anton, mein erstes Praxisbeispiel, hat es schon vor Jahren getan – aber leider zu spät gehandelt.

Anton R. war 43 Jahre alt, als er zum ersten Mal bemerkte, dass er mit 1,85 Meter Körpergröße die 100-Kilo-Grenze auf der Waage durchbrochen hatte. Obwohl er sich durchaus wohlfühlte, sah er die dreistellige Zahl auf der Anzeige mit Sorge. Seine Frau Gisela hatte sein »Bäuchlein« und das Doppelkinn natürlich bemerkt, aber es störte sie nicht. Sie hatte sich daran gewöhnt, dass er nicht mehr so schlank war wie früher, zumal sie selbst auch molliger wurde. Dass Übergewicht gefährlich sein kann, hatte Anton in vielen Illustrierten gelesen – wirklich auf sich bezogen hat er diese Information jedoch nie. Ebenso fielen ihm immer wieder Anzeigen von Abnehmkursen oder Artikel mit Überschriften wie »Fett weg!« oder Ähnlichem auf. Denn instinktiv wusste er sehr wohl, dass er abnehmen sollte. Anton hat einen stressigen Beruf. Er arbeitet als Programmierer in einer mittelständischen Softwarefirma. Immer Zeitdruck und viel sitzen! Vielleicht ist das auch der Grund, warum er mit dem Rauchen nicht aufhören kann, seit dem 19. Lebensjahr braucht er täglich seine Schachtel Zigaretten. Sport hatte er vor 15 Jahren das letzte Mal betrieben – ab und zu Fußball gespielt. Er fährt seit Jahren mit dem Auto zur Arbeit. Anton hat auch in seiner Kindheit und Jugend nicht erlebt, dass zu Hause Sport getrieben worden wäre. Beide Elternteile hatten deutliches Übergewicht, und soweit Anton sich erinnert, war seine Mutter zuckerkrank, sein Vater hatte Bluthochdruck und erlitt bereits im 55. Lebensjahr einen Herzinfarkt. Heute ist Anton 57 Jahre alt, 123 Kilo schwer und erholt sich gerade von seinem lebensbedrohlichen Herzinfarkt in einer Rehabilitationsklinik. Der Schock sitzt noch tief, und er weiß, wie viel Glück er hatte, rechtzeitig in eine Klinik eingeliefert worden zu sein. Jetzt ist er auf strenge Diät gesetzt und muss sich viel bewegen. Hätte er früher an seiner Gesundheit gearbeitet, hätte er sich viel Leid erspart. Leider ist Antons späte Einsicht keine Garantie dafür, dass er es tatsächlich schaffen wird, sein Gewicht langfristig zu reduzieren. Aber ohne diese Gewichtskorrektur wird es ihm nicht gelingen, wieder ganz gesund zu werden. Denn ein Herzinfarkt ist eine schwere und lebensgefährliche Erkrankung, die bleibende Schäden am Herzmuskel nach sich zieht.

Haben Sie auch Übergewicht?

Dieses Beispiel führt uns direkt zum großen Thema »Übergewicht« – und damit zu der erschreckenden Tatsache, dass es Anton geht wie der Mehrheit der Deutschen. Vielen ist dieser Zustand nicht bewusst, und sie gehen nicht konsequent dagegen vor. Weltweit sind ungefähr zwei Milliarden Menschen übergewichtig, 650 Millionen davon gar fettleibig – mit weitreichenden Folgen für die Gesundheit. Das entspricht etwa 30 Prozent der Weltbevölkerung.[12] Demnach hat sich der Anteil fettleibiger

Menschen zwischen 1980 und 2015 in mehr als 70 Ländern verdoppelt, in den meisten anderen Staaten sei er stetig gestiegen, schreibt ein internationales Forscherteam im »New England Journal of Medicine«.[13] Der Studie zufolge starben 2015 weltweit etwa vier Millionen Menschen an den Folgen ihres hohen Körpergewichts. Todesursachen waren in zwei Drittel der Fälle Herz-Kreislauf-Erkrankungen. Es folgten Diabetes mit rund 15 Prozent sowie chronische Nierenerkrankungen und Krebs mit jeweils unter 10 Prozent. Übergewicht ist damit eines der größten Gesundheitsprobleme der Gegenwart.

Dazu passen die Ergebnisse einer Studie der Deutschen Krankenversicherung (DKV) aus dem Jahre 2018, die bereits zum fünften Mal durchgeführt wurde und die untersuchte, wie viele Menschen in Deutschland rundum gesund leben.[14] Dazu wurden 2885 Bundesbürger nach ihrem subjektiven Gesundheitsempfinden und ihren Lebensgewohnheiten bezüglich körperlicher Aktivität, Ernährung, Rauchen, Alkoholkonsum und Stressverhalten befragt. Nur neun Prozent leben in allen Bereichen rundum gesund. Acht Jahre zuvor traf dies noch auf 14 Prozent der Teilnehmer zu. Der Rückgang war im Bereich der körperlichen Aktivitäten besonders auffällig. Waren es im Jahr 2010 noch 60 Prozent, die sich im Alltag ausreichend bewegten, so konnten das acht Jahre später nur 43 Prozent von sich behaupten.

Es verwundert deshalb nicht, dass sich ein erheblicher Teil der Medikamente, die tagtäglich in den Arztpraxen unseres Landes verordnet werden, gegen die Folgeschäden von Übergewicht in Form von Bluthochdruck, erhöhten Blutzuckerwerten oder Blutfettspiegeln richten.

Kennen Sie Ihre Gesundheitsmaße!

Die meisten Menschen kennen ihre Handynummer, ihr Auto-kennzeichen und ihre Kleidergröße. Wenn sie jedoch nach Körpergewicht, Körpergröße, Bauchumfang, Blutdruck oder Blutzucker- und Blutfettwerten gefragt werden, geraten sie ins Grübeln. Warum weiß ein moderner und aufgeklärter Mensch im dritten Jahrtausend so wenig über sich und seine Gesundheit? Wenn Sie Selbstverantwortung für Ihre eigene Gesundheit übernehmen möchten, ist das der erste Schritt: Fangen Sie an, Ihre eigenen Basisdaten regelmäßig zu erfassen! Kennen Sie Ihre Gesundheitsmaße!

Mein Körpergewicht
Nach dem Aufstehen sollten Sie erst einmal eine immer gleich große Menge lauwarmen Wassers trinken. Damit bringen Sie Ihren Stoffwechsel in Schwung und fühlen sich wacher. Darüber hinaus dehydriert unser Körper über Nacht ein wenig, da wir in der Regel mehrere Stunden nichts getrunken haben. Der Flüssigkeitsverlust sollte morgens wieder ausgeglichen werden.

Nach dem ersten Toilettengang und noch vor dem Frühstück (möglichst in dieser Reihenfolge) sollten Sie sich nackt oder nur mit Unterwäsche bekleidet wiegen. Benutzen Sie dabei immer nur ein und dieselbe Waage, die auf ebenem, hartem Boden platziert wird. Notieren Sie das gemessene Körpergewicht in einem Gewichtsprotokoll.

Ob Sie sich täglich wiegen sollten oder wöchentlich an einem festgelegten Tag, hängt davon ab, ob Ihr Körpergewicht erhöht ist oder nicht. Im letzteren Falle genügt der wöchentliche Gang zur Waage.

Da die einzelnen Messungen – trotz Einhaltens der obigen

Ratschläge – immer noch stark schwanken können, bleiben Sie bitte ruhig, auch wenn das Ergebnis Ihren Erwartungen einmal nicht entsprechen sollte!

Meine Körpergröße
Wenn Sie Ihre Größe ohne Hilfe messen wollen, nutzen Sie am besten einen Türstock und ein Buch. Stellen Sie sich mit gerader Kopfhaltung und ohne Schuhe in den Türrahmen, setzen Sie die entsprechende Markierung und notieren Sie anschließend Ihre Größe in Zentimetern.

Mein Body-Mass-Index
Der Body-Mass-Index (BMI) ist das am häufigsten verwendete Maß zur Definition von Übergewicht und Adipositas. Er berechnet das Verhältnis von Körpergewicht und Körpergröße (kg/m^2). Diese Rechenoperation müssen Sie nicht im Kopf lösen, dafür gibt es zahlreiche Hilfen. Am besten verwenden Sie ab sofort Ihr persönliches webbasiertes Gesundheitsdossier.

Kategorie	BMI (kg/m^2)	Risiko für Folgeerkrankungen
Untergewicht	< 18,5	niedrig
Normalgewicht	18,5–24,9	durchschnittlich
Leichtes Übergewicht* mäßiges Übergewicht* = Präadipositas	25–27,9 28–29,9	gering erhöht
Adipositas Grad I	30–34,9	erhöht
Adipositas Grad II	35–39,9	hoch
Adipositas Grad III	≥ 40	sehr hoch

*Tabelle 1: Kategorien von Körpergewicht mit Risikoeinschätzung (WHO BMI-Klassifikation). *Modifiziert nach D. Melchart*

Laut dem Robert-Koch-Institut waren in den Jahren 2014 und 2015 in Deutschland 54 Prozent der Erwachsenen von Übergewicht einschließlich Adipositas betroffen.[15] Männer hatten mit 43,3 Prozent öfter Übergewicht (BMI zwischen 25 und 30) als Frauen (28,8 Prozent). Die Häufigkeit von Adipositas (BMI über 30) lag bei 18,1 Prozent und unterschied sich zwischen beiden Geschlechtern nicht wesentlich. Im Alter steigt die Gefahr, fettleibig zu werden. Bei den über Siebzigjährigen war fast ein Drittel der Männer und mehr als 40 Prozent der Frauen adipös. Die Zahl der adipösen Menschen hat sich laut der Studie zwischen 1975 und 2014 in Deutschland verdreifacht.[16]

Mein Bauchumfang

Der Großteil des Körperfetts wird in weißen Fettzellen (Adipozyten) gespeichert. Hierbei ist entscheidend, in welcher Körperregion sich das Fett befindet. Als Unterhautfett an Hüfte, Oberschenkel und Gesäß – die typische Form der weiblichen Fettverteilung, auch als »Birnentyp« bekannt – ist es harmlos. Als Bauchfett innerhalb der Bauchhöhle, zwischen Organen wie Magen, Leber und Niere, ist es hormonell stärker aktiv und führt oft zu Folgeschäden. Diese als »Apfeltyp« bezeichnete Form von Fettverteilung reagiert empfindlich auf Stress und führt in Verbindung mit Immunzellen zu chronischen Entzündungsprozessen. Diese erhöhen nicht nur das Risiko von Diabetes, Herzinfarkt und Schlaganfällen, sondern auch von Gebärmutter-, Gallenblasen-, Nieren- oder Leberkrebs.

Messen Sie also Ihren Bauchumfang, um festzustellen, ob Sie zur »Apfelform« tendieren, und zwar auf Höhe der Taille. Diese befindet sich mittig zwischen Beckenkamm und unterster Rippe. Bitte messen Sie zwei Mal, jeweils sobald Sie ausgeatmet haben, bilden Sie den Mittelwert und protokollieren Sie ihn.

Zeigt das Maßband bei Männern weniger als 94 Zentimeter,

bei Frauen weniger als 80 Zentimeter, sind diese Werte unbedenklich. Werte darüber weisen auf ein erhöhtes Risiko für die Entwicklung von Diabetes mellitus oder eines Herzleidens hin. Deutlich erhöht ist das Krankheitsrisiko für den Mann bei 102 Zentimetern, für die Frau bei 88 Zentimetern. Männer laufen dann Gefahr, durch das viszerale Bauchfett vermehrt das weibliche Hormon Östrogen zu produzieren. Der Gehalt an männlichem Testosteron nimmt in der Folge ab, das Liebesverlangen sinkt und die Fettzunahme wird begünstigt.

Mein Blutdruck

Die Blutdruckmessung liefert Ihnen schnell Hinweise darüber, wie gut Herz und Kreislauf funktionieren. Die Höhe des Blutdrucks wird in Millimeter (mm) Quecksilbersäule (Hg) angegeben. Ihr Herz pumpt mit 60 bis 80 Schlägen pro Minute Blut durch seine Kammern und erzeugt dadurch den Blutdruck. Man unterscheidet zwischen oberem und unterem Blutdruckwert. Der obere Blutdruckwert entsteht, wenn sich der Hohlmuskel des Herzens zusammenzieht und das Blut in die Hauptschlagader hinausgepresst wird. Dabei steigt der Druck, den das Blut auf die Gefäßwände ausübt. Der obere Blutdruckwert wird unmittelbar nach dem Herzschlag als sogenannter systolischer Blutdruck gemessen. Kurz danach erschlafft der Herzmuskel, der Druck sinkt. Dieser untere Wert wird diastolischer Blutdruck genannt. Zwei Größen spielen für den Blutdruck eine entscheidende Rolle: die Blutmenge (das Blutvolumen) und die Wandspannung in den Blutgefäßen. Wenn dort sehr lange zu hoher Druck besteht, kann es zu Gefäßschäden wie Einrissen oder Gefäßverschlüssen kommen. In der Minute fließen circa fünf Liter Blut durchs Herz. Diese Menge steigert sich bei Belastung auf bis zu 30 Liter. Ein gesundes Herz schlägt am Tag bis zu 100 000 Mal.

Einteilung laut WHO	Systolisch (mmHg)	Diastolisch (mmHg)
Optimaler Blutdruck	< 120	< 80
Normaler Blutdruck	120–129	80–84
Hochnormaler Blutdruck	130–139	85–89
Milde Hypertonie (Grad 1)	140–159	90–99
Mittlere Hypertonie (Grad 2)	160–179	100–109
Schwere Hypertonie (Grad 3)	≥ 180	≥ 110

Tabelle 2: Blutdruckwerte nach WHO

Die Diagnose einer Bluthochdruckerkrankung wird erst nach
einer Vielzahl von automatischen Messungen innerhalb von
24 Stunden gestellt. Die erhöhten Werte entstehen durch den
vermehrten Widerstand, den das Blut auf seinem Weg durch die
Arterien zu den Organen überwinden muss. Ursächlich dafür
sind Gefäßverengungen und eine zunehmende Gefäßwand-
steifigkeit als Folge von Gefäßverkalkung (Atherosklerose). Zu
niedriger Blutdruck (Hypotonie) liegt vor, wenn die Werte unter
100 mmHg beziehungsweise 60 mmHg liegen. Er hat in der Regel keine negativen gesundheitlichen Auswirkungen, kann aber
müde machen und Schwindel verursachen.

Bitte erfassen Sie den Blutdruck nur unter Ruhebedingun-
gen. Sie sollten vorher mindestens fünf Minuten gesessen oder
gelegen haben. Messen Sie den Blutdruck möglichst immer zur
gleichen Tageszeit und am gleichen Arm. Falls Sie bereits blut-
drucksenkende Medikamente einnehmen, messen Sie bitte vor
der Medikamenteneinnahme.

Es gibt verschiedene elektronische Messgeräte zur Bestimmung des Blutdrucks. Jene, die am Oberarm angelegt werden
und auch den Pulsschlag angeben, sind am genauesten. Bitte
achten Sie darauf, dass der aufblasbare Teil der Manschette circa 80 Prozent Ihres Oberarms umschließt.

Zu empfehlen ist es, den Blutdruck zwei- oder dreimal in Folge mit einer Pause von einer halben Minute zu messen. Maßgeblich für die Bestimmung ist der Durchschnittswert der letzten beiden Messungen. Dokumentieren Sie diesen im Selbstbeobachtungsprotokoll.

Ist der Blutdruck erhöht, sollten Sie ihn täglich mindestens dreimal (morgens, mittags, abends) überprüfen. Ansonsten reicht es, eine Woche lang einmal täglich zu messen. Diese Selbstbeobachtungswoche sollte alle drei Monate wiederholt werden.

Mein (Ruhe-)Puls
Als Puls bezeichnet man den vom Blutstrom in die Gefäße geleiteten Herzschlag. Im Gefäßsystem setzt sich der Puls als Welle fort, die sich an einem geeigneten Gefäß ertasten lässt. Die Herzschlagfrequenz im Ruhezustand beträgt beim gesunden Erwachsenen 50 bis 100 Schläge pro Minute.

Es gibt viele Möglichkeiten, den Puls automatisch zu messen, etwa mit Blutdruckmessgeräten oder Pulsuhren. Ohne solche Hilfsmittel ertastet man den Puls am besten an der Arteria carotis, der Halsschlagader, oder an der Arteria radialis am daumenseitigen Handgelenk. Zählen Sie zehn Sekunden lang Ihre Pulsschläge und multiplizieren Sie das Ergebnis mit sechs, um auf die Pulsschläge pro Minute zu kommen.

Kennen Sie Ihr Krankheitsrisiko im Herz-Kreislauf-Stoffwechselbereich!

Mit der Ermittlung dieser sechs Basisdaten haben Sie den ersten Schritt zur Selbstvermessung Ihrer Gesundheit getan. Als Nächstes werden Sie mit Hilfe der erhobenen Gesundheitsmaße Ihr persönliches Herz-Kreislauf- und Stoffwechselrisiko ermitteln. Bitte nutzen Sie dazu Ihren Portalzugang zur individuellen Ergebnisermittlung.

Die meisten hier behandelten Risiken stehen im Zusammenhang mit Übergewicht. Sollten Sie selbst kein Übergewicht haben, lesen Sie dennoch weiter – auch schlanke Menschen können an Bluthochdruck und Diabetes mellitus erkranken.

Mein Diabetesrisiko
Es ist gemeinhin bekannt, dass die Folgen von Typ-2-Diabetes lebensverkürzend sind. Die Zuckerkrankheit ist mit einem hohen Verlust an individueller Lebensqualität verbunden, egal in welchem Alter. Deshalb sollte jeder Bürger sein Diabetesrisiko frühzeitig erkennen und ausschließen können, dass bereits ein Diabetes-Vorstadium vorliegt. Von einem Prädiabetes spricht man, wenn der Zuckerstoffwechsel schon gestört ist, die Blutwerte aber noch keine eindeutige Diagnose eines Diabetes mellitus erkennen lassen. Ein von der Deutschen Diabetes Stiftung (DDS) empfohlener Fragebogen zur Risikofrüherkennung von Diabetes ist der sogenannte FINDRISK-Test.[17] Dieser in skandinavischen Ländern schon gut erprobte Fragebogen ermittelt anhand von acht Angaben (zu Diabetes in der Verwandtschaft, Alter, BMI, Bauchumfang, Bewegungs- und Ernährungsverhalten sowie Bluthochdruck) das Risiko, in den nächsten zehn Jahren an Typ-2-Diabetes zu erkranken. Ein Gesamt-Score von 12 bis 14 Punkten entspricht dabei einem »erhöhten Risiko«, was bedeutet, dass die Erkrankung mit einer Wahrscheinlichkeit von 17 Prozent in den nächsten zehn Jahren auftreten wird. Wenn Sie in diese Risikogruppe fallen, sollten Sie die Umstellung Ihres Lebensstils nicht auf die lange Bank schieben. Liegen Sie bei 15 bis 20 Punkten, ist Ihre Gefährdung bereits erheblich. Ein Drittel aller Menschen mit diesem Risikograd erkrankt in den nächsten zehn Jahren an Diabetes mellitus. Eine Punktzahl

von 20 und mehr kann ein Indiz für einen bereits vorhandenen Diabetes sein.

Mit Ergebnissen ab 15 Punkten sollten Sie in jedem Fall zu einem Arzt Ihres Vertrauens gehen und weiterführende Laboruntersuchungen durchführen lassen. Er wird herausfinden, ob Ihr Blutzuckerspiegel im nüchternen Zustand bereits erhöht ist. Umso wichtiger wäre es, frühzeitig effektive Gegenmaßnahmen einzuleiten. Klären Sie mit Ihrem Arzt, ob ein 2-Stunden-Zuckertoleranztest durchzuführen ist (Nüchtern-Blutzuckerwerte unter 7,0 mmol/l und Blutzuckerwerte nach zwei Stunden zwischen 7,8 und 11,0 mmol/l).

Die Zuckerkrankheit hat weltweit zwischen 1980 und 2014 zugenommen: von 4,3 auf neun Prozent bei den Männern und von fünf auf 7,9 Prozent bei den Frauen.[18] 90 Prozent der Patienten leiden an Diabetes mellitus Typ 2. Im Jahre 2017 lag Deutschland mit 7,5 Millionen Erkrankten im europäischen Vergleich an zweiter Stelle und weltweit an neunter. Die Dunkelziffer von noch nicht diagnostizierten Diabetikern wird auf circa zwei Millionen geschätzt.[19] Hauptrisikofaktoren sind Übergewicht, erbliche Veranlagung und fortgeschrittenes Alter. Die meisten Betroffenen sind jenseits der 60, obwohl die Krankheit auch immer mehr jüngere trifft.

Diabetes mellitus stört die Aufnahme von Zucker in die Zellen. Der erhöhte Blutzuckerspiegel greift die Wände der Arterien an – dies umso stärker, je mehr Cholesterin im Blut ist. Die Entzündungsprozesse an den Innenwänden der Blutgefäße beginnen schon im Stadium des Prädiabetes und erhöhen bereits das Risiko von Herzinfarkten, Schlaganfällen oder plötzlichem Herztod. Daneben werden die Nerven und Nieren sowie die Augen geschädigt. Letzteres führt in nicht wenigen Fällen zur Blindheit. Schließlich kommt es durch Verschluss von Beinarterien an den Füßen zu schlecht heilenden Wunden, die leider allzu häufig die Amputation von Zehen, des Fußes oder ganzen Beins nach sich ziehen. Die höchste diabetesbedingte Sterblichkeit soll in Deutschland bei Frauen im Alter zwischen 65 und 69 Jahren vorliegen – allerdings sind das nur Schätzwerte.[20] Die Kosten pro Patient mit behandlungsbedürftigen Folgeschäden beliefen sich im Jahre 2015 auf circa 5000 Euro. Menschen, die in Städten leben, haben im Vergleich zu Landbewohnern ein um 40 Prozent erhöhtes Risiko.[21]

Mein Bluthochdruckrisiko
Nach Schätzungen des Robert-Koch-Instituts Berlin haben in Deutschland circa 20 bis 30 Millionen Menschen Bluthochdruck, das ist jeder Dritte. Bei den Über-60-Jährigen ist sogar jeder Zweite betroffen. Primärer Bluthochdruck (Hypertonie) hat keine eindeutig erkennbaren Ursachen und macht sich oft über Jahre hinweg nicht bemerkbar. 20 Prozent aller Männer und 13 Prozent aller Frauen in Deutschland wissen nichts von ihrer Erkrankung. Nur in seltenen Fällen löst starker Bluthochdruck Symptome wie innere Unruhe, Schwindel, Nasenbluten oder Kopfschmerzen aus. Aber auch wenn sich lange Zeit keine Symptome zeigen, kann es zu Erkrankungen der Herzkranzgefäße, der Niere oder zu Sehstörungen kommen, außerdem zu gefährlichen Erweiterungen in der großen Bauchschlagader, zu Erektionsstörungen oder Durchblutungsstörungen in den Beinen. Durch jahrelangen Bluthochdruck sind häufig die Vorhöfe des Herzens geschädigt, und es entsteht ein Vorhofflimmern. In der Folge bilden sich Blutgerinnsel, die ins Gehirn gespült werden und einen Schlaganfall auslösen können. Da der Herzmuskel lange Zeit gegen den erhöhten Gefäßdruck anpumpen muss, wird auch dieser geschädigt. Dann spricht man von einer Herzschwäche oder Herzinsuffizienz – eine der häufigsten Todesursachen in Deutschland.

Es gilt: Je länger eine Hypertonie unbehandelt bleibt, desto mehr erhöht sich das Risiko von Folgeerkrankungen. Die Hälfte aller Schlaganfälle und Herzinfarkte könnten vermieden werden, wenn Bluthochdruck rechtzeitig und konsequent behandelt würde. Dabei spielt der Betroffene die Hauptrolle, denn er hat die Korrektur des Blutdrucks weitgehend selbst in der Hand. Die wichtigste Erkenntnis heißt auch hier: Mit einem gesunden Lebensstil lässt sich viel erreichen. Vor allem Übergewicht, Stress und Schlafmangel sind Risikofaktoren.

Mit Hilfe eines Risikotests, der auf Grundlage der amerikanischen »Framingham Heart Study« entwickelt worden ist, können Sie herausfinden, ob Sie ein erhöhtes Risiko für Bluthochdruck haben.[22] Der Fragebogen erfasst folgende Merkmale: Alter, Geschlecht, Körpergröße, Körpergewicht, Blutdruck, Zigarettenkonsum und Bluthochdruck bei den Eltern. Liegt der Summenwert bei mindestens 15 Punkten, so indiziert dies mit fünf bis zehn Prozent ein »mittleres Risiko«, in den nächsten ein bis zwei Jahren an Hypertonie zu erkranken. Bei mindestens 20 Punkten hat man schon ein »erhöhtes Risiko« von zehn bis 20 Prozent. Spätestens in dieser Risikogruppe sollte gehandelt werden. In seltenen Fällen können auch junge, schlanke Menschen mit einem gesunden Lebensstil einen zu hohen Blutdruck entwickeln. Ursache dieser »sekundären Bluthochdruckstörungen« sind vorwiegend Nierenerkrankungen oder Hormonstörungen.

Greifen wir erneut das Beispiel von Anton auf, der mit 43 Jahren 100 Kilo wog. Bei einer Körpergröße von 1,85 Metern hatte er einen BMI von 29,2 kg/m^2. Sein Bauchumfang betrug 101 cm. Seine Blutdruckwerte lagen bei 135/85 mmHg, der Ruhepuls bei 75.

Wie hoch war zu diesem Zeitpunkt Antons Risiko, in den nächsten Jahren eine Zuckerkrankheit oder einen Bluthochdruck zu entwickeln? Gibt man seine Daten in die Fragebögen ein, so ergibt sich ein um 17 Prozent erhöhtes Risiko, innerhalb von zehn Jahren eine Zuckerkrankheit zu entwickeln, sowie ein Risiko von 44,9 Prozent, in den nächsten vier Jahren an Bluthochdruck zu erkranken.

Anton hatte – wie jeder gesetzlich Krankenversicherte in Deutschland – seit seinem 35. Geburtstag alle zwei Jahre einen Anspruch auf eine Gesundheitsuntersuchung, den sogenannten Gesundheits-Check-up. Leider nutzte er das Angebot nicht, ebenso wenig wie die Möglichkeit, seine Gesundheitsrisiken selbst zu bestimmen.

Mein Gesundheits-Check-up

Der Check-up dient der Früherkennung häufig auftretender Krankheiten, die wirksam behandelt oder besser selbstwirksam durch Lebensstiländerung verhindert oder verzögert werden können. Dazu gehören insbesondere die Herz-Kreislauf- und Nierenerkrankungen sowie die Zuckerkrankheit. Der Gesundheits-Check-up wird von Hausärzten vorgenommen und besteht aus einer Erhebung der Krankengeschichte sowie einer körperlichen Untersuchung. Der Blutdruck wird gemessen, der Urin auf Blut, Eiweiß und Glukose (Zucker) getestet sowie der Cholesterin- und Glukosespiegel im Blut bestimmt. Zusätzlich zum Gesamtcholesterin wird der LDL-Wert (»schlechtes« Cholesterin) und HDL-Wert (»gutes« Cholesterin) ermittelt. Wichtig ist allerdings auch das LDL-HDL-Verhältnis: Es sollte bei einer gesunden Person kleiner als drei und bei Risikopatienten noch geringer sein. Um weitere Risikoberechnungen selbstständig durchführen zu können, ist die Bestimmung dieser Werte wichtig. Bei Übergewicht – wie im Fall von Anton – oder einer Adipositas ist auch die Bestimmung der Blutfette (Triglyceride) und der Leberenzyme (GOT, GPT, Gamma-GT) sinnvoll. In der Regel werden die Ärzte diese Laborwerte für Sie mitbestimmen.

Stellt der Arzt Unregelmäßigkeiten im Herzrhythmus oder andere Auffälligkeiten, etwa Atemnot oder Brustschmerzen bei Belastung, fest, kann er ein Elektrokardiogramm durchführen. Mit einem EKG wird die elektrische Aktivität des Herzmuskels mittels Elektroden, die an der Haut angebracht sind, abgeleitet.

Viele Krankenkassen bieten bereits elektronische, webbasierte Dossiers zur Aufbewahrung Ihrer Untersuchungsdaten an. Auch wenn viele Ärzte ihren Patienten nur eine Druckseite der Labordaten mitgeben, ist es sinnvoll, nach den vollständigen Ergebnissen zu fragen. Mit Ihren selbst erhobenen Gesundheitsparametern und den erhaltenen Labordaten sind weitere Risikoabklärungen möglich.

Obwohl bereits etwa jeder dritte Erwachsene in den industrialisierten Ländern eine krankhaft verfettete Leber besitzt, wird diesem Phänomen in den ärztlichen Praxen zu wenig Aufmerksamkeit geschenkt. Mit einer Fettleber erhöht sich nicht nur das Risiko von fortgeschrittenen Lebererkrankungen wie Leberzirrhose und Leberkrebs, sondern auch von Typ-2-Diabetes und Herz-Kreislauf-Erkrankungen. Unter verschiedenen Früherkennungsmethoden hat sich der sogenannte Fatty Liver Index (FLI), bestehend aus den Parametern Alter, Body-Mass-Index, Taillenumfang und den im Nüchternblut gemessenen Werten für Triglyceride (TG) und Gamma-Glutamyltranspeptidase (GGT), als wertvoll erwiesen.[23] Auch diesen Test finden Sie im webbasierten Gesundheitsportal.

Mein Herzinfarktrisiko
Jeden Tag sterben in der Europäischen Union annähernd 4500 Menschen an einem Herzinfarkt oder Schlaganfall. In Deutschland erleiden jährlich circa 300 000 Menschen einen Herzinfarkt. Etwa ein Drittel dieser Fälle tritt ohne vorherige Sym-

ptome auf. Für die Berechnung des Herzinfarktrisikos sind derzeit verschiedene Screening-Programme verfügbar. Hier verwenden wir eine von Gerd Assmann im Januar 2007 publizierte Risikoberechnung aus seinem Münsteraner Studienprogramm.[24] Mit Hilfe der Faktoren Alter, Cholesterin, Blutfette, Blutdruck, bekanntem Diabetes, Nikotinkonsum und familiärer Vorbelastung berechnet der Test das Herzinfarktrisiko innerhalb der nächsten zehn Jahre.

Herzinfarkte werden häufig als Männersache angesehen. In Wirklichkeit jedoch sind nicht Krebserkrankungen die führende Todesursache bei Frauen, sondern Herzinfarkte und Schlaganfälle, und die Todesrate in Folge von Herz-Kreislauf-Erkrankungen sinkt bei Männern weitaus stärker als bei Frauen. Frauen haben häufig andere Infarktsymptome als Männer (weniger Schmerz- als Druckgefühl im Brustbereich, Übelkeit, Kurzatmigkeit, Oberbauchbeschwerden).

Patienten mit einer diagnostizierten koronaren Herzkrankheit oder mit einem bereits erlittenen Herzinfarkt gelten automatisch als hochgefährdet. Das Infarktrisiko kann grob auf das Risiko eines Schlaganfalls oder eines plötzlichen Herztods übertragen werden. Ein Schlaganfall ereignet sich durch eine plötzlich einsetzende Funktionsstörung des Gehirns. In etwa 80 Prozent aller Fälle ist – ähnlich wie bei der Verengung der Herzkranzgefäße und beim Herzinfarkt – ein Gefäß verschlossen (ischämischer Insult), bei den restlichen 20 Prozent ist eine plötzliche Gehirnblutung der Auslöser.

Berechnen wir nun das Herzinfarktrisiko für Anton, als er 43 Jahre alt war: Nehmen wir an, er hatte bereits erhöhte Cholesterin- und Fettwerte im Blut. Sein Vater war Raucher und starb an einem Herzinfarkt. Diese Risikofaktoren ergeben zusammen ein deutlich erhöhtes Risiko von circa 15,5 Prozent, innerhalb der nächsten zehn Jahre einen Herzinfarkt zu erleiden. Bereits damals wäre es für Anton sinnvoll gewesen, seinen Lebensstil zu ändern und regelmäßige ärztliche Kontrollen oder medikamentöse Therapien in Anspruch zu nehmen.

Anton hat weder sein Herzinfarktrisiko geprüft noch ist er zum Arzt gegangen. Sein Infarkt kam 14 Jahre später – und war wahrscheinlich vermeidbar. Liebe Leserin, lieber Leser, wenn Sie sich in einer vergleichbaren Situation wie Anton befinden, nutzen Sie bitte die hier vorgestellten Risikoprüfungen und die ärztlichen Vorsorgeuntersuchungen. Ändern Sie nachhaltig Ihren Lebensstil!

Kennen Sie Ihr Krankheitsrisiko durch chronisch negativen Stress!

Anton hatte in den 14 Jahren vor seinem Infarkt 23 Kilo Körpergewicht zugenommen. Übergewicht allein ist ein Risikofaktor für einen Herzinfarkt – doch es gibt einen weiteren: Es ist der chronische negative Stress.

Erinnern wir uns an die Lebensumstände von Anton. Er arbeitete als Programmierer und fühlte sich kontinuierlichem Zeitdruck ausgesetzt und permanent gestresst. Obwohl das Stresserleben sehr subjektiv ist und sich deswegen nur schwer messen lässt, gibt es eine Vielzahl von entsprechenden Fragebögen. Wir verwenden unter anderem das sogenannte Tedium-Measure-Testverfahren (TM).[25] Es wurde 1982 als ein Instrument entwickelt, mit welchem sich anhand von 21 Fragen der Grad des Überdrusses (tedium) beziehungsweise Burn-out messen lässt (Burn-out-Skala). Bei diesem Messinstrument sollen die drei Aspekte der körperlichen, emotionalen und geistigen Erschöpfung erfasst werden. Der Fragebogen zählt im internationalen Gebrauch zu den bewährtesten Messverfahren und errechnet einen Gesamtscore zwischen 1 (Euphorie) und 7 (extremes Burn-out). Testwerte ab 3,2 sprechen für eine mindestens mittlere Ausprägung des Burn-outs. Ab einem Wert von 4,5 geht man von einer klinisch relevanten Burn-out-Erkrankung aus. Neben dem für Screening-Zwecke verwendeten Gesamtscore lassen sich drei Teilscores bestimmen: Entmutigung, Erschöpfung und Motivationsverlust.[26]

Ein weiterer wichtiger Fragebogen zur Einschätzung der eigenen Stressbelastung ist der sogenannte Perceived Stress Questionnaire (PSQ), was mit »Fragebogen zum selbstempfundenen Stress« übersetzt werden kann.[27] Sein Ziel ist es, die subjektive Wahrnehmung, Bewertung und Weiterverarbeitung von Stressoren festzustellen und das subjektive Stressgefühl zu untersuchen. Das persönliche Stressempfinden beeinflusst nicht zuletzt den Verlauf verschiedener Krankheiten. Es einschätzen zu können, dient letztlich der Verbesserung einer Vielzahl von (Selbst)-Behandlungsansätzen.

In unserer Version wird der PSQ in der Kurzform mit 20 Fragen eingesetzt. Die Testperson soll beurteilen, wie häufig die jeweilige Feststellung innerhalb einer bestimmten Zeitperiode auf sie zutrifft. Den 20 Fragen der Kurzversion sind vier Skalen zugeordnet: Sorgen, Anspannung, Freude und Anforderungen. Das Ergebnis ist ein Skalenrang zwischen 0 und 100. Hohe Werte in einer Skala bedeuten auch hier wieder ein hohes Stressempfinden. Zusätzlich lässt sich ein Gesamtwert über alle Items berechnen.

Anton lag im Tedium-Measure-Test bei 3,7. Dieser Wert ist ein klarer Hinweis auf eine beginnende Burn-out-Symptomatik. Antons PSQ-Gesamtwert von 60 zeigt, dass er sich damals schon überfordert und angespannt fühlte und sich Sorgen über die Zukunft machte. Laut einer Studie der Technischen Krankenkasse aus dem Jahre 2016 gaben 63 Prozent der Frauen und

58 Prozent der Männer in Deutschland an, gestresst zu sein.[28] Häufig gestresst fühlen sich 23 Prozent der Bevölkerung. Dazu passen Ergebnisse der Studie zur Gesundheit Erwachsener in Deutschland, wonach 13,9 Prozent der Frauen und 8,2 Prozent der Männer in Deutschland über eine starke Belastung durch chronischen Stress klagen.[29] Die häufigsten Stressgründe in Deutschland sind hohe eigene Ansprüche, Geldmangel und der Arbeitsplatz. Betrachtet man nun Antons Übergewicht, so ist es durchaus möglich, dass er seinen beruflich bedingten Stress mit Essen kompensierte. Unabhängig von unserem Beispiel – vielleicht aber auch für Anton zutreffend –, werden Übergewichtige und Adipöse oftmals diskriminiert. Gängige Schönheitsideale sind für Übergewichtige und Adipöse extrem schwer erreichbar. Darüber hinaus werden ihnen insbesondere am Arbeitsplatz häufig negative Eigenschaften wie Faulheit, Willensschwäche oder Langsamkeit unterstellt. Die Folge ist chronischer Stress, der den Kortisolspiegel im Blut ansteigen lässt. Dies wiederum führt zu einer vermehrten Ablagerung von Bauchfett und zu einer ungünstigen Fettverteilung im Körper. Ebenso sinken Schlafqualität und Schlafdauer, was ebenfalls die Kortisolkonzentration erhöht.

Da Stressschäden keine schicksalhafte Entwicklung sind, sondern vorwiegend selbst beeinflussbare Folgen auf persönliche Stressreaktionen, werden wir uns damit ähnlich vertiefend befassen wie mit dem Übergewicht. Dass es zwischen beiden Themen durchaus häufige Verbindungen gibt, zeigt auch Antons Fall. Doch natürlich tritt chronischer Stress auch ohne Übergewicht auf. Das soll unser nächstes Praxisbeispiel, die Lebensgeschichte von Anna P., erläutern:

Anna ist 36 Jahre alt, verheiratet, hat eine Tochter (im 13. Lebensjahr) und ist von Beruf Bankkauffrau. Sie ist normalgewichtig, fühlt sich körperlich gut und geht regelmäßig zu den

Vorsorgeuntersuchungen bei der Frauenärztin und beim Hausarzt – bisher ist sie ohne krankhafte Befunde. Die Ehe mit ihrem gleichaltrigen Mann Thomas empfindet sie als »gut funktionierend« – wenn auch sexuell nicht mehr so prickelnd wie früher. Anna ist ehrgeizig – sowohl im beruflichen wie im privaten Bereich. In der Bank hat sie Karriere gemacht. Ihre Tochter soll – neben dem Klavierunterricht – zum Ballett gehen. Dafür nimmt die Familie großen zeitlichen und finanziellen Aufwand in Kauf. Alles soll perfekt sein. Mit ihren Eltern hat sie viel Kontakt. Sie sind ein erfolgreiches Ärztepaar mit Praxisgemeinschaft. Der Vater leidet an Bluthochdruck, die Mutter hat einen Diabetes mellitus Typ 2.

Anna kann den Gedanken schlecht ertragen, bei ihren Mitmenschen nicht anerkannt oder beliebt zu sein. Um gemocht zu werden, tut sie viel – ein »Nein« kommt ihr selten über die Lippen. Damit setzt sie sich spürbar unter Druck. Seit einiger Zeit klagt sie häufiger über Kopfschmerzen. Darüber hinaus fühlt sie sich schon seit Längerem energieloser, als sie das von sich gewöhnt ist. Wenn sie abends nach Hause kommt, fallen ihr das gelegentliche Kochen (meist kocht der Mann), die restliche Hausarbeit (sie beschäftigt eine Zugehfrau) oder die gesellschaftlichen Verpflichtungen zunehmend schwer. Das Verhältnis zur pubertierenden Tochter wird immer angespannter, teilweise auch aggressiver, und das zu ihrem Mann verliert umgekehrt mehr und mehr an emotionaler Bedeutung – es funktioniert im Alltag ohne spürbares Auf oder Ab.

Annas Rücken ist öfter verspannt, und sie macht sich Sorgen darüber, wie sie Beruf, Familie und Partnerschaft »unter einen Hut« bekommt und ob das Leben, so wie sie es führt, noch einen Sinn hat. Anna raucht. Wenn sie in Stresssituationen kommt, reicht gerade eine Schachtel am Tag. Anna hat eine gute Freundin, die ihr stets das Gefühl von Halt gibt. Anna ist klug und spürt, dass sie etwas im Leben verändern muss. Ihr Kopf sagt ihr jedoch, dass sie sehr stolz auf das Erreichte sein könne. Veränderung sei riskant und könne alles gefährden.

Am Beispiel von Anton haben wir gesehen, dass es schwere Folgen haben kann, körperliche Risikofaktoren zu ignorieren. Anna könnte es besser machen. Sie weiß, dass ihre zunehmende Überforderung die Gefahr in sich birgt, ein Burn-out zu entwickeln.

Wie können nun die Selbstheilungskräfte von Anton und Anna dazu beitragen, dass sie zu Managern ihrer Gesundheit werden? Das Erlernen eines Individuellen Gesundheits-Managements (IGM) – so bezeichnen wir den weiteren Weg zum inneren Arzt – beginnt mit der Bestimmung der persönlichen Gesundheitsparameter und der eigenen Krankheitsrisiken in den Bereichen Stress, Herz, Kreislauf und Stoffwechsel. Anton weiß nach dem Infarkt, dass er dringend abnehmen muss. Auch Anna spürt, dass sich etwas ändern muss. Das folgende Kapitel wird Sie, am Beispiel von Anton und Anna, Schritt für Schritt in das Individuelle Gesundheits-Management (IGM) einführen.

4.

Das 3-Schritte-
Selbstheilungsprogramm

Das Individuelle Gesundheits-Management (IGM) ist ein Lebensstilprogramm, das zur Gesundheitsförderung, Krankheitsprävention und Patientenschulung eingesetzt wird. Es
sind keine besonderen Vorkenntnisse vonnöten, jeder Mensch
kann es erlernen und verstehen. Es kombiniert – im Idealfall –
ein modernes webbasiertes Gesundheitsportal mit dem Namen
VITERIO (VIrtual Tool for Education, Reporting, Information
and Outcome) mit einer persönlichen Gesundheitsbegleitung
in Form von Beratung, Seminaren, Kursen und kurörtlichen
Gesundheitsaufenthalten. Diese Mischung aus technischen
Medien und persönlicher Betreuung richtet sich an Herz-Kreis-
lauf- und Stoffwechsel-Patienten sowie an Tumor- oder Burn-
out-Patienten. Das Grundkonzept beinhaltet drei Grundschrit-
te: Prüfen, Planen, Praktizieren.

1. *Prüfen:* Die Gesundheitsprüfung soll zunächst die Frage klären,
was die eigene Gesundheit gefährdet. Die Patienten werden zu
regelmäßigen Eigenuntersuchungen und zur Beantwortung von
Fragebögen angeregt, wie wir sie im vorigen Kapitel kennengelernt haben. Mit Hilfe von Algorithmen zeigt das Gesundheitsportal VITERIO an, ob der Teilnehmer einer der definierten
Risikogruppen angehört. Diese sind: Übergewicht (leichtes,
mäßiges, starkes und krankhaftes Übergewicht) sowie frühe

Stadien von Bluthochdruck, Diabetes oder Stresserkrankungen. Das gibt dem Betroffenen die Gelegenheit, proaktiv auf die Vermeidung oder Verzögerung dieser Erkrankungen hinzuwirken.

Die verschiedenen Gruppen des Health-Management-Programms (HMP):

Testrisikofreiheit (»Gesunde«)	HMP-Gruppe 0
Leichtes Übergewicht ($25 \leq BMI < 28$ kg/m²)	HMP-Gruppe 1
Prä-Hypertonie, Bluthochdruck ($\leq$ Grad I)	HMP-Gruppe 2
Prä-Diabetes mellitus	HMP-Gruppe 3
Prä-Adipositas ($30 > BMI \geq 28$ kg/m²)	HMP-Gruppe 4
Prä-Burn-out	HMP-Gruppe 5

Die erste Gesundheitsprüfung des IGM wird auch als Screening-Phase bezeichnet. Für die definierten HMP-Gruppen wurden verschiedene, leicht modifizierte Trainingspläne ausgearbeitet. Den jeweiligen Fokus bilden hier ein modernes Übergewichts-Management beziehungsweise ein multimodales Stress-Management oder eine Kombination aus beidem.

Für Patienten mit Adipositas, Bluthochdruck, Zuckerkrankheit oder vollständigem Burn-out gibt es ein eigenes Einstufungssystem, das »Disease-Management-Programm« (DMP) genannt wird. Darüber hinaus wurden Indikationsgruppen aus dem Bereich der Onkologie entwickelt.

Die Gesundheitsprüfung 1 wird durch das Führen eines Tagebuchs ergänzt. Mit der »7-Tage-Selbstbeobachtung« erfasst der Teilnehmer mindestens eine Woche lang seine Ausgangs- und Verlaufswerte von Blutdruck, Körpergewicht und Bauchumfang sowie sein Ess- und Bewegungsverhalten. Diese Befund- und Verhaltens-Analyse soll die Selbstwahrnehmung für körperliche Befunde und das eigene Alltagsverhalten schulen und Verhaltensänderungen rückmelden.

Schließlich soll jeder Teilnehmer mit Hilfe eines Fragebogens seine eigene Lebenszufriedenheit analysieren, die Ausgangspunkt einer sogenannten Standortbestimmung im Rahmen der Gesundheitsprüfung 2 ist. Diese Standortbestimmung beleuchtet Alltagsbelastungen und ihre Folgen sowie außerdem die Frage, welche Schutzfaktoren und Ressourcen der Gesundheit vorhanden sind. Konkret: »Was schützt meine körperliche, seelische und geistige Gesundheit?« Die ermittelten Schutzfaktoren werden den Risikofaktoren in Form einer Ampel gegenübergestellt.

Die Durchführung eines medizinischen Check-ups mit Laboruntersuchungen und ärztlicher Beurteilung der selbst ausgemachten Risiken wird als Gesundheitsprüfung 3 bezeichnet. Eine sogenannte Zeit-Stimmungs-Analyse (dazu später mehr), in der die Lebenssituation am Arbeitsplatz und zu Hause hinterfragt wird, rundet die Prüfphase ab.

2. *Planen:* Mit Hilfe der Gesundheitsampel kann sich der Programmteilnehmer entscheiden, welche Risiken und/oder Schutzfaktoren zuerst ab- oder aufgebaut werden sollen. Damit passt der Teilnehmer seine zwölf Wochen dauernden Durchführungspläne für die HMP- oder DMP-Gruppen individuell an. Das IGM-Programm ist auf 13 Monate ausgelegt, kann aber auf Wunsch um ein weiteres Jahr verlängert werden. Das IGM als webbasiertes interaktives Selbstlernprogramm ist mit Phasen der persönlichen Betreuung kombiniert. Es handelt sich hierbei um speziell geschulte IGM-GesundheitsCoaches. Diese arbeiten mit einem Arzt zusammen und bilden mit ihm das Kernteam, das im Bedarfsfall wiederum von Experten aus dem ärztlichen oder pflegerischen Bereich unterstützt wird. Im Webangebot werden Planungshilfen für Früherkennungsmaßnahmen, Vorsorgeuntersuchungen und Impfaktivitäten oder

Informationen zur Organspende und Patientenverfügung angeboten. Ebenso erhält der Teilnehmer im Webportal Hinweise darauf, wo er persönliche Betreuungsangebote finden kann.

3. *Praktizieren:* Die Ernährungs-, Bewegungs-, Stress- oder Heil- und Naturmittel-Pakete sind die Grundlage eines alltagsnahen Basistrainings. Das Einüben des neuen, gesundheitsförderlichen Verhaltens im Alltag wird auf drei Monate angesetzt. In dieser Zeit werden die Programmteilnehmer von den IGM-GesundheitsCoaches, die ihnen durch das Einführungsseminar bereits persönlich bekannt sind, einmal wöchentlich via VITE-RIO kontaktiert. Sofern alle Teilnehmer ihre Verlaufsdaten eingegeben haben, können die Fortschritte der Gruppe – natürlich anonym – an den Einzelnen rückgemeldet werden.

Schließlich erhalten die Portalnutzer wöchentliche Trainingsaufgaben, und sie können im Bedarfsfall zusätzlich persönliche Gruppenschulungen als Intensivtrainingswochen der verschiedenen Indikationsbereiche (Übergewicht, Stress etc.) an bestimmten Orten oder der einzelnen Handlungsfelder der Gesundheitsförderung (Ernährung, Bewegung, Entspannung) überall und ortsunabhängig besuchen.

Die Erhaltungsphase des Programms dauert neun Monate. In dieser Zeit werten die Coaches die eingegebenen Daten der Teilnehmer aus und geben ihnen wöchentliche Rückmeldung in Form eines Monitoring-Berichts. Direkt werden die Teilnehmer nur noch einmal im Monat kontaktiert. Dabei werden sie erneut über den Stand der Gruppenergebnisse informiert und auf die jeweils anstehenden Auffrischungstreffen vorbereitet. Ebenso werden die vierteljährlichen Zielvereinbarungen abgestimmt und überprüft.

Während der gesamten Laufzeit findet alle drei Monate ein Auffrischungstreffen statt, bei dem die bereits erlernten Programminhalte wiederholt und vertieft werden. Vor diesen anderthalbstündigen Abendtreffen führen die Teilnehmer jeweils eine individuelle Gesundheitsprüfung und die bereits erwähnte Zeit-Stimmungs-Analyse durch. Am Ende des Jahresprogramms stehen die abschließende Bewertung des Erreichten und eine medizinische Check-up-Untersuchung.

Ziel des IGM ist es, langfristige Folgeschäden bestimmter Krankheiten zu vermeiden oder zu verringern. Es soll dem Einzelnen helfen, eine neue Balance zwischen Lebensanforderungen und den eigenen Bewältigungsmöglichkeiten zu finden, und es soll einen Zugewinn an Lebenszufriedenheit bewirken. Der Teilnehmer lernt, die eigene Gesundheitskompetenz zu stärken, indem er seine Gesundheitsrisiken und Schutzfaktoren frühzeitig erkennt, abbaut und stärkt. Damit steigen die Chancen, das eigene Leben nennenswert zu verlängern. Mehr Lebensjahre mit höherer Lebensqualität sind das oberste Ziel des Lebensstilprogramms.

Machen Sie eine Standortbestimmung!

Das IGM hilft Ihnen herauszufinden, wo Sie derzeit im Leben stehen. Diese Standortbestimmung führen Sie zu Beginn und dann alle drei Monate im Laufe des Programms durch. Im Rahmen der Standortbestimmung werden folgende Fragen gestellt:

- *In welchen Lebensbereichen bin ich wirklich zufrieden?*
- *Wo liegen meine persönlichen Lebensanforderungen?*
- *Wie reagiere ich auf meine Belastungen?*
- *Welche Schutzfaktoren stehen mir zur Bewältigung dieser täglichen Anforderungen zur Verfügung?*

In welchen Lebensbereichen bin ich wirklich zufrieden?
Erfassen Sie im ersten Schritt Ihrer Standortbestimmung, wie zufrieden Sie mit dem eigenen Leben wirklich sind. Fragen Sie sich schlicht: »Wie geht es mir?«

Das Wort Zufriedenheit kommt von Frieden. Damit ist der Friede in der eigenen Seele gemeint, der Seelenfrieden. Es ist ein innerer Friede, der sich im Idealfall im Laufe des Lebens entwickelt. Vergleicht man diesen Prozess mit einem Lagerfeuer, entspräche die Zufriedenheit dem Feuer eines sehr dicken Stückes Holz: unscheinbar, niedrige Flammen werfend, langsam brennend – aber lang anhaltend und die ganze Nacht durch wärmend. Im Gegensatz dazu ein Feuer aus Buschholz: hoch lodernd, schon von Ferne zu erkennen, kurze, massive Hitze bildend – aber ebenso schnell erlöschend. Letzteres mag – als Gegensatz zur Lebenszufriedenheit – das schnelle Glück, die schnelle Befriedigung, die akute Verliebtheit, das zeitbezogene Wohlbefinden sein. Zufriedenheit kann hingegen mit negativen Erlebnissen, dem unvermeidbaren Gegenpol der Zufriedenheit, nämlich mit der Unzufriedenheit, dem Unglück, besser umgehen. Zum Leben gehört stets die gesamte Bandbreite des Erlebens, nämlich die guten und die schlechten Zeiten, das Glück und das Leid, die Zusagen und die Absagen, die Zuwendung und die Abwendung.

Zufriedenheit hat viel mit unserer mentalen Einstellung zu tun, damit, wie wir eine Situation oder einen Lebensbereich bewerten. Sie entsteht, indem wir die eigenen Wünsche und Zielvorstellungen, Ansprüche und Bedürfnisse mit dem tatsächlich Erreichten unbewusst abgleichen. Dieser Vergleich bezieht unsere Mitmenschen mit ein, salopp gesagt: Was haben die, was ich nicht habe? Jedoch wird es immer Menschen geben, die schöner, reicher und erfolgreicher sind als man selbst. Sich damit abzufinden ist in der Theorie nicht schwer, in der Praxis hingegen manchmal schon. Doch wir können es lernen, selbst wenn wir manchmal mit schweren Schicksalsschlägen umgehen müssen.

Niemand kann vorhersehen, ob sich ein Unglück am Ende nicht doch als vorteilhaft und gut erweisen wird. Vielleicht ergeben sich daraus neue Chancen und Wege, die sich ohne dieses negative Ereignis nicht eröffnet hätten. Darüber hinaus sollte man sein Auge dafür schärfen, in welchen Bereichen im Leben man es gut getroffen hat, vielleicht sogar besser als andere. Der Mensch kann nicht anders: Seine Urteile und Bewertungen beruhen zunächst auf Vergleichen und nicht auf absoluten Maßstäben.

Es gibt eine stabile, genetische Komponente der Zufriedenheit, die unseren Charakter und unsere Persönlichkeit mitprägt, die bereits erwähnte »Hardware«. In der Persönlichkeitspsychologie werden sechs Eigenschaften zur Charakterisierung von Menschen beschrieben: Aufgeschlossenheit (Offenheit für Erfahrungen), Gewissenhaftigkeit (Perfektionismus), Begeisterungsfähigkeit, Geselligkeit, Verträglichkeit (Kooperationsfähigkeit) und emotionale Stabilität.[30] Diese Merkmale haben erheblichen Einfluss auf die Zufriedenheit. Menschen, die begeisterungsfähig, verträglich und aufgeschlossen sind, sind besonders zufrieden, emotional labile und stark analytisch-perfektionistisch veranlagte Menschen eher unzufrieden.

Aktuelle Studien zeigen aber, dass die soziale Unterstützung und die allgemeine Wertschätzung in der Gesellschaft erheblichen Einfluss auf die Lebenszufriedenheit des Einzelnen haben. Wir besitzen eine genetische Grundtendenz, die wir mit der »Software« der Epigenetik wieder überschreiben können, insbesondere mit Hilfe der Gesellschaft, in der wir leben. Dies bedeutet – je nach Startsituation – für manche mehr Aufwand als für andere. Die Entwicklung der menschlichen Persönlichkeit und des Selbstwertgefühls ist ein andauernder biografischer Prozess, der aktiv und durch eine bewusste Auseinandersetzung mit dem eigenen Leben unterstützt werden kann. Er hilft uns, zu größerer Lebenszufriedenheit zu gelangen.

Menschen haben verschiedene persönliche Zufriedenheitsniveaus. So wissen wir aus eigener Erfahrung, dass wir uns zum Beispiel nach der Beförderung, der Hochzeitsreise oder sonstigen Glücksmomenten sehr schnell wieder auf ein persönliches Normalmaß von Wohlbefinden zurückpendeln. Diese Sollwerte von Lebenszufriedenheit werden meist auch in umgekehrter Richtung eingestellt, wenn schwere persönliche Verluste wie ein Todesfall oder eine Scheidung zu überwinden sind – wenngleich es in der Regel länger dauert und individuell sehr unterschiedlich ist: Manche Menschen verlieren durch negative Ereignisse wie Arbeitslosigkeit oder das Auftreten einer Krankheit dauerhaft an Lebenszufriedenheit und senken ihren persönlichen Zufriedenheits-Sollwert.[31] Viele Krisen können jedoch als Aufforderung verstanden werden, bedachtsam eine neue Ordnung ins Leben zu bringen, es neu auszurichten! Um diesen Weg zu erkennen und zu beginnen, ist manchmal Hilfe von außen notwendig, dann, wenn der innere Arzt allein überfordert ist.

Wie Menschen mit Schicksalsschlägen umgehen, hängt wesentlich von ihrer seelischen Widerstandskraft, der Resilienz, ab. Auch das Alter spielt in Bezug auf die selbst empfundene Lebenszufriedenheit eine wichtige Rolle. Häufig zeigt sich der Verlauf als U-Kurve.[32] In der Kindheit und Jugend ist die Zufriedenheit groß, von da an nimmt sie mit den Lebensjahren ab, bis zwischen 40 und 50 der tiefste Stand erreicht ist, die sogenannte Midlife-Crisis. Danach steigt die Lebenszufriedenheit, bis sie im Alter einen neuen Höchststand erreicht hat (und dann womöglich wieder sinkt).

Allerdings kämpft die digitale Generation eher mit einer »Quarterlife Crisis«: Die jungen Menschen von heute werden oft schon nach dem ersten Viertel ihres Lebens, zwischen 21 und 29, von der Krise eingeholt. Sie haben ihre berufliche Ausbildung oder das Studium hinter sich und befinden sich in einer Phase des Umbruchs. Diese Weichenstellung fürs Leben verursacht inzwischen starken Druck. Frühere Generationen suchten sich einen Arbeitsplatz und behielten ihn ein Leben lang. Heute sind die Lebensläufe von Auslandsaufenthalten, Umzügen und verschiedenen Ausbildungsstationen geprägt. Dies liegt zum einen daran, dass die Beschäftigungsverhältnisse meist zeitlich begrenzt sind. Zum anderen hält die Gegenwart eine Vielzahl von Möglichkeiten bereit, sie schafft eine Wahlfreiheit, die oft überfordert und unglücklich macht. Die sogenannte Generation Y, zwischen den frühen Achtzigern und späten Neunzigern geboren, ist vorrangig von der Sinnkrise betroffen oder besonders anfällig für sie. Menschen, die heute jung sind, machen sich auf eine gründliche Suche nach Selbstverwirklichung, nach einem Job, der sinnstiftend ist und Spaß macht.

Um zu Zufriedenheit zu finden, ist es hilfreich, wenn wir uns stets aufs Neue fragen, was uns gerade jetzt im Leben wichtig ist. Wie wichtig ist mir körperliche Gesundheit, Anerkennung in Beruf und Gesellschaft, Familie und Partnerschaft und die Verwirklichung meiner persönlichen Lebensziele? Diese Lebensbezüge und ihre Bewertung entscheiden in der Regel darüber, ob wir das eigene Leben als erfüllt und abwechslungsreich erleben. Welchen Stellenwert wir welchem Bereich zumessen, ergibt sich durch die individuelle Lebenssituation, Persönlichkeit, Lebensgeschichte, das Alter und Geschlecht.

Eine hohe Lebenszufriedenheit stellt einen wichtigen Schutzfaktor für die Gesundheit dar und vermittelt das Gefühl, sicher im Leben zu stehen. Deswegen ist sie ein nennenswerter Parameter des eigenen Lebens, der regelmäßig überprüft werden sollte. Hierzu bietet das IGM einen Fragebogen[33], der acht wichtige Lebensbereiche adressiert:

- Körper und Gesundheit
- Einkommen, finanzielle Sicherheit
- Beruf und Arbeit, Wohnsituation
- Familienleben und Kinder
- Partnerschaft und Sexualität
- Freunde und Bekannte
- persönliche Entwicklung, Freizeit, Hobbys, Zukunft

Diese Lebensaspekte sind sowohl für Gesunde als auch für Kranke von Bedeutung. Das Ergebnis des Fragebogens wird mit dem statistischen Mittelwert der deutschen Bevölkerung verglichen. Die Punkteskala für die Ausprägung der Lebenszufriedenheit reicht von –96 bis +160 Punkte.

Die acht Lebensbereiche werden zunächst danach beurteilt, wie wichtig sie jeweils empfunden werden. Anschließend wird danach gefragt, wie zufrieden Sie sich derzeit in diesen Bereichen fühlen. Daraus lässt sich ein individueller Messwert für die eigene Lebenszufriedenheit ableiten.

Lassen Sie uns wieder zu Anton und Anna zurückkehren. Ihre Fragebögen zeigen, dass beide sehr unzufrieden im Leben sind. Anton weist kurz nach seinem Herzinfarkt einen nachvollziehbar schlechten Gesamtindex von nur zehn Punkten auf. Obwohl Anna körperlich gesund und beruflich wie privat erfolgreich und leistungsfähig ist, zeigt ihre Lebenszufriedenheit kaum einen besseren Gesamtindex, nämlich nur 15 Punkte. Bei genauerer Betrachtung liegt Antons schlechtester Wert im Bereich des Körpers. Er hadert mit seinem Schicksal, einen Herzinfarkt erlitten zu haben, obwohl doch viele Freunde und Bekannte dicker seien und ungesünder leben würden als er. Antons Kraftquelle ist seine Familie. Dort fühlt er sich wohl und kann auftanken. Die Lebensbereiche Arbeit, Freunde und private Selbstverwirklichung sind hingegen mit hoher Unzufriedenheit besetzt. Hier sollte Anton genauer nachsehen, was ihn stört und warum er unzufrieden ist.

Bei Anna ist es gerade umgekehrt. Sie fühlt sich zu Hause nicht sehr wohl und ist mit Beruf, Status und Einkommen deutlich zufriedener – langfristig keine gute Balance zwischen Arbeit und Privatleben. Anna ist über den niedrigen Gesamtindex ihrer Lebenszufriedenheit schockiert. Die gute Nachricht ist jedoch: Man kann Lebenszufriedenheit lernen. Dies setzt voraus, sich seinen Alltag genauer anzusehen. Dazu orientieren wir uns an Annas Beispiel weiter.

Wo liegen meine persönlichen Lebensanforderungen?
Im zweiten Schritt der Standortbestimmung wird ein Blick auf Annas persönliche Stresssituation geworfen. Wo liegen ihre Lebensanforderungen? Das sind all jene Belastungen, mit denen es täglich umzugehen gilt. Woher kommen unsere körperlichen und seelischen Belastungen? Diese Stressoren können sowohl den häuslichen, finanziellen und beruflichen Bereich umfassen als auch einschneidende Lebensereignisse der letzten zwölf Monate darstellen. Schauen wir uns jene Dinge an, die Anna als besonders »stressig« empfindet. Im beruflichen Bereich sind es die andauernde Hektik am Arbeitsplatz und die vielen Überstunden und Geschäftsreisen, die sie als Stressoren hervorhebt. Zu Hause und im Alltag hat Anna die Kindererziehung, gesellschaftliche Verpflichtungen und den Wochenendtrubel als Stressoren markiert. Finanzielle Belastungen und einschneidende Lebensereignisse spielen keine Rolle. Vergleichen wir nun die Stressursachen mit der Lebenszufriedenheit, fällt

auf, dass die von Anna angegebenen beruflichen Stressoren sie weniger unglücklich machen als die familiären Stressoren. Besonders Letztere empfindet sie als Belastung.

Mit der Messung der Beschwerdeintensität, die später noch genauer erläutert wird, bestimmt Anna ihr derzeitiges Befinden. Dadurch kann sie über einen beliebigen Zeitraum ihre Stimmungen und Beschwerden digital erfassen und grafisch darstellen. Diese globale Selbstvermessung verschafft ihr einen ständigen Überblick über ihre individuelle Gefühlslage. Mit Hilfe einer Auswahlliste vielfältiger körperlicher Symptome kann Anna weiter konkretisieren, woran sie im Besonderen leidet. Anna hat Mattigkeit, Konzentrationsschwäche, Einschlafprobleme, unruhigen Schlaf, Gereiztheit, Kopf- und Gesichtsschmerzen, Unruhe, vermindertes sexuelles Verlangen und Rückenschmerzen als Alltagsbeschwerden dokumentiert.

Wie reagiere ich auf meine Belastungen?
Im dritten Schritt ihrer Standortbestimmung hat Anna geprüft, wie sie mit den üblichen Lebensanforderungen umgeht. Der sogenannte Drei-Ebenen-Stresstest zeigt, auf welchen Ebenen sie bevorzugt auf Stress reagiert.[34] Stressreaktionen entwickeln sich auf verschiedenen Ebenen: auf der motorischen, der vegetativen und der kognitiv-emotionalen. Die Reaktion der kognitiv-emotionalen Ebene umfasst das Denken, die Wahrnehmung und die Gefühle. Sie reicht von Unsicherheit über Nervosität bis hin zu starken Angstgefühlen. Die Reaktion der vegetativen Ebene meint Veränderungen im Herz-Kreislauf-System, bei der Verdauung, der Atmung und im Schlaf-Wach-Verhalten. Reaktionen auf motorischer Ebene manifestieren sich in einer Anspannung der Muskulatur oder etwa in Form von Zähneknirschen.

Entscheidend für die Auswertung des Tests ist, auf welcher Ebene der höchste Punktwert liegt, das heißt in welchem Bereich die persönliche Stressanfälligkeit am größten ist. Dieses Wissen kommt den Patienten bei der Auswahl des Selbsthilfeprogramms zugute, welches sie im Anschluss an die Prüfphase des IGM-Programms nutzen können.

Betrachten wir nun Annas persönliches Stressprofil genauer: Der höchste Wert liegt bei ihr auf der gedanklich-emotionalen Ebene, gefolgt von der motorischen Stress-Reaktions-Ebene. Anna reagiert auf Stress eher mit depressiver Stimmung, und auch ihr Suchtverhalten, der Zigarettenkonsum, gehört in diesen Bereich. Auffällige Werte auf dieser Ebene erfordern zunächst die Bereitschaft, sich ausführlich mit sich selbst zu befassen und über die Ergebnisse der Standortbestimmung nachzudenken. Darüber hinaus neigt Anna zu Muskelverspannungen, die sich mit Übungen gemäß der Muskelrelaxation nach Jacobson positiv beeinflussen lassen.

Die Werte im vegetativen Reaktionsbereich waren bei Anna unauffällig, obwohl sie an Schlafstörungen leidet. Weitere Hinweise wären kreislaufbedingter Schwindel oder ein gestörter Wärmehaushalt (kalte Hände und Füße). Neurovegetative Symptome lassen sich durch Kneipp-Verfahren selbst behandeln.

An dieser Stelle erweitern wir die Standortbestimmung von Anna durch eine sogenannte Zeit-Stimmungs-Analyse. Anna soll jetzt ihr Leben eine Woche lang im webbasierten Gesundheitsportal VITERIO protokollieren und so ihren Alltag detailliert mit allen begleitenden Gefühlen festhalten.

Meine Zeit-Stimmungs-Analyse – Ihr Leben ist das, was Sie tun!
Um Ihr Leben zu erkennen, müssen Sie es analysieren. Wissen Sie wirklich, wie Sie Ihr Leben verbringen? *Das Leben ist das, was Sie tatsächlich tun! Nicht das, was Sie zu tun glauben!* Wie sich zeigt, liegt beides oft meilenweit voneinander entfernt.

Alltagszeit zwischen Vergangenheit und Zukunft
Wie viel Zeit verbringen wir mit welchen Tätigkeiten? Die Dimension Zeit steht hier für die Lebensenergie, die wir für Dinge und Personen in unserem Leben aufwenden. Die Gesellschaft vermittelt uns, dass Zeit gleich Geld sei. Zeit ist somit ein wertvolles und knappes Gut. Ständig haben wir das Gefühl, die Zeit liefe uns davon. Alles, was wir in Freizeit und Beruf tun, tun wir möglichst schnell. Wir essen schnell, schreiben schnell, kommunizieren schnell und fahren schnell. Wir bejubeln diejenigen, die im Sport Sekundenbruchteile eher am Ziel sind als andere. Wir sind fast immer umtriebig oder, wie es in der englischen Sprache so schön bildlich heißt: on the go.

Gedanklich sind wir meist entweder in der Vergangenheit oder in der Zukunft. Im Moment des gegenwärtigen Lebens sind wir eher selten. Es verlangt von uns mehr Konzentration und ein bewusstes Tun oder Nicht-Tun. Es gelingt uns nur dann, wenn wir uns ganz gezielt einer Tätigkeit zuwenden: Wenn wir essen und nicht gleichzeitig noch die Zeitung lesen. Wenn wir mit anderen sprechen und nicht gleichzeitig noch aufs Handy schauen. Diesen Luxus sollten wir uns erlauben.

Alltag als Regenerationszeit, Arbeitszeit, Beziehungszeit, Selbstzeit
Beobachten und erleben Sie Ihren Alltag. Spüren Sie Ihren Bedürfnissen nach: Bewegen Sie sich gerne – oder sind Sie eher ein Bewegungsmuffel? Wissen Sie, wie viel Schritte Sie täglich tun? Was Sie essen und trinken? Da wir heute kaum mehr Ausdauer, Kraft, Koordination und Geschicklichkeit im Alltag benötigen, wie das eigentlich unsere Natur und Gene vorgesehen haben, verkümmern unsere Bewegungsfähigkeiten. Wie stehe ich grundsätzlich zu meinem Körper? Was gefällt mir an ihm, was stört mich? Welche Beschwerden, Schmerzen, Krankheiten hat er die letzten Jahre gezeigt? Was tut meinem Körper gut?

Es geht um die Beziehung zu unserem physischen Körper, der ein- und ausatmet, der isst und ausscheidet, der Sinne hat, mit denen er sich in der Welt orientiert. Wir tasten, berühren, schmecken, riechen und sehen mit dem Körper jede Sekunde unseres Lebens. Er ist ein wichtiger Teilaspekt unseres Selbst, der – solange alles funktioniert – oft vergessen wird.

Wie viel Zeit geben wir unserem Körper zur Regeneration? Wir schlafen etwa ein Drittel unseres Lebens, allein das zeigt, wie wichtig diese Zeit für uns ist. Die persönliche körperliche Leistungsfähigkeit, aber auch geistige Fähigkeiten wie Kreativität, Konzentration, Vigilanz und Merkfähigkeit sind stark von der Tageszeit, dem eigenen »Chronotyp«, der Schlafqualität sowie der täglichen Wachzeit abhängig. So soll ein kurzer, maximal 30 Minuten dauernder Mittagsschlaf die allgemeine Leistungsfähigkeit steigern und das Risiko tödlicher Herzinfarkte senken.[35]

Wie viel Zeit wenden Sie für Arbeit auf? Hier sind nicht nur alle beruflichen Tätigkeiten gemeint, sondern auch diejenigen Aktivitäten, die Sie als Arbeit empfinden. Häufig läuft unser soziales Leben, mit immer wiederkehrenden Abläufen, sehr automatisiert ab. Manchen kommt es wie ein Hamsterrad vor. Andere bezeichnen es als Lebensroutine oder ein tägliches Funktionieren. Werden Ihre sozialen Bedürfnisse dabei tatsächlich befriedigt?

Wie kommen Sie Ihren seelischen Bedürfnissen nach Nähe, Kontakt und Kommunikation nach (Beziehungszeit)? Wie viel Zeit verbringen Sie mit Ihrem Partner, und wie gern haben Sie diese Nähe? Wie viel Zeit verbringen Sie mit Ihren Freunden? Führen diese Kontakte zu Anspannung oder eher zu emotionalem Ausgleich?

Wir nehmen uns immer weniger Zeit für uns selbst, Zeit, die wir nach eigenen Wünschen gestalten und nutzen können. Diese Selbstzeit kann auch Muße genannt werden. Muße darf man sich gönnen. Sie ist frei von jeglichem Zwang oder sozialer Anerkennung.

Selbstzeit bedeutet aber auch Zeit für die persönliche Entwicklung. Tiefsitzende Wünsche und persönliche Lebensziele drängen nach Umsetzung. In der Summe ist es das für Sie Sinnvolle und Bedeutsame, das in Ihrem Leben verwirklicht und ausgelebt werden möchte.

Alle vier Lebensbereiche machen zusammen 100 Prozent Ihrer persönlichen Lebenszeit aus. Wie viel Lebenszeit verbringen Sie mit welchen Tätigkeiten? Protokollieren Sie eine typische Woche einschließlich Wochenende, und stellen Sie sich dann die zweite zentrale Frage: Was belastet mich, was tut mir gut?

Mit Hilfe des »Befindlichkeitsschiebers«, einem Werkzeug, das leicht zu basteln ist, können Sie Ihre Gefühle vermessen. Er zeigt auf der Vorderseite ein lachendes und ein weinendes Gesicht, dazwischen liegt eine zehn Zentimeter lange Gerade. Nun beurteilen Sie Ihr Befinden (entweder das momentane, das des Tages oder der letzten Wochen) und suchen Sie den passenden Punkt zwischen den Smileys. Auf der Rückseite des Befindlichkeitsschiebers befindet sich eine Skale von null bis 100. Somit können Sie Ihre Stimmung einem konkreten Zahlenwert zuordnen und diesen dokumentieren.

Protokoll der Zeit-Stimmungs-Analyse (ZSA)

Anna hat eine Woche lang eine Zeit-Stimmungs-Analyse durchgeführt. Wir sehen uns drei Tage an, die ihren Alltag nach Zeit und Befindlichkeit repräsentieren. Im Schnitt hat sie zehn Stunden täglich gearbeitet. Kundenbetreuung und Führungsaufgaben stehen im Vordergrund ihres Berufsalltags. Sie schläft in der Regel acht Stunden und nimmt sich ausreichend Regenerationszeit, in der sie isst und Körperpflege betreibt. Sport findet sich nicht in ihrem Protokoll. Das kann der kurzen Dokumentationsperiode geschuldet sein, oder Anna ist tatsächlich ein Bewegungsmuffel. Im Haushalt arbeitet sie circa eine Stunde täglich, da ihr Ehemann und die Zugehfrau die Hauptarbeit leisten. Deutlich weniger Zeit (dreißig Minuten) verbringt Anna mit ihrem Ehemann und ihrer Tochter. Die Beziehungszeit ist darüber hinaus eher unterkühlt und zeigt ähnliche Befindlichkeitswerte wie die ungeliebte Hausarbeit. Die Zeit-Stimmungs-Analyse verdeutlicht sehr schnell, dass sich Anna im Beruf derzeit wohler fühlt als zu Hause. Sie findet keine emotionale Befriedigung in den persönlichen Beziehungen und scheint sich mit etwa zehn Minuten auch keine ausreichende Selbstzeit einzuräumen. Darüber hinaus zeigt die Dokumentation, dass Anna auch die Schlafqualität als unbefriedigend einschätzt.

Der Schlüssel, um unser Leben wirklich zu ändern, liegt darin, die alten festgefahrenen Muster unseres Denkens, Handelns und Fühlens in allen Bereichen bewusst wahrzunehmen und zu hinterfragen. Anna kann nun mit Hilfe der ZSA ihre eigenen Lebenstätigkeiten erkunden. Sie weiß, dass ihre Lebenszufriedenheit eher gering ist und dass ein erhöhtes Burn-out-Risiko vorliegt. Welche Belastungsfaktoren kann sie in den verschiedenen Lebenskontexten identifizieren? Finden sich Widersprüche zwischen dem, was ihr wichtig ist, und dem, was sie tut? Was und wer verdient ihr Engagement – aber wohin geht ihre Zuwendung im Alltag tatsächlich? Eine genaue Betrachtung lohnt sich dann, wenn eine mögliche Neuorientierung und persönliche Verbesserung des Lebens angestrebt wird. Was könnte Anna anders machen, damit das, was für sie wichtig ist, in ihrem Leben auch ausreichend Raum und Zeit bekommt?

Welche Schutzfaktoren stehen mir zur Verfügung?
Im letzten Schritt der Standortbestimmung bestimmen Anna und Anton ihre Schutzfaktoren der Gesundheit. Welche Schutz-

faktoren stehen ihnen als Ausgleich zu den täglichen Anforderungen zur Verfügung? Es sind jene körperlichen Basisfunktionen und seelisch-geistig-sozialen Lebenskompetenzen, die ihren inneren Arzt ausmachen und ihre körperliche und psychische Gesundheit prägen.

Das individuelle Ernährungs- und Bewegungsverhalten sowie die körperliche Leistungsfähigkeit stellen die wichtigsten gesundheitlichen Schutzfaktoren dar. Die hierfür zum Einsatz kommenden Fragebögen errechnen einen einfachen Ernährungs- und Bewegungsindex, der die tägliche Menge von Obst und Gemüse und die Minuten einer kreislaufrelevanten Bewegung einbezieht. Ebenso wird die Anzahl der Schritte pro Tag dokumentiert. Auch die Stabilität des neurovegetativen Nervensystems und des Immunsystems spielen eine Rolle.

Um die seelische Gesundheit zu prüfen, wird nach verschiedenen Lebenskompetenzen der Programmteilnehmer gefragt, so zum Beispiel nach dem bereits erwähnten Kohärenzgefühl. Weitere Schutzfaktoren der Gesundheit sind die Fähigkeiten, das eigene Wohlbefinden aufbauen und genügend Lebensenergie aufbringen zu können. Besitzen Menschen mehr Optimismus als Pessimismus, ist dies für die Gesundheit förderlich.[36] Pessimismus hingegen schadet der Gesundheit.

Weiter geht die Standortbestimmung mit der Frage nach der eigenen Selbstwirksamkeit. Unter »Selbstwirksamkeit« versteht man die Erwartung einer Person, Belastungssituationen durch geeignetes Handeln meistern zu können. Vertraue ich darauf, ein Ziel ganz bestimmt erreichen zu können, auch wenn unterwegs Hindernisse auftreten? Diese Haltung hat viel mit der optimistischen Grundeinstellung zu tun, das Leben im Allgemeinen gut bewältigen zu können – eine wesentliche Voraussetzung für den Erfolg des IGM-Lebensstilprogramms.

Da wir alle in eine persönliche Arbeits- und Lebenswelt

eingebunden sind, ermittelt die Gesundheitsprüfung des IGM außerdem, wie stark Sie mit Ihrer sozialen Umgebung vernetzt sind und mit welcher Unterstützung Sie im Bedarfsfall rechnen können (soziale Kompetenz). Es handelt sich hier um ein Selbstbeurteilungsverfahren (in der Originalversion: Social Support Scale, kurz SSS), welches das Ausmaß der subjektiv wahrgenommenen sozialen Unterstützung erfasst.[37] Die Fragen zielen darauf, ob und wie häufig Sie sich auf Personen im eigenen Umfeld verlassen können. Es geht dabei um praktische Hilfestellungen, gefühlsmäßige und kognitive Unterstützung. Aus den Antworten wird ein Messwert für das Ausmaß der sozialen Unterstützung bestimmt.

Ziel des Buches ist es, Ihnen einen Weg zu mehr Achtsamkeit, Selbstwahrnehmung und Selbstreflexion aufzuzeigen, denn diese Dinge sind es, die uns in die Lage versetzen, unser Gesundheitsverhalten und unsere Einstellungen zum Leben zu optimieren.

Selbstvermessung und Lebensprotokollierung ermöglichen es, das eigene Selbst bewusster wahrzunehmen. Aus der Position des Beobachters nimmt der Einzelne eine Standortbestimmung vor: Wie sieht mein Leben derzeit wirklich aus? Wie viel Zeit verbringe ich womit und mit wem und wie viel Freude bereitet es mir? Möchte ich die nächsten zehn Jahre weiterleben wie bisher? Wofür steht mein Leben? Was belastet mich, was gefährdet mich, was tut mir gut? Gebe ich dem Leben eine neue Wendung, und wenn ja, welche?

Anton muss nach seinem Herzinfarkt dringend sein Körpergewicht verringern. An seinem Beispiel werden wir das IGM-Lebensstilprogramm zur Gewichtsabnahme und den Sinn der Fragebögen und Protokolle weiter erläutern. Wie schafft er es, sein Körpergewicht zu regulieren?

Körpergewicht reduzieren

Die Ursachen der Adipositas sind komplex. Vielfältige Bemühungen von Politik und Wissenschaft konnten ihren besorgniserregenden Anstieg bislang nicht bremsen. Nationale wie internationale Studien haben gezeigt, dass Lebensstilprogramme wie IGM für Übergewichtige eine große Hilfe sein können.[38] Es ist allerdings ebenso belegt, dass so mancher Erfolg nur von kurzer Dauer ist. Gewichtsstabilisierung ist keine leichte Aufgabe, manchmal ist mehr nötig als ein eiliger Kochkurs oder eine sporadische Abendveranstaltung. Doch lassen Sie sich nicht entmutigen, und schauen wir, wie mein Patient Anton es geschafft hat.

Antons Herzinfarkt liegt nun schon zwölf Wochen zurück. In seinem stationären Reha-Aufenthalt hat er vier Kilo abgenommen und viele Informationen über einen gesunden Lebensstil erhalten. Doch inzwischen ist Anton wieder voll im Alltag angekommen. Was hat sich seit seinem einschneidenden Erlebnis geändert? Als Anton wieder zu Hause war, begann der alte Trott von Neuem und die guten Vorsätze aus der Reha waren schnell vergessen. Der Hausarzt hat ihm deshalb die Teilnahme am IGM-Programm empfohlen.

Lebensstilempfehlung »schweres Übergewicht«
Bei den vielen bedenklichen Messwerten in Antons Gesundheitsampel ist es wenig sinnvoll, sein Lebensstiltraining nur auf einzelne Bereiche auszurichten. Bei ihm ist – gemäß seiner Risikogruppe »schweres Übergewicht« – ein sogenanntes Indikationstraining angezeigt. Das bedeutet, dass für Anton ein zwölfwöchiger Trainingsplan ausgearbeitet wird, und zwar mit folgenden Zielen:

1. Gewichtsabnahme:

- Reduzierung des Bauchumfangs um vier Zentimeter und/oder
- Reduzierung des Body-Mass-Index um drei kg/m² und/oder
- Reduzierung des Körpergewichts um mindestens zehn Prozent des Ausgangsgewichts

Für Anton ist es wichtig, dass er klar formulierte Ziele vor Augen hat, bis zu welchem Zeitpunkt er wie viele Kilos verloren haben möchte. Nach den Leitlinien der Deutschen Adipositas-Gesellschaft gilt bei Menschen mit einem Body-Mass-Index von 25 bis 35 eine Gewichtsreduktion von über fünf Prozent als Erfolg, bei Menschen mit einem BMI ab 35 sind es zehn Prozent. Anton erfüllt mit seinem BMI von 35,9 also das Zehn-Prozent-Zielkriterium.

2. Alltagsbewegung: Mit Hilfe eines Schrittzählers wird zunächst Antons derzeitige Schrittzahl erfasst. Nach einwöchiger Dokumentation soll der Durchschnittswert um jeweils 500 Schritte pro Trainingswoche erhöht werden – bis Anton bei 10 000 Schritten pro Tag angekommen ist. Davon sollten 4000 Schritte in 40 Minuten bewältigt werden, damit es zu einer kreislaufwirksamen Ausdauerbewegung kommt.

3. Kraftübungen: Zusätzlich steht zweimal pro Woche ein 20-minütiges Krafttraining auf dem Programm.

4. Befindlichkeitsmessung: In der ersten Trainingswoche soll Anton jeweils am Abend in der sogenannten Tagesrückschau seine Tagesstimmung erfassen und mit Hilfe einer Befindlichkeitsskala von null bis 100 nach Intensität beurteilen. Ab der zweiten Trainingswoche genügt es, die Befindlichkeit dreimal wöchentlich zu messen.

5. Entspannung: Atementspannungs- und Meditations-

übungen sind die ersten Schritte eines »multimodalen Stressmanagements«. Dieses Stressmanagement umfasst folgende Komponenten: Entspannung, rationales Denken und die Beseitigung oder Vermeidung selbst identifizierter Stressoren.

6. Ernährung: An fünf Tagen in der Woche sind folgende Verzichtsregeln einzuhalten: Kein Alkohol, keine Süßspeisen, keine süßen Getränke, keine Weißmehlprodukte, keine Zwischenmahlzeiten, keine einfachen Kohlenhydrate (Nudeln, Knödel, ungeschälter Reis etc.) nach 19 Uhr! Außerdem legt Anton einen Entlastungstag pro Woche ein, an dem er weniger als 1000 Kalorien zu sich nimmt. Es bleibt ein Motivationstag pro Woche, der prinzipiell ohne Verzichtsregel und Einschränkungen ist.

7. Fasten: In der siebten Gesundheitswoche wird die Durchführung einer Fastenwoche empfohlen. Alternativ können auch mindestens fünf, besser mehr Entlastungstage mit weniger als 500 Kalorien in Folge durchgeführt werden.

Mein Bewegungspaket

Das Bewegungspaket des IGM umfasst alle wichtigen Dimensionen von Bewegung: Ausdauer, Beweglichkeit, Kraft und Koordination. Die Empfehlungen nehmen Rücksicht auf den Alltag der Menschen; moderate Bewegungsformen stehen im Vordergrund. Das IGM-Lebensstilprogramm orientiert sich an den von der WHO im Jahre 2010 veröffentlichten Empfehlungen für Bewegung.

Richtiger Wochenumfang
Die WHO und das Gesundheitsministerium empfehlen für Erwachsene körperliche Aktivitäten mit einer Dauer von mindes-

tens 150 Minuten in der Woche mit moderater Belastung.[39] Moderat-intensiv ist jene Bewegung, die als »etwas anstrengend« empfunden wird, bei der man noch reden, aber nicht mehr singen kann. Oder anders ausgedrückt: Es ist jene Form von Belastung, die es Ihnen ermöglicht, genügend Luft durch die Nase einzuatmen, ohne bereits den Mund öffnen zu müssen. Beispiele sind schnelles Gehen oder langsames Laufen. Anton empfehlen wir, mit einer Geschwindigkeit von mindestens 100 Schritten pro Minute zu laufen; in diesem Tempo soll er mindestens 4000 Schritte gehen, damit eine Ausdauerbelastung erreicht wird. Das wird er – wie viele von Ihnen – aus Konditionsgründen oder Zeitmangel nicht sofort schaffen. Deshalb empfehlen wir generell mindestens 1000 Schritte in 10 Minuten als kleinste Trainingseinheit in den Alltag einzubauen. Diese 10-Minuten-Einheiten können dann mehrmals am Tag durchgeführt werden, um auf das Ziel von zum Beispiel 40 Minuten Ausdauertraining zu kommen. Wichtig ist die Regelmäßigkeit der Übungen. Innerhalb des Basistrainings von zwölf Wochen sollen Antons Alltagsaktivitäten auf 10 000 Schritte pro Tag gesteigert werden. Weitere moderate Belastungsformen sind zügiges Radfahren, Skilanglauf und Schlittschuhfahren im Winter.

Eine Alternative sind 75 Minuten wöchentliche Bewegung bei hoher Belastungsintensität (zum Beispiel Joggen). Von hoher Belastungsintensität kann gesprochen werden, wenn die Bewegung als anstrengend empfunden wird und man nicht mehr durchgängig sprechen kann. Beispiele sind Laufen, schnelles Radfahren oder Schwimmen. Sinnvoll ist es, beide Bewegungsformen miteinander zu kombinieren. Es sind alle Bereiche des Lebens, also Arbeit, Freizeit und Transport, einzubeziehen, soweit es sich um moderate Belastungsformen handelt.

Ob Anton diese Minimalanforderungen rein körperlich erfüllen kann, wurde im Rahmen seines Einführungsseminars in Form des 6-Minuten-Gehtests überprüft. Sportmediziner empfehlen, einen kontrollierten Belastungstest auf einem Ergometer durchzuführen. Damit können die maximale Herzfrequenz, die Blutdruckregulation unter Belastung und die Herzmuskeldurchblutung medizinisch berechnet beziehungsweise eingeschätzt werden.

Richtige Herzfrequenz

Die optimale Herzfrequenz für ein moderates Training lässt sich mit folgender Formel berechnen: (Maximale Herzfrequenz – Ruheherzfrequenz) × 0,6 + Ruheherzfrequenz. Die maximale Herzfrequenz ist die Zahl der Herzschläge, die ein Mensch unter größtmöglicher körperlicher Anstrengung erreichen kann. Sie ist eine individuelle Größe, die von Alter, Geschlecht, genetischer Veranlagung, Trainingszustand und Tagesform abhängig ist. Für die Berechnung kann bei Gesunden die grobe Faustformel »220 minus Alter« genutzt werden. Besser ist es jedoch, den Wert mit dem Belastungs-EKG beim Arzt oder in Eigenregie beim Training zu bestimmen. Den Ruhepuls sollte man am besten frühmorgens unmittelbar nach dem Erwachen messen. Vorgeschädigte und Untrainierte wie Anton sollten ihre maximale Herzfrequenz über ein EKG ärztlich bestimmen lassen und mit 40 Prozent (also in der obigen Formel mit 0,4 anstatt mit 0,6) des Trainingspulses beginnen. Anton hat einen Ruhepuls von 82 und einen maximalen Belastungspuls von 182 pro Minute. Damit liegt seine optimale Herzfrequenz für das Training bei 122. Dieser Trainingspuls kann nach vier Wochen auf 50 Prozent und in den folgenden Wochen auf 60 Prozent gesteigert werden. Das Ausdauertraining bei 60 Prozent der maximalen Leistungsfähigkeit verbrennt besonders viel Fett und macht gleichzeitig die Muskelzellen sensibler für Insulin.

Warum ist Bewegung so wichtig?

Häufiges Sitzen ist einer der hauptsächlichen Risikofaktoren für Übergewicht. Deshalb sollten wir lange, permanente Sitzphasen meiden und sie nach Möglichkeit regelmäßig mit körperlicher Aktivität unterbrechen. Laut DKV-Report 2018 sind 28 Prozent der Deutschen »Vielsitzer« und erreichen die WHO-Empfehlungen nicht. Als »Vielsitzer« wurden in dieser Untersuchung Menschen definiert, die mehr als acht Stunden am Tag sitzen. 20 Prozent der Deutschen sind zwar »Vielsitzer«, erfüllen aber den Mindeststandard für Bewegung. 52 Prozent der Bevölkerung sitzen weniger als acht Stunden am Tag, wiederum die Hälfte bewegt sich ausreichend. Insgesamt erfüllen also 55 Prozent der Deutschen den Mindeststandard von Bewegung nicht.[40]

Es ist allgemein bekannt, dass eine ausreichende körperliche Aktivität positive Wirkungen auf das Herz-Kreislauf- und Stoffwechselsystem, zum Beispiel auf Insulin-, Blutdruck- und Blutfettwerte, auf die Knochengesundheit und natürlich auf das Körpergewicht hat. Außerdem besteht ein positiver Zusammenhang zwischen körperlicher Aktivität, Selbstwertgefühl und Wohlbefinden. Häufiges Sitzen, Mediziner sprechen von Sedentarismus, fördert Erkrankungen wie Arthrose in Hüfte und Knie, Diabetes, Bluthochdruck, chronisch obstruktive Atemwegserkrankung (COPD), Schlaganfall, Depression und den chronischen nichtspezifischen Rückenschmerz.[41]

Da Anton an beginnendem Diabetes und Bluthochdruck leidet, spielt Bewegung für ihn eine zentrale Rolle. Bei der Zuckerkrankheit wird nicht mehr ausreichend Zucker aus dem Blut in die Zellen transportiert. Moderate Bewegung sensibilisiert die Rezeptoren und Zuckertransporter auf der Muskel-zellwand, wodurch mehr Zucker aus der Blutbahn in die Zellen zur Energieverarbeitung verlagert wird. So werden der Muskel-stoffwechsel und die Elastizität der Gefäße verbessert und die Herzfunktionen mittel- bis langfristig optimiert. Das Risiko für einen Herzinfarkt kann durch zügiges Spazierengehen inner-halb von fünf Jahren um fast 60 Prozent reduziert werden. Auch das Wiederauftreten von Vorhofflimmern nach einem Herz-infarkt kann über die nächsten fünf Jahre um 35 Prozent vermin-dert werden.[42] Außerdem soll eine ausreichende körperliche Bewegung die Neubildung von Nervenzellen (Neurogenese) anregen und den Krankheitsverlauf von Alzheimer- und Parkin-sonerkrankungen verzögern.[43] Ebenso gibt es Hinweise darauf, dass die Überlebenschancen bei Brustkrebs, die Rückfallquote nach Darmkrebs und der Heilungsverlauf bei Prostatakrebs ver-bessert werden.[44]

Allgemeine gesundheitliche Effekte sind – neben der Stei-gerung des Wohlbefindens – die Förderung der Beweglichkeit durch die Bildung stärkerer Muskeln, Sehnen und Bänder sowie eine verbesserte Gedächtnisleistung. Außerdem steigt bei guter Gesundheit die Lebenserwartung: Gemäß einer internationa-len Studie mit 654 827 Erwachsenen zwischen 21 und 90 Jahren lebten diejenigen, die zweieinhalb Stunden pro Woche walken gingen, im Durchschnitt 3,4 Jahre länger als absolute Bewe-gungsmuffel.[45] Doch auch weniger Bewegung zahlte sich aus: Wer nur die Hälfte der empfohlenen Zeit investierte, lebte im Durchschnitt immer noch 1,8 Jahre länger als Personen, die gar keinen Sport trieben.

Wie schafft Anton es nun, seinen Trainingsplan im Alltag aufrechtzuerhalten? Bisher war Bewegung für ihn ein Fremd-wort. Die zusätzlichen 500 Schritte und das schnelle Gehen sind für ihn eine erhebliche Herausforderung.

Sein Beratungsrezept enthält folgende Anregungen:

- Lassen Sie vor allem für kürzere Strecken das Auto stehen
- Parken Sie etwas weiter entfernt oder steigen Sie eine Station früher aus
- Nutzen Sie regelmäßige Arbeiten in Haus und Garten
- Verzichten Sie auf Aufzug und Rolltreppe
- Stellen Sie den Abfalleimer in eine entfernte Ecke im Büro
- Stehen Sie zum Telefonieren auf und gehen Sie auf der Stelle
- Telefonieren Sie nicht mit Kolleginnen und Kollegen, sondern besuchen Sie sie im Büro nebenan
- Recken und strecken Sie sich zwischendurch
- Kurze Muskelanspannungen in der Supermarktschlange oder an der Haltestelle: Halten Sie die Spannung für fünf Sekunden, atmen Sie normal weiter und wiederholen Sie es zehnmal. Sehr effektiv: Ziehen Sie den Bauch in Richtung Wirbelsäule ein.
- Gehen Sie in Ihrer Mittagspause spazieren
- Schauen Sie die Abendnachrichten oder den Krimi strampelnd auf dem Fahrrad-Ergometer

Jede Bewegung zählt! Wie aber werden die verschiedenen Formen von Bewegung miteinander verglichen? Für Anton ist es wichtig, dass er jede Form von Bewegung auf seinem Schrittekonto verrechnen kann, auch jene, die sich mit dem Schrittzähler nicht gut messen lassen. So können eine leichte Gartenarbeit (rechen, gießen) mit 121 Schritten pro Minute, eine mittlere Gartenarbeit (mähen, jäten) mit 152 Schritten, eine leichte Hausarbeit (staubsaugen, Fenster putzen) mit 91 oder ein Generalputz im Haushalt mit 100 Schritten pro Minute in die Dokumentation aufgenommen werden. Ebenso können das einfache, also nicht anstrengende Radfahren mit 121 sowie das sportliche Radfahren mit 242 Schritten pro Minute angerechnet werden.

Wie messe ich meine körperliche Leistungsfähigkeit?
Bei der Einführung in das IGM-Lebensstilprogramm haben Anton und Anna zur Bestimmung ihrer körperlichen Leistungsfähigkeit einen 6-Minuten-Gehtest durchgeführt. Er ist ein standardisiertes Verfahren zur objektiven Beurteilung der Herz-Kreislauf-Belastung. Darüber hinaus kann der Test im Rahmen des Lebensstilprogramms zur Verlaufskontrolle genutzt werden. Welche Strecke man in einer Zeitspanne von sechs Minuten zurücklegen kann, hängt neben der Funktionsfähigkeit der Muskeln und Nerven hauptsächlich von der Leistungsfähigkeit des Herz-Kreislauf-Systems ab. Ursprünglich beschränkte sich der 6-Minuten-Gehtest auf die Messung der in dieser Zeit zurückgelegten Wegstrecke. Heute werden außerdem der Puls, der Blutdruck sowie das subjektive Anstrengungsempfinden des Teilnehmers erfragt. Darüber hinaus ist es sinnvoll, die Sauerstoffsättigung und das Laktat im Blut zu bestimmen.

Die Teststrecke muss eben sein, gut geeignet ist ein Parcours mit bekannter Länge, etwa eine lange Gehwegstrecke, die mehrfach durchlaufen werden kann. Teststrecken, auf denen abrupt gewendet werden muss, verfälschen das Messergebnis. Gehen Sie nun so schnell, wie es Ihr Gesundheitszustand erlaubt. Falls es zu anstrengend wird, dürfen Sie zwischendurch anhalten. Gehen Sie jedoch weiter, sobald es Ihnen möglich ist.

Gesunde untrainierte Personen schaffen in sechs Minuten etwa 700 bis 800 Meter. Wer mehr als einen Kilometer zurücklegt, gilt als sehr gut trainiert. Generell erreichen Frauen kürzere Wegstrecken als Männer, und die zurückgelegte Entfernung sinkt mit dem Alter. Anhand zweier Formeln lässt sich für Männer und Frauen im Alter von 40 bis 80 Jahren berechnen, welche Strecke in ihrem Fall als Referenzwert gilt. Berücksichtigt werden Körpergröße, Gewicht und Alter: (7,57 × Größe in cm) – (5,02 × Alter in Jahren) – (1,76 × Gewicht in kg) – 309 m = 6-Minuten-Gehstrecke in Metern. Die Mindeststrecke eines gesunden Mannes wird dadurch ermittelt, dass von diesem Ergebnis 153 Meter abgezogen werden. Allerdings wurden hier großzügige Maßstäbe angelegt; gesunde Teilnehmer sollten diesen Wert deutlich überschreiten.

Für Frauen wird eine andere Formel eingesetzt: (2,21 × Größe in cm) – (5,78 × Alter in Jahren) – (2,29 × Gewicht in kg) + 667 m = 6-Minuten-Gehstrecke in Metern. Werden davon 139 Meter abgezogen, erhält man den Mindestwert für eine gesunde Frau.

Bitte üben Sie zwei Stunden vor dem Test keine intensiven Bewegungen aus und nehmen Sie keine große Mahlzeit ein. Ziehen Sie bequeme Kleidung an. Sie benötigen für den Test folgende Hilfsmittel: Schrittzähler, Taschenrechner, Uhr, Maßband. Messen Sie vor dem Start eine Strecke von zehn Metern ab.

Aktivieren Sie nun Ihren Schrittzähler und – falls vorhanden – einen Pulsmesser. Andernfalls messen Sie Ihren Puls vor dem Start wie oben beschrieben und notieren Sie das Ergebnis. Um die für den Schrittzähler richtige Schrittlänge zu bestimmen, gehen Sie nun die zehn Meter so schnell wie möglich ab und teilen Sie sie durch die Anzahl der benötigten Schritte (10 m/13 Schritte = 0,77 m pro Schritt). Ihre ermittelte Schrittlänge geben Sie nun in den Schrittzähler ein.

Starten Sie jetzt die Stoppuhr und gehen Sie los – möglichst schweigend. Nach Ablauf der sechs Minuten entnehmen Sie Ihrem Schrittzähler durch Umrechnung die Meterzahl, lesen den Puls ab (oder messen Sie diesen nach) und schätzen Sie Ihren Anstrengungsgrad mit Hilfe der Borg-Skala ein. Dabei wird die subjektiv empfundene Anstrengung beschrieben, sie hängt vor allem mit der Atmung und der Herzfrequenz zusammen. Dieses Anstrengungsempfinden wird in eine 15-stufige Skala eingeteilt. Da die Ruheherzschlagfrequenz in der Regel bei etwa 60 Schlägen pro Minute liegt, beginnt die Borg-Skala bei 6. Die maximale Herzschlagfrequenz liegt bei gesunden Menschen meist bei circa 200 Schlägen pro Minute – daher endet die Borg-Skala bei 20. Der Borg-Skalenwert 13 sollte im Gehtest nicht überschritten werden.

Der 6-Minuten-Gehtest sollte nicht durchgeführt werden, wenn ein Herzinfarkt erst vier Wochen zurückliegt oder eine instabile Angina pectoris (Anfälle von Brust-Engegefühl) besteht. Ist Ihr Ruhepuls höher als 120/Minute oder besteht ein starker Bluthochdruck, ist ebenfalls davon abzusehen. Bei starker Erschöpfung ist der Test abzubrechen.

Anton schaffte in seinem ersten Test 498 Meter in sechs Minuten, also mehr als den errechneten Wert mit 443 Metern. Er musste kurz anhalten, ein Brust-Engegefühl verspürte er nicht. Seinen Anstrengungsgrad auf der Borg-Skala gab er mit 15 an (anstrengend und sehr beschleunigte Atmung mit 35 bis 44 Atemzügen pro Minute). Sein Belastungspuls lag deshalb – nicht überraschend – bei 142 Pulsschlägen pro Minute. Wir erinnern uns: Seine optimale Herzfrequenz für das Training wurde mit 122 veranschlagt. Auch sein Erholungspuls (gemessen eine Minute nach Ende des Testverlaufs) war mit 120 Schlägen nur etwa 20 Herzschläge pro Minute niedriger als der Belastungspuls. Dies spricht für eine schlechte Belastbarkeit. Anton wird nun regelmäßig, mindestens alle drei Monate, einen 6-Minuten-Gehtest selbstständig oder in seiner IGM-Gruppe durchführen und protokollieren.

Mein Krafttraining
Die erste Trainingswoche von Anton sieht zwei Krafttrainingseinheiten von jeweils zehn Minuten vor. Ziel ist es, dies auf

20 Minuten in der Woche zu steigern. Warum ist das Training für Anton so wichtig? Ab dem 25. Lebensjahr fängt der Körper langsam an, Muskelmasse abzubauen. Wenn man nichts dagegen unternimmt und die Muskulatur durch gezieltes Krafttraining fordert und fördert, schreitet dieser Muskelschwund stetig voran. Da Anton bereits einen Diabetes mellitus entwickelt hat, ist diese Übung für den Muskelstoffwechsel – zusätzlich zu seinem Ausdauertraining – besonders wirksam.

Bevor mit dem Krafttraining begonnen wird, ist eine Aufwärmrunde nötig. Marschieren Sie im Zimmer auf und ab, am besten zu Musik. Heben Sie die Beine dabei an, lassen Sie die Arme locker schwingen. Bleiben Sie stehen und kreisen Sie mit beiden Schultern rückwärts. Nun die Arme vor dem Körper von weit rechts nach weit links pendeln lassen, dann die Arme ausschütteln. Eine weitere Aufwärmübung ist »flottes Gehen auf der Stelle«, beide Arme schwingen aktiv mit. Die Füße sind von der Ferse bis zum Ballen abzurollen und die Knie nach oben zu ziehen. Zum Schluss noch ein kurzes Schattenboxen, also ein kleiner Boxkampf mit reger Bein- und Armarbeit ohne Gegner.

Eine einfache Startübung sind Kniebeugen. Dabei wird die Oberschenkel- und Gesäßmuskulatur gestärkt; zusätzlich kann man zwei Kurzhanteln benutzen. Stellen Sie sich zu Beginn schulterbreit mit geradem Rücken vor einen Stuhl. Die Fingerspitzen beider Hände sollen locker auf die Lehne gelegt werden können. Die Arme sind fast ausgestreckt. Gehen Sie langsam in die Knie und schieben Sie dabei den Po weit nach hinten, als würden Sie sich hinsetzen. Der Rücken soll stets gerade bleiben. Halten Sie kurz inne und kommen Sie wieder aus der Kniebeuge in die Ausgangsposition zurück.

Verweilen Sie am besten jeweils für einige Sekunden in verschiedenen Kniebeugewinkeln. Die Übung sollte drei Mal mit je zehn Wiederholungen durchgeführt werden. Dazwischen sollte man eine kleine Pause von 30–60 Sekunden einlegen.

Eine zweite Übung sind Liegestütze. Hierdurch wird die gesamte Rumpfmuskulatur gestärkt. Anton sollte nicht am Boden, sondern mit Wandliegestützen beginnen. Die Entfernung von der Wand beträgt etwa eine Armlänge. Mit beiden Händen an der Wand abstützen, die Arme beugen und wieder strecken. Bei dieser Übung den Bauchnabel bewusst nach innen ziehen und versuchen, im Rücken gerade zu bleiben. Wiederholen Sie die Übung zehnmal.

Später können Sie dies durch Bodenliegestütze ergänzen. Diese sind wie folgt auszuführen: Legen Sie sich auf den Bauch und strecken Sie die Beine aus. Die Hände sind auf Höhe der Brust neben dem Oberkörper abgewinkelt aufgesetzt, die Finger zeigen nach vorne. Jetzt soll der Oberkörper nach oben gedrückt werden. Bleiben Sie dabei gestreckt und gerade. Fallen Sie nicht ins Hohlkreuz. Der Körper ist von den Fersen bis zu den Schultern eine gerade Linie. Das klappt natürlich nur, wenn eine gute Körperspannung vorhanden ist. Dafür ist ein wenig Übung nötig! Sie sollten beim Hochdrücken möglichst schnell, beim Absenken langsam und kontrolliert vorgehen. Anton kann sich die Übung erleichtern, indem er die Knie auf dem Boden aufsetzt oder die Hände etwas erhöht. Bei den Wiederholungen sollten Sie keinen übertriebenen Ehrgeiz entwickeln, die Anzahl der Liegestütze ist langsam zu erhöhen.

Eine dritte Übung kann Anton erst allmählich einbauen, denn die ersten beiden sind mit der anfänglichen Aufwärmphase in zehn Minuten ohnehin knapp zu schaffen. Später wären etwa Klimmzüge am Türreck eine gute Idee.

Mein Gleichgewichtstraining

Wäre Anton über 65 Jahre alt, würde ihm das IGM-Lebensstil-programm weitere Übungen zur Schulung des Gleichgewichts empfehlen. Unabhängig vom Alter sind diese Übungen auch dann sinnvoll, wenn Sie häufiger mit den Füßen umknicken oder stürzen. Ein gutes Gleichgewicht ist außerdem die Voraussetzung für viele Sportarten wie Tanzen, Tennis oder Skifahren.

Die Förderung des Gleichgewichts trägt dazu bei, dass Sie Ihre Muskulatur kräftigen und vor allem Ihre Reaktionsfähigkeit verbessern. Bereits beim flotten Gehen oder Laufen schulen Sie Ihre Balance, besonders wenn Sie nicht nur auf Ihre Füße schauen, sondern Ihren Blick zum Horizont oder auf einen imaginären Punkt richten. Hier weitere Tipps für den Alltag:

- Stehen Sie beim Sockenanziehen auf einem Bein
- Halten Sie sich in der U-Bahn oder Tram nicht fest
- Nehmen Sie beim Treppensteigen zwei Stufen auf einmal, ohne sich am Geländer festzuhalten
- Stehen Sie beim Zähneputzen auf einem Bein. Schließen Sie die Augen und versuchen Sie dabei, das Gleichgewicht zu halten. Sind Sie zwischen 30 und 65 Jahre alt, sollten Sie diese Position länger als sechs Sekunden halten können. Schaffen Sie diese Übung mit über 65, können Sie es als Erfolg einstufen.
- Wer bei dieser Aufgabe Schwierigkeiten hat, kann sich ein bestimmtes Trainingsgerät beschaffen, ein sogenanntes instabiles Board oder Balance Board. Es besteht aus einer Plattform mit einer Halbkugel, die mit der Wölbung nach unten auf den Boden gelegt wird. Sie steigen auf die Plattform und versuchen, das Gleichgewicht zu halten.
- Das Tanzen ist eine Möglichkeit, mehrere dieser Übungen zu vereinen. Wer regelmäßig tanzt, trainiert nicht nur Fitness

und Gleichgewichtsgefühl, sondern auch Aufmerksamkeit, Konzentrationsfähigkeit und Gedächtnisfunktionen.

Mein Ernährungspaket

Mit Hilfe des IGM-Ernährungspakets soll Anton seine Ess- und Trinkgewohnheiten dauerhaft umstellen und innerhalb eines Jahres mindestens zehn Prozent seines Körpergewichts verloren haben. Wie bereits erwähnt, ist die Umstellung der Ernährung und eine Gewichtsnormalisierung für einen Menschen mit schwerem Übergewicht eine Lebensaufgabe. Keiner von uns kann ohne Weiteres sein Ess- und Trinkverhalten radikal von heute auf morgen verändern. Dazu benötigen wir Wissen, Zeit und Geduld. Das Ernährungspaket ist also keine Diät, sondern soll als intensives Alltagstraining über mehrere Wochen und Monate ein anderes Ernährungsverhalten zur neuen Gewohnheit werden lassen.

Antons Ernährungsprogramm heißt »5 plus 1« und beschreibt die Trainingswoche mit fünf sogenannten Verzichtstagen und einem Entlastungstag. Ein Tag in der Woche ist damit immer frei von allen Ernährungsempfehlungen. Hier können Sie ohne Einschränkung essen und trinken – genau so, wie Ihnen der Sinn steht. In der Verhaltensmedizin hat sich so ein »Schummeltag« bewährt, denn er erhält die Motivation und verhindert allzu großen Frust.

An erster Stelle steht das Reduzieren von Kohlenhydraten. Zwölf Wochen lang sollen kein Alkohol, keine Süßspeisen und Süßgetränke (auch Fruchtsäfte!), keine Weißmehlprodukte (Weißbrot, Kartoffeln, Nudeln, geschälter Reis), keine Zwischenmahlzeiten und keine schnell verfügbaren Kohlenhydrate nach 18 Uhr konsumiert werden. Ideal wäre, wenn eine Zeit von drei Stunden zwischen Abendessen und Zubettgehen verbliebe. Dies liegt unter anderem an dem zeitlich parallel verlaufenden körpereigenen Anstieg des Schlafhormons Melatonin.

Die Idee hinter den IGM-Verzichtsregeln ist darin begründet, dass der Körper einfache Kohlenhydrate schnell in Zucker umwandelt. Um den Blutzuckerspiegel wieder zu senken, produziert der Körper Insulin. Dieses wiederum bewirkt, dass der Zucker aus dem Blut in die Zellen gelangt. Gleichzeitig fördert Insulin die Bildung von Fett und hemmt dessen Abbau. Nachts greift der Organismus bei Bedarf auf die eigenen Energiereserven zurück, um sich Energie zu holen. Und das geschieht unter anderem über den Abbau von Fetten. Ist der Insulinspiegel nachts hoch, wird dieser Fettabbau verhindert. Zusätzlich erzeugt Insulin ein Hungergefühl im Gehirn, und wir essen insgesamt mehr. Werden die schnell verfügbaren Kohlenhydrate eingespart, verbrennt der Körper mehr Fett.

Das Weniger an Kohlenhydraten (»low carb«) sollte jedoch nicht durch ein Mehr an Eiweiß und Fett ausgeglichen werden. Ideal sind Gemüse, Obst (ganze Früchte!) und pflanzliches Eiweiß. Es kommt insgesamt darauf an, die Lebensmittel mit einem hohen Mehl-, Zucker- und Stärkeanteil zu reduzieren. Auch Trockenobst und Bananen gehören dazu. Es wird aber nicht prinzipiell auf Kohlenhydrate verzichtet – dies garantiert bereits der wöchentliche Motivationstag. Die IGM-Verzichtsregeln sind eine moderate Form der Low-Carb-Ernährung; Ziel ist ein Energiedefizit von mindestens 500 Kalorien, das Sie erreichen können, indem Sie an Fett, Kohlenhydraten oder beidem sparen.

Prinzipiell sind diese IGM-Ernährungsempfehlungen mit Verzichtstagen für alle Teilnehmer ab einem leichten Übergewicht konzipiert. Das Weglassen von Zwischenmahlzeiten, Snacks und energiereichen Getränken ist allerdings ebenso für Gesunde sinnvoll – damit sie gesund bleiben. Denn häufige

Mahlzeiten am Tag erhöhen den Zellstress bei der Energiegewinnung und beanspruchen dauerhaft die Verdauungsorgane und die damit verbundenen Hormon- und Stoffwechselsysteme im Körper.

Wie funktioniert unser Stoffwechsel eigentlich? Lebensmittel beinhalten drei Stoffe, die uns Energie in Form von Kalorien liefern: 1. Zucker (auch Kohlenhydrate genannt): Er steckt in Brot, Kartoffeln, Nudeln, Reis und natürlich in Zucker selbst. Den größten Zuckerverbrauch hat unser Gehirn. Deswegen mögen wir mehrheitlich die einfachen Kohlenhydrate so gern, die der Körper sofort in Zucker umwandeln kann. 2. Eiweiße (auch als Proteine bezeichnet): Sie sind vorwiegend als Aminosäuren in tierischen Produkten vorhanden, aber auch in pflanzlichen Lebensmitteln (zum Beispiel Bohnen, Linsen). 3. Fette bzw. Fettsäuren: Sie unterscheidet man in gesättigte und ungesättigte Fettsäuren. Wichtig sind beide, aber für die Versorgung mit ungesättigten Fettsäuren benötigt der Mensch vorwiegend gesunde Lebensmittel.

Kohlenhydrate und Eiweiße liefern uns circa vier Kilokalorien pro Gramm, Fette hingegen neun Kilokalorien. Eine Kilokalorie ist die Energiemenge, die benötigt wird, um einen Liter Wasser um ein Grad Celsius zu erwärmen. Kohlenhydrate und Fette sind primär als Energiespender für den Stoffwechsel zu verstehen. Da das Fett mit neun Kalorien die höchste Energiedichte hat, wird es für »magere Zeiten« vom Körper als Speicherstoff eingelagert. Fett kann der Mensch schier grenzenlos speichern – er wird immer dicker. Auch im Blut wird das Fett in Form von Triglyceriden vorgehalten.

Zucker kann der menschliche Körper nur sehr begrenzt in Form von Glykogen speichern. Dies geschieht in der Leber und in den Muskeln. Der Vorrat von Zucker reicht nur für circa 24 Stunden.

Für Eiweiße hat der Körper keine Speichermöglichkeit zur Verfügung. Wir haben zwar viel Eiweiß in den Muskeln, aber eventuelle Überschüsse können dort nicht einfach eingebaut und gespeichert werden. Vielleicht liegt es an dieser fehlenden Speicherfähigkeit von Proteinen, dass sie ein stärkeres Sättigungsgefühl hervorrufen als die anderen Nahrungsstoffe.

Mein Entlastungstag – welche Form
von Stoffwechselentlastung passt zu mir?
In der Formel »5 + 1« steht die 1 für den wöchentlichen Entlastungstag. Er soll die Stoffwechselsituation der Teilnehmer kurzfristig entlasten helfen. Es dürfte sich für den Stoffwechsel wie ein Urlaubstag anfühlen, denn Verdauung bedeutet für den Körper Arbeit. Nicht nur haben die Organe Magen, Darm, Leber und Bauchspeicheldrüse weniger zu tun, der bewusste Kalorienverzicht unterstützt auch beim Abnehmen und macht uns sensibler für Körpersignale (fehlendes Völlegefühl etc.). Das allgemeine Wohlbefinden verbessert sich in der Regel. Darüber hinaus wird in der siebten Woche des IGM-Programms eine intensivdiätetische Woche praktiziert. Die wöchentlichen Entlastungstage bereiten die Teilnehmer langsam auf diese kalorienreduzierte Fastenphase vor und machen sie deutlich verträglicher.

Der Entlastungstag kann in verschiedener Weise gestaltet werden. Das IGM-Lebensstilprogramm schlägt einen Reistag oder nicht zu süßen Obsttag mit einer Gesamtkalorienmenge von maximal 1000 vor. Die Kalorienmenge sollte im Laufe der Zeit auf 500 bis 600 reduziert werden. Damit nähert man sich der Menge an Kilokalorien, die auch beim Fasten eingehalten wird. Entlastungstage eignen sich deshalb auch als Übergang vor und nach dem Fasten – oder als Ausgleich, falls man doch mal über die Stränge geschlagen haben sollte.

Ein klassischer Entlastungstag mit 700 Kalorien ist der Hafertag. Hier gibt es zum Frühstück Haferflocken mit geraspeltem Apfel und Zimt, mittags Haferkorn mit Mangold und Paprika und abends eine Hafergemüsesuppe mit Zucchini und Paprika. Zahlreiche Rezepte finden Sie im Webportal.

Anton gestaltet seinen Entlastungstag folgendermaßen: Das Frühstück wird er um 9 Uhr einnehmen und dazu zwei Tassen Kaffee ohne Milch und Zucker trinken. Er bereitet schon früh morgens die gesamte Trinkmenge für den Tag vor – 2,5 Liter kaltes oder heißes Wasser mit Zitrone und Ingwer. Gegen Mittag gibt es ein Ballaststoff-Omelette mit einem Dessert aus Fruchtcreme mit Sojavanille. Abends wird er einen Räuchertofu (alternativ Magerquark) mit Gemüsestreifen oder einen Sauerkraut-Tofu-Eintopf essen. Die Mahlzeiten will Anton gemeinsam mit seiner Frau zubereiten. Sollte er einmal unterwegs sein und keine Gelegenheit haben zu kochen, gibt es Abhilfe. Dann besorgt sich Anton ein Trinkpulver als Mahlzeitenersatz, das mit Flüssigkeit angerührt wird. Wichtig ist, dass auch an diesen Tagen zwei bis drei Liter Flüssigkeit getrunken werden, zum Beispiel Wasser, Kräuter-, Früchte- und Grüntee oder Kaffee ohne Zucker.

Bevor Anton die erste Gesundheitswoche startet, wird er sich eine Woche lang sein Ess- und Trinkverhalten genauer anschauen.

Was, wann und wie viel esse und trinke ich?
Die systematische Wahrnehmung des eigenen Verhaltens und der eigenen Einstellungen ist eine wichtige Voraussetzung für jede Form der Lebensstilveränderung. Deshalb soll der IGM-Programmteilnehmer täglich eine digitale Lebensprotokollierung durchführen. Dazu zählen bei Übergewicht die Bestimmung des Körpergewichts und der täglichen Schritte.

Bei Bluthochdruck sollte früh, mittags und abends gemessen werden. Das individuelle Ernährungsverhalten kann durch die Führung eines Ess- und Trinktagebuches aufgedeckt werden. Bei Übergewicht ist es sinnvoll, das persönliche Essverhalten zunächst mit Hilfe der sogenannten 5-a-day-Regel regelmäßig selbst zu protokollieren. Aus ernährungsphysiologischer Sicht ist es gesundheitsförderlich, mindestens drei Portionen Gemüse und zwei Portionen Obst am Tag zu verzehren. Dazu gehören auch Hülsenfrüchte wie Linsen, Kichererbsen und Bohnen sowie (ungesalzene) Nüsse. Nüsse, Ölsaaten oder Trockenfrüchte können eine Portion Obst am Tag ersetzen. Allerdings ist die Portionsgröße kleiner, weil der Kaloriengehalt höher ist: Eine Portion Nüsse, Ölsaaten oder Trockenfrüchte entspricht 25 Gramm. Damit wird der tägliche Bedarf an wertvollen Vitaminen und Ballaststoffen gedeckt. Bioaktive Substanzen sollen darüber hinaus den Schutz vor Krebs, insbesondere vor Speiseröhrenkrebs, Magen- und Darmkrebs verbessern. Einen wissenschaftlichen Nachweis für die tatsächliche Senkung des Krebsrisikos durch Obst und Gemüse gibt es bislang nicht. Für Hypertonie, koronare Herzerkrankungen und Schlaganfälle wurde hingegen überzeugend belegt, dass allein ein höherer Verzehr von Gemüse und Obst das Erkrankungsrisiko reduzieren kann.[46]

Das Volumen einer Portion entspricht dabei in etwa der Größe einer Hand. Empfehlenswert sind gemäß der Deutschen Gesellschaft für Ernährung (DGE) täglich mindestens 400 Gramm Gemüse (drei Portionen) und 250 Gramm Obst (zwei Portionen).[47] Diese Einschätzung des eigenen Essverhaltens ist relativ einfach und kann im 7-Tage-Selbstbeobachtungsprotokoll notiert werden.

Anton hat zu Beginn des IGM eine Befund-Verhaltens-Analyse gemacht. Er dokumentierte darin zwischen null und drei

Portionen Gemüse und Obst pro Tag, womit sich Anton nicht gerade als Vitaminfan geoutet hat.

Aber wie viel Obst und Gemüse essen andere Menschen in Europa und Deutschland? Gemäß einer Studie der Europäischen Union nahm im Jahr 2014 etwas mehr als ein Drittel der Bevölkerung nicht täglich Obst und Gemüse zu sich, während weniger als 15 Prozent auf mindestens fünf Portionen pro Tag kamen.[48] Dabei ist das Essverhalten in den europäischen Ländern sehr unterschiedlich. In Großbritannien isst jeder Dritte die empfohlene Mindestmenge, in Deutschland aber nur jeder Zehnte. Und jeder zweite Deutsche isst täglich gar kein Obst und Gemüse.

Der Verzehr von Obst und Gemüse ist bei Männern und Frauen unterschiedlich und scheint darüber hinaus auch vom Bildungsniveau beeinflusst zu werden. Je höher der Bildungsgrad, desto eher folgen die Menschen der »Fünf am Tag«-Empfehlung. Frauen mit mittlerer und höherer Bildung essen deutlich mehr Obst und Gemüse als vergleichbare Männer.

Antons erste Beobachtungswoche zeigt eine hochkalorische Ernährung mit einer durchschnittlichen Kalorienmenge von 5121 Kalorien. Außerdem sieht man im Protokoll deutlich, dass er am Wochenende weit mehr Kalorien zu sich nimmt als während der Woche.

Als Anton sich das Ernährungsprotokoll ausdruckt, entdeckt er, dass er sechsmal mehr rote Smileys als grüne hat. Jeder Smiley steht für 100 Kalorien Wärmemenge (Energiegehalt oder Brennwert), egal ob rot, gelb oder grün. Die Ampelfarbe kennzeichnet jedoch die Energiedichte pro Gramm Lebensmittel: So entspricht ein Schokoriegel mit 20 Gramm Gewicht genauso einem 100-Kalorien-Smiley wie eine mittelgroße Salatgurke von 830 Gramm. Die Salatgurke erhält einen grünen Smiley, da die Energiedichte kleiner als 1,5 Kalorien pro Gramm Lebensmittel entspricht (100 kcal:830 g = 0,12 kcal/g). Die Schokolade bekommt einen roten Smiley, da hier eine hohe Energiedichte von mehr als 2,5 Kalorien pro Gramm Lebensmittel vorliegt (100 kcal:20 g = 5 kcal/g). Lebensmittel mit einer mittleren Energiedichte von 1,6 bis 2,4 Kalorien pro Gramm sind mit einem gelben Smiley gekennzeichnet.

Warum ist die Energiedichte, also die Anzahl der Kalorien pro Gramm, so wichtig? Dies liegt darin begründet, dass mehr als 80 Prozent der Sättigung durch das Volumen der Mahlzeit und die dadurch bewirkte Dehnung der Magenwand bedingt ist. Die Nährstoffe, die im Essen enthalten sind, beeinflussen das Appetit- und Sättigungsgefühl in viel geringerem Maße. Für die Aufnahme der Gesamtkalorienmenge in der Mahlzeit ist somit die Energiedichte des Lebensmittels von entscheidender Bedeutung.

Anton isst mehrheitlich zu energiereiche und ungesunde Lebensmittel. Für seinen Abnehmerfolg ist jedoch entscheidend, insgesamt nicht zu viele Kalorien am Tag aufzunehmen. Um zu beantworten, ob Antons Kalorienmenge zu groß ist, nutzen wir den Begriff des Grundumsatzes. Darunter ist die Energiemenge zu verstehen, die der Körper bei völliger Ruhe für die Aufrechterhaltung seiner Lebensvorgänge benötigt. Denn der Körper hat einen gewissen Grundbedarf an Kalorien, um die wichtigsten Körperfunktionen wie Atmung, Kreislauf, Stoffwechsel, Wärmehaushalt und Verdauung am Laufen zu halten. Den größten Anteil am Grundumsatz haben Leber und Skelettmuskulatur mit je etwa 26 Prozent, gefolgt vom Gehirn mit 18 Prozent, vom Herzen mit neun Prozent und von den Nieren mit sieben Prozent. Die restlichen 14 Prozent entfallen auf die übrigen Organe.[49]

Wie wird nun der menschliche Grundumsatz berechnet? Das IGM-Programm berechnet den Grundumsatz nach der bewährten »Harris-Benedict-Formel«. In diese Formel gehen das Körpergewicht, die Körpergröße und das Alter ein. Da mit steigendem Körperfettanteil der Grundumsatz pro Kilogramm Körpergewicht abnimmt, sollte ab einem BMI von 30 ein korrigiertes Körpergewicht eingesetzt werden. Diese Korrektur erfolgt getrennt für beide Geschlechter.

Grundumsatzformel für Frauen:
Formel für Frauen mit BMI < 30:
kcal pro 24 h = [655 + 9,6 × Gewicht (KG) + 1,8 × Größe (cm) − 4,7 × Alter]

Korrigierte Formel für Frauen mit BMI ≥ 30:
kcal pro 24 h = [2,4 × Gewicht (kg) + 9 × Größe (cm) − 4,7 × Alter − 65]

Grundumsatzformel für Männer:
Formel für Männer mit BMI < 30:
kcal pro 24 h = [66,5 + 13,7 × Gewicht (kg) + 5 × Größe (cm) − 6,8 × Alter]

Korrigierte Formel für Männer mit BMI ≥ 30:
kcal pro 24 h = [3,4 × Gewicht (kg) + 15,3 × Größe (cm) − 6,8 × Alter − 961]

Für Anton ergibt sich ein korrigierter Grundumsatz von 1900 Kalorien. Die Energie, die der Körper zusätzlich zum Grundumsatz für körperliche Tätigkeiten und Aktivitäten benötigt, nennt man Leistungsumsatz oder Arbeitsumsatz. Um diesen zu berechnen, wird der sogenannte PAL-Faktor benutzt. PAL steht für »physical activity level«, also den Grad der persönlichen körperlichen Aktivität in Arbeit und Freizeit. Dabei werden die Menschen je nach ihrer körperlichen Aktivität in fünf unterschiedliche Gruppen eingeteilt.

• 1,2: Menschen mit ausschließlich sitzender oder liegender Lebensweise (z. B. alte, gebrechliche Menschen)

- 1,45: Menschen mit fast ausschließlich sitzender Arbeitsweise und wenig Freizeitaktivitäten (z. B. Menschen, die überwiegend am Schreibtisch arbeiten)
- 1,65: Menschen, die sitzend arbeiten und zusätzlich gehende und stehende Tätigkeiten ausüben (z. B. Kraftfahrer, Lehrer)
- 1,85: Menschen mit überwiegend gehenden und stehenden Tätigkeiten (z. B. Kellner, Handwerker, Verkäufer)
- 2,2: Menschen mit körperlich anstrengenden Tätigkeiten (z. B. Landwirte, Bauarbeiter, Leistungssportler)

Für Anton ist der Faktor 1,45 am treffendsten. Deshalb wird sein Grundumsatz von 1900 Kalorien mit diesem Faktor multipliziert, sodass sich ein Gesamtumsatz von 2755 Kalorien berechnet. Der Gesamtumsatz wird im IGM-Programm für alle Teilnehmer wiederholt berechnet. Dies liegt daran, dass sich die Veränderungen von Körpergewicht und körperlicher Aktivität während des Programms auch auf den Gesamtumsatz auswirken.

Vergleicht man nun seinen Gesamtumsatz mit der durchschnittlichen Verzehrmenge von 5121 Kilokalorien, dann isst Anton fast das Doppelte dessen, was sein Körper täglich verbrauchen kann. Bei der Analyse der roten Smileys im Ernährungstagebuch zeigen sich insbesondere Kuchen, Pizza sowie panierte Schnitzel als Kalorienbomben. Wenn Anton an seinem »freien Tag« zukünftig noch der einen oder anderen Vorliebe nachgehen möchte, könnte er auf eine Pizza mit weniger Käse und Schinken ausweichen oder auf ein mageres, nicht paniertes Schnitzel ohne Pommes.

Anton und seine Frau Gisela, die auch am IGM-Programm teilnimmt, starten nun in die Gesundheitswochen. Beide schlagen sich tapfer in der Einhaltung der Verzichtsregeln und Entlastungstage. Letztere haben sie bewusst auf die Samstage gelegt. Da Anton und seine Frau Langschläfer sind, fällt es ihnen leichter, die sogenannte 16:8-Entlastung mit einem Frühstück zur Mittagszeit, einem gesunden Snack am Nachmittag und einem leichten Abendessen umzusetzen: Auf acht Stunden mit drei Mahlzeiten folgen 16 Stunden »Fasten«.

Vor dem Essen wird jeweils das Ausdauertraining eingebaut. Auch Giselas Einkaufsverhalten hat sich stark verändert. Sie achtet jetzt darauf, viel Gemüse und Obst im Kühlschrank zu haben. Rotes mageres Fleisch steht einmal in der Woche auf dem Speiseplan, Fisch zweimal. Statt Bier trinken sie einmal in der Woche Rotwein. Die Kraftübungen macht Anton seit fünf Wochen am Arbeitsplatz, denn er braucht dafür nicht mehr als Stuhl und Wand. Das tägliche Wiegen, Blutdruckmessen und Schrittezählen mit anschließender digitaler Dokumentation stören ihn nicht. Gisela tut sich etwas schwerer, lässt sich aber von Anton motivieren. Beide sehen schon deutliche Fortschritte auf der Waage. Antons Bauchumfang nimmt eindrucksvoll ab – das merkt er auch an seinem Hosenbund. Bei Gisela dauert es länger als bei ihrem Mann – das ist aber dem Geschlecht geschuldet und ganz normal.

Nach sechs Wochen disziplinierter Verhaltensumstellung konnte der Hausarzt Antons Blutdruckmittel reduzieren und das Medikament gegen zu hohen Blutzucker gänzlich absetzen. Nun steht in der siebten Woche des IGM-Programms eine intensivdiätetische Phase an: das Fasten.

Meine Fastenwoche

Fasten bedeutet, für einen begrenzten Zeitraum auf feste Nahrung zu verzichten. Es wird weltweit praktiziert und hat in Europa vor allem in der klassischen Naturheilkunde eine große Bedeutung. Die Ärzte Franz Xaver Mayr und Otto Buchinger begründeten das mehrwöchige Heilfasten unter ärztlicher Begleitung. Beim Fasten nach Buchinger, der hierzulande häufigsten Form des Fastens, wird eine begrenzte Kalorienmenge in Form flüssiger Nahrung aufgenommen und auf maximal 500 Kalorien pro Tag begrenzt. Das kurze Fasten für Gesunde (auf der Basis des Konzepts von Otto Buchinger) wurde in Deutschland insbesondere von Dr. Hellmut Lützner populär gemacht. Der Verzicht auf feste Nahrung reduziert die Darmtätigkeiten und soll durch das fehlende Kauen Hungergefühle zu vermeiden helfen. Das Fasten wird Antons Körper weiter entlasten und ihn bei der Umsetzung eines gesünderen und bewussteren Lebensstils unterstützen. Da Anton Vorerkrankungen hat, ist die Begleitung durch einen fastenerfahrenen Coach anzuraten. Es ist überdies sinnvoll, für diese Zeit Urlaub zu nehmen und sich vielleicht sogar einer Fastengruppe (ambulant oder in Kurhotels) anzuschließen.

Die Zeit des Fastens dient nicht nur dem reinen Abnehmen, sondern löst darüber hinaus komplexe psychologische Vorgänge im Menschen aus. Es entsteht ein neues Gefühl, ein neues Erlebnis von bewusster Kontrolle über die Nahrungsaufnahme. Auch in zeitlicher Hinsicht tun sich ungeahnte Möglichkeiten auf: Es ist so gut wie kein Einkauf zu erledigen, kein Kochen, kein Abwasch. Man wird unabhängig von Nahrung und lässt zugleich so manche andere alte Gewohnheit hinter sich. Viele Fastenpatienten entdecken eine seit langer Zeit nicht mehr verspürte Leichtigkeit und friedliche Ausgeglichenheit. Ein Gefühl von Ruhe und Abstand stellt sich ein. Geistige und seelische Kräfte werden freigesetzt, die man zur Selbstreflexion nutzen kann. Das Fasten sollte deshalb von einem aktiven Begleitprogramm ergänzt werden, das diesen Stimmungsveränderungen Raum und Zeit gibt. Bewegung, Entspannung und einfache Kneippmaßnahmen kann man zu Hause selbst praktizieren.

Wer darf aus medizinischer Sicht fasten, wer sollte es besser

nicht tun? Prinzipiell kann jeder Gesunde mit und ohne Risikofaktoren fasten, aber auch Menschen mit chronischen Krankheiten. Anton ist ein Paradebeispiel für den Nutzen des Fastens.
Er hat eine Adipositas, sein Blutzucker- und Blutfettspiegel sowie seine Blutdruckwerte sind erhöht. Zusammen werden diese
Symptome als metabolisches Syndrom bezeichnet. Patienten
mit chronischen Entzündungen wie dem entzündlichen Rheuma profitieren ebenso davon. Auch Menschen mit chronischen
Schmerzen am Bewegungsapparat, mit Migräne oder allergischen Erkrankungen (zum Beispiel Neurodermitis, Heuschnup-
fen) verspüren Besserung. Schwangere und stillende Mütter
sowie Kinder unter 14 Jahren sollten nicht fasten. Ebenso besteht für Untergewichtige, Suchtkranke oder Schwerkranke in
fortgeschrittenen Stadien und schlechtem Allgemeinzustand
eine Gegenanzeige.

Das Kurzfasten für Gesunde und das ambulante Fasten mit
und ohne ärztliche Begleitung stehen hier im Mittelpunkt der
Ausführungen. Ersteres, das Fasten nach Buchinger, beruht im
Wesentlichen auf Flüssigkeitszufuhr (natriumarmes Wasser,
Brühe und Säfte), Bewegung, Ruhe, Förderung der Ausscheidung und Betreuung (Einzel- und Gruppengespräche, Kneipp-
verfahren, Kunst, Musik, Entspannung).

Da Anton verschiedene Medikamente einnimmt, bereits einen Herzinfarkt hatte und ein metabolisches Syndrom vorliegt,
ist es für ihn ratsam, sich im Hintergrund ärztlich betreuen zu
lassen. Vorbildliche traditionelle Einrichtungen sind z. B. die
Buchingerklinik am Bodensee und die Kneipp-Traditionshäu-
ser der Marienschwestern in Oberösterreich. Selbstverständlich
können ambulante Fastenkuren auch bei erfahrenen Fasten-
ärzten durchgeführt werden.

Praxis des Fastens

Welche Vorbereitungen sollen für das Fasten getroffen werden? Natürlich braucht man eine Körperwaage, ein Maßband und ein Blutdruckmessgerät. In der Vorbereitungszeit (mindestens 7–10 Tage) sollte man bereits auf Alkohol, Nikotin und Kaffee verzichten, ebenso auf Süßigkeiten, Fleisch und Milchprodukte. Für die Fastentage selbst benötigen Sie folgende Produkte:

- Glaubersalz oder Sauerkrautsaft, Flohsamenschalen, F.X. Passagesalz
- Reise-Irrigator (2-Liter-Beutel) mit fünf bis zehn Darmrohren mit CH18 (bei Akzeptanz)
- Handtücher aus Leinen
- Wärmflasche
- warme Decke
- Hautbürste mit langem Stiel

Darüber hinaus sollten Sie bequeme Bekleidung einschließlich Trainingsanzug, wetterfeste Bekleidung für ausgedehnte Spaziergänge, eine Wasserflasche zum Wandern, dicke Wollsocken, Badebekleidung und einen Schrittzähler zur Verfügung haben.
Folgende Lebensmittel werden Sie benötigen:

- Mineralwasser, kohlensäurearm (pro Tag 2,5 Liter), wenn kein gutes Leitungswasser oder gar Quellwasser verfügbar ist
- Gemüse (Karotten, Sellerie, Kohlrabi, Lauch) für Fastensuppenherstellung, pro Tag 300 Gramm
- Kartoffeln für Fastensuppenherstellung, pro Tag 100 Gramm
- salzarme und glutamatfreie Bio-Gemüsebrühe
- Naturjoghurt, Buttermilch
- Artischockensaft
- Kräutertee (Melisse, Holunderblüten, Fenchel), 20 bis 40 Gramm pro Tag

- Zitronen (eine halbe pro Tag)
- Honig (zwei bis drei Teelöffel pro Tag)
- 1 Päckchen Traubenzucker für den Notfall

Schauen wir uns Antons Fastenwochenplan genauer an: Er umfasst einen Entlastungstag, fünf Fastentage und zwei Aufbautage. Weil Anton im Rahmen des IGM-Programms schon mehrere Entlastungstage durchgeführt hat, wird ihm die Umstellung auf die Fastentage wesentlich leichter fallen als ohne diese Vorbereitung.

Erster Fastentag
Der erste Tag beginnt mit einer gründlichen Darmreinigung. Zum Abführen gibt es verschiedene Möglichkeiten. Das Glaubersalz (Natriumsulfat) wird in Wasser aufgelöst und beginnt je nach Dosierung nach ein bis drei Stunden zu wirken. Die Lösung bindet im Darm durch Osmose Wasser, wodurch sich der Flüssigkeitsanteil dort stark erhöht. Durch diese Volumenerhöhung wird der Stuhldrang ausgelöst. Je nach Stärke der Dosis werden Sie einen mehr oder weniger starken Stuhldrang verspüren. Es ist deshalb wichtig, die richtige Dosierung einzuhalten. Wenn möglich, lassen Sie sich Zeit und trinken Sie diese Lösung innerhalb von 15–20 Minuten. Um den Salzgeschmack abzumildern, kann man vorher, zwischendurch und danach Zitronenverbene- oder Pfefferminztee trinken, ebenso hilft frisch gepresster Zitronensaft. Nachdem die Wirkung eingesetzt hat, müssen Sie viel trinken, da der Körper einen großen Wasserverlust erfährt und bei nicht ausreichender Flüssigkeitsversorgung gerade zu Fastenbeginn häufig Kopfschmerzen auftreten.

	Morgen	Mittag	Abend
Entlastungstag	Blaubeerquark mit 1 TL Ahornsirup	Reis mit Gemüse, Apfelbrei mit Ingwer	200 ml Gemüsebrühe mit gedünstetem Gemüse
1. Fastentag	Kräutertee, Wasser, Glaubersalz / Einlauf	200 ml Sauerkraut- **oder** Gemüsebrühe	200 ml Karotten-Kartoffel-Brühe
2. Fastentag	Kräutertee, Wasser	200 ml Selleriesaft **oder** Gemüsebrühe	200 ml Kohlrabi-Sellerie-Brühe
3. Fastentag	Kräutertee, Wasser, Glaubersalz / Einlauf	200 ml Kartoffel-Fenchel-Saft **oder** Gemüsebrühe	200 ml Gemüsebrühe
4. Fastentag	Kräutertee, Wasser, Glaubersalz / Einlauf bei Bedarf	200 ml Artischockensaft **oder** Gemüsebrühe	200 ml Kartoffel-Kohlrabi-Brühe
5. Fastentag	Kräutertee, Wasser	200 ml Gemüsesaft **oder** Gemüsebrühe	200 ml Kartoffel-Kohlrabi-Brühe
1. Aufbautag mit Fastenbrechen	Kräutertee, Wasser	2 reife Äpfel (mittags und nachmittags)	Kartoffel-Gemüse-Suppe, Buttermilch
2. Aufbautag	Backpflaumen, Weizenschrotsuppe	Pellkartoffeln, Kräuterquark mit Leinöl, Apfel mit Zimt	200–300 ml Gemüsebrühe mit Fenchel, Dickmilch
täglich 2–3 Liter Flüssigkeit (Wasser oder Tee),mit Zitronenscheiben und 2 gestrichenen TL Honig, über den Tag verteilt			

Tabelle 3: Übersicht zur Fastenwoche

Glaubersalz ist nicht geeignet, wenn eine eingeschränkte Nierenfunktion, Elektrolytstörungen, niedriger Blutdruck, Herzschwäche oder Dickdarmerkrankungen sowie unklare Bauchbeschwerden vorliegen. Sind Probleme mit Leber oder Galle bekannt, ist Glaubersalz eher zu verwenden als das alternative Bittersalz, das chemisch ein Magnesiumsulfat darstellt und eher bei Darmproblemen zur Anwendung kommt. Die Dosierung liegt bei 30–40 Gramm pro halbem Liter. Eine mildere Alternative zum reinen Bittersalz ist das F.X. Passagesalz, das ebenso auf der Basis von Magnesiumsulfat arbeitet, aber wohlschmeckende Zutaten hat und deshalb besser zu trinken ist.

Auch Sauerkrautsaft, maximal 200 Milliliter, hat abführende Wirkung. Ebenso können Sie einen Esslöffel Flohsamenschalen in eine große Tasse lauwarmen Wassers einrühren. Trinken Sie zügig, bevor der Flohsamen geliert, und im Anschluss daran gleich noch mindestens einen halben Liter Wasser. Wenn Sie nämlich deutlich weniger trinken, bewirken die Flohsamen das Gegenteil, sie verstopfen. Als Flohsamen werden die Samenschalen der Pflanze Plantago ovata bezeichnet, die zur Gattung der Wegeriche gehört. Ursprünglich aus Indien und Pakistan stammend, wird sie auch Indischer Flohsamen oder Wegerich genannt. Flohsamenschalen enthalten Ballaststoffe und Schleimstoffe. Die Schleimstoffe bestehen aus verschiedenen Mehrfachzuckern und binden im Darm Wasser. Dabei quellen sie auf circa das 40-Fache ihres Trockengewichts. Das Stuhlvolumen vergrößert sich und die Darmtätigkeit wird angeregt. Nehmen Sie Flohsamenschalen nicht gleichzeitig mit anderen Medikamenten ein, warten Sie mindestens 30 bis 60 Minuten bis zur nächsten Medikamenteneinnahme.

Die Flüssigkeit kann schneller in den Darm befördert werden, wenn Sie einige Streckübungen machen. Dazu strecken Sie einfach Ihre gefalteten Hände über Ihren Kopf, so weit es Ihnen möglich ist. Drehen Sie sich dann mit dem Oberkörper nach links und nach rechts und senken Sie dabei Ihre Arme nach unten bis in die waagerechte Position.

Eine weitere wichtige Unterstützung zur Darmreinigung ist der Einlauf. Dieses Thema ist nicht ganz unumstritten. In der klassischen Naturheilkunde besteht aber breiter Konsens darüber, dass die Reinigung durch Darmeinläufe eine sinnvolle und sichere Begleitmaßnahme darstellt. Bei bekannten Erkrankungen des End- und Dickdarms oder persönlicher Ablehnung sind auch die oben aufgeführten Methoden ausreichend. Es lohnt sich aber, diese häufiger und gründlicher durchzuführen.

Erfahrungsgemäß verhindern regelmäßige Einläufe Kopfschmerzen, Müdigkeit und generelles Unwohlsein während des Fastens. Darüber hinaus kann der Einlauf auch als »Erste-Hilfe-Maßnahme« im Alltag dienen. Früher bekam jedes frisch-verheiratete Ehepaar in Bayern einen »Irrigator« als Hochzeitsgeschenk überreicht. Es war bekannt, dass der Einlauf bei Verstopfung, bei akuten Infekten wie Erkältungen, Mandelentzündungen, Grippe, bei Fieber, Hautausschlägen, Sonnenbrand und Sonnenstich hilft. Obwohl wir heute für die eine oder andere Indikation über effektivere Behandlungen verfügen, kann der innere Arzt noch immer durch den Einlauf aktiviert werden.

Sobald Sie das Gefühl haben, ausreichend entleert zu sein, vergessen Sie nicht zu trinken. Gehen Sie spazieren, lesen Sie oder ruhen und schlafen Sie sich aus. Mittags und abends sind jeweils 200 Milliliter Gemüsebrühe einzunehmen. Klassiker der Gemüsebrühen sind die Kartoffel-, Karotten-, Sellerie- und Tomatenbrühe. Wenn Sie diese selbst zubereiten, sollten Sie höchstens vier Portionen vorkochen, damit das Gemüse immer frisch ist. Seihen Sie die Suppe gut durch, es dürfen keine Gemüsestücke darin sein. Nehmen Sie sich Zeit für die Fastenmahlzeit – löffeln Sie die Brühe etwa mit einem Teelöffel.

Mittags sollten Sie wie an allen Fastentagen anschließend ein Schläfchen halten.

Nutzen Sie diese Zeit und legen Sie einen sogenannten Leberwickel an. Der Leberwickel ist besonders nach den Mahlzeiten (auch außerhalb der Fastenzeit) wohltuend und erleichtert das Einschlafen. Daneben soll der Leberstoffwechsel stimuliert werden. Die Leber ist ein Speicherorgan (für Glykogen, Blut, Eisen oder Vitamine), Produktionsorgan (von Gallensaft oder Cholesterin), Entgiftungsorgan (für Medikamente, Farb- oder Konservierungsstoffe) und außerdem ein Stoffwechselorgan. Somit ist es sinnvoll, die Leber bei ihrer wichtigen Arbeit ein wenig zu unterstützen.

Für den Leberwickel brauchen Sie eine Wärmflasche, ein Hand- und ein Badetuch. Breiten Sie das Badetuch auf dem Bett aus. Tauchen Sie den Mittelteil des Handtuchs in heißes Wasser und wringen Sie es gut aus. Legen Sie sich nun auf dem Rücken auf die linke Hälfte des Badetuchs. Platzieren Sie das kleine Handtuch über der Leberregion, darauf die Wärmflasche und die rechte Seite des Badetuchs. Decken Sie sich zu und achten Sie darauf, dass Sie warme Füße haben. Ruhen Sie 30 bis 40 Minuten. Da Fastende beinahe immer frieren, tut die Wärme eines Leberwickels in jedem Falle gut. Wenden Sie den Leberwickel nicht bei Magen- oder Darmgeschwüren, Entzündungen im Magen-Darm-Bereich, in der Schwangerschaft und während der Menstruation an.

Zweiter Fastentag

Wasser ist das wichtigste Lebensmittel. Diese Aussage gilt generell, aber besonders für den Fastenalltag. Trinken Sie täglich – wenn auch schon mehrfach erwähnt – mindestens 2,5 bis drei Liter Leitungs- oder Quellwasser. Doch das ist nur eine grobe Orientierung. Es gibt einen verlässlicheren Hinweisgeber für

Ihre richtige Trinkmenge, nämlich die Urinfarbe. Ist der Urin dunkel, trinken Sie zu wenig. Trinken Sie mehr Wasser als Tee. Finden Sie auch Ihre persönliche Wassertemperatur heraus. Was tut Ihnen momentan gut? Bemühen Sie sich, auch heißes Wasser zu trinken.

Da die zugeführte Energie durch die Lebensmittel fehlt, werden Sie frieren. Sorgen Sie deshalb für warme Hände und Füße. Im Übrigen kann man das ganze Jahr über fasten. Aus medizinischer Sicht ist das Fasten nicht auf das Frühjahr begrenzt. Im Gegenteil: Gerade in der warmen Jahreszeit ist es oft angenehmer.

Nehmen Sie sich wieder bewusst Zeit für Ihre Fastensuppen. Eine angenehme Atmosphäre am Esstisch ist dabei förderlich. Für viele Fastengruppen ist die Einnahme der Fastensuppe gleichzeitig eine Achtsamkeitsübung, bei der man sich mit allen Sinnen auf das Essen konzentriert. Meist wird dabei geschwiegen – genau das, was Sie während der Mahlzeiten sonst wahrscheinlich nicht machen.

Schlafen Sie viel und gehen Sie viel spazieren – mindestens Ihre 10 000 Schritte. Dabei sollten Sie wieder auf die Ausdauer achten, also 3000 bis 4000 Schritte in 30 bis 40 Minuten gehen (oder in 10-Minuten-Einheiten). Machen Sie Kraftübungen einschließlich der Aufwärmübungen, am besten nach dem Aufstehen und noch vor dem Tee.

Dritter Fastentag

Am dritten Fastentag sollte erneut der Darm entleert werden. Bei manchen reicht Sauerkrautsaft, bei den meisten wird jedoch erneut Glaubersalz oder ein Einlauf nötig sein – je nach persönlicher Vorliebe. Der Flüssigkeitsverlust ist wieder durch viel Trinken auszugleichen. Das Bewegungsprogramm ist wie am Vortag durchzuführen.

Da auch die Haut – ähnlich wie Darm, Lunge und Niere – ein Ausscheidungsorgan ist, sollte sie spätestens ab heute gebürstet werden. Die Trockenbürstenmassage ist ein tägliches Wohlfühlprogramm für Ihre Haut. Die Haut ist drüsenreich und hat in den Achselhöhlen, den Leisten, im Genitalbereich, an Händen und Füßen reichlich Möglichkeiten, mit dem Schweiß Schadstoffe auszuscheiden. Insbesondere die Füße werden in vielen traditionellen Heilkunden als zentral betrachtet. Am besten wird morgens (wenn möglich vor dem offenen Fenster) vor dem Duschen gebürstet. Abends kann diese Anwendung zu Einschlafstörungen führen. Neben der Durchblutung von Haut und Bindegewebe werden der Kreislauf und die Talgdrüsen angeregt sowie der Lymph- und Venenfluss aktiviert. Verletzte Hautbereiche sparen Sie aus. Verwenden Sie eine Naturfaser- oder Sisalbürste.

Die Ausscheidungsfunktion des Fastens sollte auch bei der Bürstenrichtung berücksichtigt werden: Normalerweise bürstet man wegen des Blutkreislaufs in Richtung des Herzens. In der Fastenzeit jedoch bürsten Sie die Haut mit langen Strichen und leichtem Druck in Richtung der Finger- und Zehenspitzen, der Achselhöhlen und Leisten. Beginnen Sie mit den Beinen. Am Oberschenkel und Po können auch kreisende Bewegungen gemacht werden. Dann die Arme: Von der rechten Ellenbeuge über die Armaußenseite bis zu den Fingerspitzen, anschließend innenseitig wieder zurück. Einen optimalen Erfrischungseffekt erzielen Sie, wenn Sie nach der Bürstenmassage zunächst warm und dann kalt duschen.

Einlauf, Leberwickel und Bürstenmassage sind naturheilkundlich altbewährte Mittel, um die körpereigenen Ausscheidungsorgane zu pflegen. Ihre natürlichen Funktionen werden bewusst aktiviert und gefördert. Die Anregung des Schweißflusses (Diaphorese) über die Haut, das Abführen und Ausscheiden über den Darm (Purgation) und die Spülung der Nieren durch ausreichendes Trinken (Diurese) sind die wichtigsten Ausscheidungsmethoden. Diese Form der Selbstbehandlung ist eine Art von therapeutischer Physiologie.

Lohnenswert ist auch das sogenannte Ölziehen. Ich empfehle die Anwendung mit Leinöl. Lein (auch Flachs genannt) ist die weltweit älteste Kulturpflanze. Sie wurde schon von den alten Ägyptern und Sumerern geschätzt. Heute wird Leinöl gern als hochwertiger Omega-3-Lieferant genutzt. Verwenden Sie kaltgepresstes und biologisch angebautes Leinöl. Ölziehen kann zum Beispiel bei Zahnfleischentzündungen großen Erfolg zeigen. Nehmen Sie morgens unmittelbar nach dem Aufstehen auf nüchternen Magen einen Esslöffel Leinöl in den Mund. Lassen Sie das Öl für etwa 15 Minuten im Mund. Dabei spülen Sie es, ohne es zu verschlucken, im Mund hin und her. Schlürfen und saugen Sie das Öl durch die Zähne. Sie können auch kauende Bewegungen durchführen, jedoch nicht gurgeln. Spucken Sie das Öl nach einer Viertelstunde in ein Papierhandtuch – nicht in die Toilette – und spülen Sie den Mund mit lauwarmem Wasser. Dieses Wasser können Sie nun ohne Umweltbedenken in das Becken spucken. Putzen Sie sich danach die Zähne. Eine kurgemäße Anwendung während der Fastenphase genügt in der Regel.

Vierter und fünfter Fastentag

Ein wenig Abwechslung im Trinkangebot ist nicht erst am vierten Fastentag willkommen. Neben Quell- oder Leitungswasser sollte stets auch heißes Wasser mit etwas Zitronensaft oder Ingwerwasser zur Verfügung stehen.

Auch verschiedene Kräutertees sind lohnenswert, da ihre Heilwirkung auftretende Symptome oder erwünschte Stoffwechseleffekte unterstützen beziehungsweise beeinflussen kann. Es werden zwei Tassen Kräutertee am Morgen und am

Nachmittag empfohlen. Gegen den durch Aceton entstehenden Mundgeruch haben sich Rosmarin, Minze, Melisse und Salbei bewährt. Schwarzer und grüner Tee, Mate- und Früchtetee eignen sich nicht. Kräutertees sind Heiltees und je nach Wirkung bewusst auszusuchen:

- Wasserausscheidend: Brennnessel, Schafgarbe
- Leberanregend: Löwenzahn, Wermut, Schafgarbe, Wegwarte
- Wärmend: Ingwer, Fenchel, Anis
- Kreislaufanregend: Rosmarin, Ingwer, Lindenblüten oder Holunderblüten
- Entspannend, schlaffördernd: Zitronenmelisse, Lavendel, Baldrian, Hopfenblüten, Johanniskraut, Kamille
- Entkrampfend: Wermut, Fenchel
- Wohlschmeckend: Pfefferminztee, Zitronenverbene, Zitronenmelisse
- Mit Hilfe feingemahlener Würzkräuter, die Sie in die Fastenbrühe geben, können Sie bestimmte Organe unterstützen:
- Leber: Majoran, Liebstöckel, Kümmel, Thymian, Estragon, Petersilie
- Darm: Fenchel, Löwenzahn, Kardamom, Salbei, Minze
- Magen: Majoran, Liebstöckel, Kümmel, Anis, Thymian, Fenchel, Borretsch, Oregano, Petersilie, Muskatnuss
- Nieren: Kresse, Sellerie, Koriander, Ingwer, Basilikum

Um auch in der Fastenzeit ausreichend Vitamine und Mineralstoffe zu bekommen, können Sie in begrenztem Umfang Säfte und Fruchtmus zu sich nehmen. Frischgepressten Säften ist natürlich der Vorzug zu geben. Nehmen Sie sich Zeit und trinken Sie schluckweise! Bitte beachten Sie die unterschiedliche Energiedichte: Gemüsesäfte enthalten 45 Kalorien in 250 Millilitern, Obstsäfte wie Apfelsaft 140 Kalorien. Ein Fastentag mit

500 Milliliter Tomatensaft und 500 Milliliter anderem Gemüse-saft sowie zwischendurch zwei Teelöffeln Honig mit 32 Kalorien hat insgesamt 212 Kalorien.

Bei zehntägigen Fastenphasen oder bei Mangelerscheinun-gen können Mineralien wie Magnesium, Kalium oder Kalzium in Form von Brausetabletten zugeführt werden. Bei Entzündun-gen im Darm oder beim Reizdarmsyndrom sollte auf Frucht-säfte und Honig verzichtet und auf Schleimsäfte (zum Beispiel aus Dinkel oder Leinsamen) ausgewichen werden.

Das Erlernen von Kneippanwendungen für den Alltag ist eine weitere wichtige Begleitmaßnahme jeder naturheilkundlichen Fastenwoche. Um Kneippgüsse selbst durchführen zu können, müssen Sie prinzipiell wenig Geld investieren. Was Sie benöti-gen, ist lediglich ein großer Wasserschlauch mit circa zwei Zen-timetern Innendurchmesser. Ein verstellbarer Duschkopf tut es auch. Güsse mit einem fast drucklosen Strahl sind besonders angenehm. Drehen Sie das Wasser so weit auf, dass der Wasser-strahl eine Handbreit nach oben sprudelt.

Ihre Füße müssen unbedingt warm sein, bevor Sie einen kal-ten Guss durchführen, auch bei Gesichts- oder Oberkörpergüs-sen. Die Dauer eines kalten Gusses beträgt ungefähr 30 Sekun-den. Bei einem schneidenden Kältegefühl ist der Guss in jedem Falle zu beenden. Beginnen Sie den Guss mit einer Ausatmung und atmen Sie dann gleichmäßig weiter. Nach dem Guss trock-nen Sie sich nur dort ab, wo Haut an Haut liegt, zum Beispiel zwischen den Zehen. An den übrigen Hautpartien streifen Sie das Wasser mit der Hand ab. Ziehen Sie sich gleich an und sor-gen Sie für ausreichend Bewegung oder gehen Sie anschließend ins Bett.

Wenn Sie an niedrigem Blutdruck leiden und eine kreis-laufanregende Wirkung erzielen möchten, machen Sie einen kalten Gesichtsguss. Die einfachste Form ist, sich kaltes Wasser ins Gesicht zu spritzen. Sie können aber auch ein Armbad machen. Füllen Sie zunächst kaltes Wasser (elf bis 13 Grad) in ein Waschbecken und tauchen dann mit beiden Armen so weit wie möglich ein. Wenn es schnell gehen soll, lassen Sie das kalte Wasser nur über die Innenseite der Handgelenke laufen.

Für die Oberkörperwaschung brauchen Sie die Hilfe einer anderen Person. Sie wird frühmorgens im Bett durchgeführt und ist ganz einfach: Sie benötigen einen kleinen Eimer kaltes Wasser und einen Waschlappen. Setzen Sie sich mit nacktem Oberkörper aufrecht aufs Bett. Der Helfer taucht den Waschlappen ins kalte Wasser, wringt ihn leicht aus und fährt damit Ihren Rücken auf und ab. Dann wird erst der rechte Arm oberseitig nach vorne und unterseitig zurück abgerieben und dann dieselbe Prozedur auf der linken Seite wiederholt. Anschließend wird der Waschlappen erneut eingetaucht und der gesamte Brust- und Bauchbereich befeuchtet. Ohne weiteres Abtrocknen ziehen Sie Ihre Schlafkleidung an und decken sich warm zu. Sie werden eine wohltuende Wiedererwärmung des gesamten Oberkörpers verspüren und entspannt einschlafen. Ebenso verbessern sich die Atmung und der Kreislauf.

Ein ansteigendes Fußbad erzeugt Wärme. Dafür sollten Sie eine Fußbadewanne besitzen, die Sie mit lauwarmem Wasser füllen. In einem anderen Gefäß sollte heißes Wasser bereitstehen. Jetzt geben Sie über eine Zeitspanne von 15 bis 20 Minuten mehrmals heißes Wasser dazu. Damit erwärmen Sie über Ihre Füße und Unterschenkel auch den restlichen Körper. Nach dem Fußbad duschen Sie die Füße kalt ab, ziehen sofort warme Socken an und legen sich ins Bett. Ruhen Sie mindestens 30 Minuten, oder führen Sie das ansteigende Fußbad vor dem Schlafengehen durch.

Häufig treten zwischen dem zweiten und fünften Fastentag Beschwerden oder sogenannte Fastenkrisen auf – es muss aber nicht sein. Die Fastenkrise wird ausgelöst, weil Körper und Psyche sich an die neuen Bedingungen anpassen müssen. Manche Fastenden zeigen unspezifische Symptome wie Reizbarkeit oder depressive Verstimmungen, die noch separat thematisiert werden. Daneben gibt es verschiedene körperliche Beschwerden. Am besten beugen Sie vor, indem Sie vor dem Fasten mehrere Entlastungstage durchführen, wie das IGM-Programm es vorsieht.

Typische Fastenbeschwerden und deren Selbstbehandlung:

- Niedriger Blutdruck: viel Bewegung, Armbad, Trockenbürsten, Rosmarintee
- Schlafstörungen: kalte Armbäder, abendliche Spaziergänge, lauwarm duschen, Wasser abstreifen und feucht ins Bett legen; Melissen-, Lavendel-, Baldriantee
- Frieren: ansteigende Fußbäder, Wärmflasche, Ingwertee
- Schwindelgefühl: hinsetzen / -legen, Beine hoch, Unterarmgüsse
- Blutzuckerspiegel niedrig: Honig oder Traubenzucker
- Bauchkrämpfe: Wärmflasche, Wermut-Tee
- Kopfschmerzen: Einlauf, Pfefferminzöl auf die Schläfen
- Hungergefühl: noch mehr trinken, Einlauf
- Schlechter Mundgeschmack: Zitronenschnitz lutschen, Öl ziehen
- Pelzige Beläge auf der Zunge: Zungenbürsten, Öl ziehen
- Hautunreinheiten, trockene Haut: Trinkmenge erhöhen, Mineralstoffmischung (Kalium, Magnesium, Kalzium) einnehmen, Haut einfetten
- Müdigkeit: nach ausreichend Schlaf viele Spaziergänge
- Muskelschwäche, Herzklopfen, Muskelschmerzen: Kalium-Brausetabletten
- Wadenkrämpfe: Magnesium-Brausetabletten

- Sodbrennen: Heilerde
- Schwitzen: Duschen und Schutz vor Austrocknung

Zurück zu Anton und seiner Fastenwoche: Anton war auch in der siebten Woche des IGM-Programms und damit in der Fastenwoche hoch diszipliniert. Er hat sich Urlaub genommen und gemeinsam mit Gisela die fünf Fastentage erfolgreich gemeistert. Übliche Fastenbeschwerden verspürte Anton nicht. Ganz im Gegenteil, er fühlte sich von Tag zu Tag wohler. Gisela hatte für kurze Zeit mit niedrigem Blutdruck zu kämpfen. Beide sind sehr stolz, denn sie haben mehrere Kilos abgenommen.

Für Anton war das Fasten eine Offenbarung. Er bekam neue Impulse, sein Verhalten und seinen Lebensstil im Sinne seiner Gesundheit zu verändern. Der bewusste Verzicht fiel ihm leicht – das hätte er sich vorher nie vorstellen können. Es gelang ihm auch, eine tiefere Beziehung zu sich selbst und zu Gisela aufzubauen. Er beschließt, das Fasten unter ärztlicher Begleitung um eine Woche zu verlängern – obwohl Gisela davon wenig begeistert ist. Sie wird am sechsten Tag das Fasten brechen. Die darauffolgenden Aufbautage sind Teil des Programms; den Wechsel von Bewegung und Ruhe und das ausreichende Trinken wird sie zunächst beibehalten.

Erster Aufbautag mit Fastenbrechen
Der Tag beginnt mit einer frühmorgendlichen Oberkörperwaschung und einem genüsslichen Nachschlaf. Nach dem Aufstehen folgt die Massage mit der Trockenbürste. Die Fastengruppe trifft sich zur ersten Tasse Aufwärmtee und anschließenden Bewegung im Freien. Nach einer kurzen Aufwärm- und Dehnübung wird 45 Minuten gewandert, 20 Minuten davon in flottem Tempo. Es folgen die zweite Tasse Tee und eine Meditation. Anschließend ist es so weit: Das Fastenbrechen wird fest-

lich zelebriert. Jeder erhält am geschmückten Tisch seinen Fastenapfel. Langsam und achtsam beginnen die Teilnehmer zu essen. Geruch, Geschmack und das Gefühl von fester Speise sind für den Fastenbrecher wirklich eindrucksvoll. Alle haben unterschiedliche Vorstellungen, Gedanken und Vorsätze. Zum Mittagessen gibt es leichte Aufbaukost, etwa eine Kartoffel-Gemüse-Suppe oder einen zweiten Apfel. Danach sollte sich der Fastenbrecher eine erneute Mittagsruhe gönnen. Nachmittags ist die Anwendung eines kalten Gusses zur Aktivierung des Stoffwechsels sinnvoll. Das Abendessen besteht aus einer Suppe, Knäckebrot und eingeweichtem Trockenobst. Weniger ist mehr!

Zweiter Aufbautag

Die Aufbauzeit ist der Auftakt für eine dauerhafte Ernährungsumstellung in Richtung gesunder und hochwertiger Ernährung: mehr frisches Gemüse, Salat und Obst, mehr Vollkornprodukte, weniger Zucker und Fett. Die Salzmenge sollte auf maximal sechs Gramm pro Tag begrenzt sein (ein Teelöffel Salz hat circa vier Gramm).

Der Stoffwechsel hat sich inzwischen auf das Fasten eingestellt – nun tritt eine erneute Anpassung in die umgekehrte Richtung ein, die erfahrungsgemäß sogar länger dauert. Der Stoffwechsel wird wieder aktiviert, und die Produktion von Verdauungssäften und Enzymen setzt ein. Sogar in dieser kurzen Zeit hat sich der Energiebedarf verändert, und er steigt nur langsam wieder an. Deshalb ist es wichtig, dass die Portionen auf dem Teller klein bleiben. Langsam essen, gut kauen und dem Sättigungsgefühl nachspüren – auch im neuen Alltag! Ebenso gilt für die gesamte Aufbauzeit, dass Sie reichlich trinken sollten. Der Stuhlgang lässt sich durch einen Einlauf oder Sauerkrautsaft unterstützen. Eine plötzliche Gewichtszunahme kann

einer stärkeren Wassereinlagerung und der erneuten Darm-
füllung geschuldet sein. Lassen Sie sich mit der Ernährungsumstellung viel Zeit. Der Darm braucht eine Weile, bis er seine
gewohnte Arbeit aufnehmen kann.

So sollte der Essensplan für den zweiten Aufbautag aussehen: Zum Frühstück zwei Esslöffel Haferflocken, zwei Esslöffel Joghurt, zwei eingeweichte Backpflaumen und einen Apfel.
Mittags gibt es Blattsalat mit Joghurt-Dressing, 40 Gramm Voll-
kornreis und zwei Grilltomaten, abends 60 Gramm Hirse mit
gedünsteten Zucchini, Basilikum und einem Esslöffel Hüttenkäse.

Anton befindet sich nun in der zweiten Fastenwoche und will
noch mehr über die medizinischen Hintergründe des Fastens
erfahren.

Theorie des Fastens

Fasten ist ein physiologischer Vorgang der Anpassung an Zeiten
fehlender fester Nahrung. Die Fähigkeit, längere Zeitperioden
ohne Essen überleben zu können, ist seit Urzeiten im Menschen
angelegt. Wenn unsere Vorfahren Nahrung hatten, aßen sie,
so viel sie konnten, und legten damit Fettspeicher für magere
Zeiten an. Bestand Mangel, wurden die Fettreserven und zum
Teil weitere Gewebe abgebaut und dem Stoffwechsel zugeführt.
Die Biologie des Fastens greift also auf viele Millionen Jahre alte
Mechanismen zurück.

Das heutige Fasten löst einen dem Menschen vertrauten
Stoffwechselprozess aus, der von äußerer Nahrung auf innere
Nahrung umstellt. Dabei werden der in der Leber gespeicher-
te Zucker (Glykogenolyse), Fette in Form von Triglyceriden,
Glyzerin und Ketonen aus dem Fettgewebe (Lipolyse) und Ei-
weiße zu Aminosäuren für die Zuckerneugewinnung und den
Zellstoffwechsel abgebaut (Proteolyse). Dieser körpereigene

Eiweißabbau könnte für die oft beobachtete positive Wirkung auf Entzündungen und für »Anti-Aging«-Effekte verantwortlich sein. Bereits in der zweiten Fastenwoche ist der Höhepunkt der Zuckerneubildung aus der Verarbeitung von Aminosäuren und Glyzerin eingetreten, und danach haben die meisten Organe ihre Energiegewinnung auf Fett- und Ketonkörperverbrennung umgestellt. Während des Fastens steigt außerdem die Harnsäurekonzentration im Blutserum an. Ist sie bereits vorher erhöht, ist Vorsicht geboten und sollte eventuell behandelt werden.

Durch das Fehlen fester Nahrung wird der gesamte Magen-Darm-Trakt ruhiggestellt. Die Herstellung verschiedener Magen-Darm-Sekrete (Magen- und Gallensäuren) wird reduziert. Die im Darm lebenden Bakterien und Pilze (Mikrobiom) sowie die Oberfläche der Darmschleimhaut verändern sich. Viele Stoffwechselprozesse der Darmoberfläche entfallen während des Fastens und entlasten damit die Leber und das Immunsystem. Das kann sich positiv auf allergische Erkrankungen und das entzündliche Geschehen im Körper auswirken.

Die Essenskarenz mit Bewegung und Ruhephasen korrigiert den Blutdruck, die Blutfette und den Blutzucker. Neuere Untersuchungen weisen darauf hin, dass bei Krebspatienten selbst ein kurzzeitiges Fasten von 72 bis 84 Stunden – begleitend zur Chemotherapie – positive Wirkungen auf die Müdigkeit und Lebensqualität der Betroffenen hat.[50] Wer schon einmal gefastet hat, weiß, dass es manchmal sogar schwerfällt, wieder mit dem Essen zu beginnen. Dies liegt unter anderem daran, dass auch das Glückshormon Serotonin und die Endorphine im Körper steigen. Das neurovegetative System wird von einem hohen Erregungsniveau (hohe Adrenalin- und Noradrenalinspiegel) in ein niedrigeres Erregungsniveau umgeschaltet, und die inneren und äußeren Reize werden gelassener entgegengenommen. Damit verbessert sich die gesamte psychische Widerstandsfähigkeit, die Stressresilienz. Ebenso steigt das Anti-Aging-Hormon Somatropin. Subjektiv nehmen die Schlafqualität und Leistungsfähigkeit mit der Länge der Fastenzeit zu.

Gesunde Ernährung nach dem Fasten

Anton hat auch seine zweite Fastenwoche geschafft, weiter abgenommen und seine körperliche Leistungsfähigkeit gesteigert. Seine Herz-Kreislauf- und Stoffwechsel-Situation hat sich deutlich verbessert. Dadurch war es möglich, seine Medikamente gegen den Bluthochdruck entscheidend zu verringern. Für Anton steht nun eine etwas längere Aufbauphase von mindestens vier Tagen an, die in eine vierwöchige Reduktionsphase, eine Zeit besonders kalorienreduzierter und gesunder Ernährung, übergeht. Dabei sollen ihm die roten, gelben und grünen Smileys des Ernährungsprogramms helfen, wobei Anton natürlich in erster Linie die Produkte mit grünem Smiley isst, die wenig Kalorien und Fett und dafür mehr Ballaststoffe enthalten. Es handelt sich dabei bevorzugt um Früchte und Gemüse mit niedrigem Stärke- und hohem Wassergehalt wie Beeren, Birnen, Tomaten, Salat, Kohl, fettarme Milchprodukte und Suppenbrühe.

Einen gelben Smiley erhalten Lebensmittel wie Früchte und Gemüse mit höherem Stärkegehalt wie Kartoffeln und Möhren, aber auch Vollkornprodukte, mageres Fleisch, Hülsenfrüchte und fettarme Gerichte wie Pasta mit Tomatensugo oder ungeschälter Reis mit gedünstetem Gemüse. Lebensmittel mit rotem Smiley sind zum Beispiel Eiscreme, fettes Fleisch, Käse, Pizza, Pommes frites, Salatdressings, Kuchen, Schokolade und Weißbrot.

Wenn Anton also nach seinen Aufbautagen »normale« Reduktionskost zu sich nimmt, sollte er sich an seinem Grundumsatz von 1900 Kalorien pro Tag orientieren. Das entspricht

19 Smileys, die mehrheitlich grün sein sollten. So verringert er die Gefahr des Jo-Jo-Effekts. Dieser kommt zustande, weil der Gesamtenergieumsatz nach dem Fasten längere Zeit abgesenkt bleibt.

Anton hat nach zwölf Wochen Basistraining sein Risiko- und Schutzfaktorenprofil bereits deutlich verbessern können.

Langfristige Ernährungsumstellung
Den Großteil seiner Kalorien sollte Anton täglich aus der Gruppe der gesunden Lebensmittel mit grünen Smileys beziehen. Speisen mit mittlerer Energiedichte kann er in kleinen Portionen, aus der roten Lebensmittelgruppe nur hin und wieder in minimalen Mengen verzehren. Anton sollte vor allem kohlenhydrathaltige Lebensmittel mit einem hohen glykämischen Index und glykämischer Last vermeiden (moderate »Low-carb«-Ernährung). Für Menschen mit Übergewicht und Adipositas ist die Orientierung an der Energiedichte der Lebensmittel und an den Kohlenhydraten vorrangig, um das Gewicht weiter zu reduzieren oder zu erhalten. Ansonsten kann sich Anton, ebenso wie Anna und andere Leser ohne Gewichtsprobleme, uneingeschränkt an den allgemeinen Ernährungsempfehlungen orientieren, nämlich den zehn Regeln der Deutschen Gesellschaft für Ernährung (DGE):

1) Lebensmittelvielfalt genießen
2) Gemüse und Obst – »Fünf am Tag«
3) Vollkorn wählen
4) Mit tierischen Lebensmitteln die Auswahl ergänzen
5) Gesundheitsfördernde Fette nutzen
6) Zucker und Salz einsparen
7) Am besten Wasser trinken
8) Schonend zubereiten

9) Achtsam essen und genießen

10) Auf das Gewicht achten und in Bewegung bleiben

1. *Lebensmittelvielfalt genießen*

Der Hinweis auf die Vielfalt von Lebensmitteln soll den Einzelnen vor einseitiger Ernährung warnen, denn kein Lebensmittel allein kann den Menschen ausreichend gut mit Nährstoffen versorgen. Lebensnotwendige Nährstoffe sind Vitamine, Mineralstoffe, Proteine (Eiweiß), Fette, Kohlenhydrate, Ballaststoffe sowie sekundäre Pflanzenstoffe. Die DGE empfiehlt die Verwendung verschiedenster und damit abwechslungsreicher Lebensmittel, die sie in sieben Lebensmittelgruppen einteilt:

Lebensmittel	Orientierungswerte für Erwachsene
Gruppe 1: Getreide, Getreideprodukte, Kartoffeln	*täglich 4–6 Scheiben (200–300 g) Brot **oder** 3–5 Scheiben (150–250 g) Brot und 50–60 g Getreideflocken und *1 Portion (200–250 g) Kartoffeln (gegart) **oder** 1 Portion (200–250 g) Nudeln (gegart) **oder** 1 Portion (150–180 g) Reis (gegart) Wählen Sie Vollkornprodukte.
Gruppe 2: Gemüse und Salate	*täglich mindestens 3 Portionen (400 g) Gemüse 300 g gegartes Gemüse und 100 g Rohkost/Salat **oder** 200 g gegartes Gemüse und 200 g Rohkost/Salat Essen Sie sowohl gegartes als auch rohes Gemüse und Salat. Hülsenfrüchte sind eine gute Eiweißquelle.

Gruppe 3: Obst	*täglich mindestens 2 Portionen (250 g) Obst Essen Sie Obst, wenn möglich, mit Schale und frisch. 25 g Nüsse können eine Portion Obst ersetzen.
Gruppe 4: Milch und Milchprodukte	*täglich 200–250 g Milch und Milchprodukte und *2 Scheiben (50–60 g) Käse Wenn Sie auf Ihre Kalorienzufuhr achten wollen, wählen Sie die fettarmen Varianten.
Gruppe 5: Fleisch, Wurst, Fisch und Eier	*wöchentlich bis zu 300–600 g fettarmes Fleisch und fettarme Wurst und *1 Portion (80–150 g) Seefisch (wie Kabeljau oder Rotbarsch) und *1 Portion (79 g) fettreichen Seefisch (wie Lachs, Makrele oder Hering) und *bis zu 3 Eier
Gruppe 6: Öle und Fette	täglich 10–15 g Öl (z. B. Raps-, Walnuss- oder Sojaöl) und *15–30 g Margarine oder Butter Bevorzugen Sie pflanzliche Öle und Fette.
Gruppe 7: Getränke	*täglich rund 1,5 l Wasser oder ungesüßten Tee Bevorzugen Sie energiefreie/-arme Getränke.

Tabelle 4: *Orientierungsangaben der Deutschen Gesellschaft für Ernährung e. V. Bonn (07/2019) für die 7 Lebensmittelgruppen*

Getreide und Getreideprodukte einschließlich Kartoffeln stellen die Kohlenhydrat-Gruppe mit einem 30-prozentigen Anteil an der täglichen Ernährung dar. Gemüse, Salat und Obst sind weitere pflanzliche Lebensmittel, die mit 26 Prozent für Gemüse und 17 Prozent für Obst zusammen die größte Lebensmittelgruppe darstellen. Der DGE-Ernährungskreis veranschaulicht optisch, dass die vollwertige Ernährung zu 73 Prozent aus Gemüse und Obst sowie (Vollkorn-)Getreide besteht. Die Milchprodukte-Gruppe soll nur mit 18 Prozent und die Tierische-Proteine-Gruppe mit Fleisch, Fisch, Ei etc. nur mit sieben Prozent an der Lebensmittelauswahl beteiligt sein. Der Rest entfällt auf die kalorienreichen Öle und Fette mit zwei Prozent. Die tägliche Trinkmenge soll circa 1,5 Liter betragen und vor allem aus Wasser und kalorienarmen Getränken bestehen. Damit stellt die Lebensmittelgruppe der Getränke formal die mengenmäßig größte Gruppe dar.

2. Gemüse und Obst – nimm »5 am Tag«

Empfehlenswert sind circa 400 Gramm Gemüse (drei Portionen) und 250 Gramm Obst (zwei Portionen). Eine Portion Bohnen, Linsen oder Kichererbsen entspricht etwa 70 Gramm roh beziehungsweise 125 Gramm gegart. Eine Portion Nüsse oder Trockenfrüchte hat nur 25 Gramm – kann aber eine Portion Obst ersetzen! Essen Sie sowohl gegartes als auch rohes Gemüse und Salat, etwa 200 Gramm gegartes Gemüse und 200 Gramm Rohkost / Salat. Hülsenfrüchte sind eine gute Eiweißquelle. Essen Sie Obst wenn möglich mit Schale, frisch und regional.

Die Wissenschaftlerin Jennifer Di Noia von William Paterson University veröffentlichte im Jahre 2014 eine Hitliste der gesündesten Obst- und Gemüsesorten (»Superfoods«), die nach verschiedenen ernährungswissenschaftlich anerkannten Qualitätskriterien am hochwertigsten bewertet wurden.[51] Die ersten zehn Plätze nehmen Gemüsesorten ein, an erster Stelle mit der höchsten Dichte an Nährstoffen steht die Brunnenkresse als Zugabe für verschiedene Salate und andere Gerichte. Chinakohl steht auf Platz zwei der Superfrüchte. Er liefert viel Kalzium, Eisen, Ballaststoffe, Folsäure und Vitamine. Dabei enthält er nur wenige Kalorien. An dritter Stelle steht Mangold als Vitamin- und Mineralienspender. Es folgt die Rote Bete, einschließlich ihrer Blätter, die besonders reich an Zink und Aminosäuren sind. Spinat, an fünfter Stelle, enthält über bekannte Nährstoffe hinaus Kampferöl, das Keime, Entzündungen und Schmerzen bekämpft. Der hohe Eisengehalt, der Spinat gemeinhin nachgesagt wird, ist jedoch ein Märchen. Den sechsten Platz belegt Chicorée mit Vitaminen, Folsäure und niedriger Energiedichte. An siebter Stelle befindet sich der frische Gartensalat mit reichlich Vitaminen, Ballaststoffen, Kalzium, Magnesium, Eisen und Kalium. Die Petersilie auf der Acht hat viele Vitamine, Folsäure und Zink, gefolgt vom Römersalat mit den Vitaminen A, B_6, C und K. Darüber hinaus enthält er viele Mineralien und Ballaststoffe. An zehnter Stelle steht der Blattkohl mit seinen hohen Ballaststoffanteilen, Folsäure, Magnesium, Kalzium, Eisen, Kalium und den Vitaminen A, B_6, C, E und K. Das erste Obst auf der Liste ist die Zitrone, gefolgt von der Erdbeere und der Orange.

3. Vollkorn wählen

Grundsätzlich ist Vollkorn- gegenüber Weißmehlprodukten der Vorzug zu geben, denn sie sättigen länger und enthalten mehr Nährstoffe. Ballaststoffe aus Vollkorn senken das Risiko für Diabetes mellitus Typ 2, Fettstoffwechselstörungen, Dickdarmkrebs und Herz-Kreislauf-Erkrankungen. Getreideprodukte sind die wichtigste Quelle für die Ballaststoffe. Die DGE empfiehlt 30 Gramm pro Tag, die je zur Hälfte aus Getreideprodukten und aus Obst, Gemüse, Hülsenfrüchten, Nüssen und Samen stammen sollten. Für Anton würden etwa zwei Scheiben Vollkornbrot, 100 Gramm gekochte Vollkornnudeln und vier gehäufte Esslöffel Haferflocken ausreichen, um den Getreideanteil abzudecken.

Ballaststoffreiche Lebensmittel haben einen anhaltenden Sättigungseffekt, regen die Darmtätigkeit an, senken die Cholesterinwerte im Blut und wirken sich günstig auf die Blutzuckerwerte aus. Kartoffeln, als Salz-, Pell- oder Ofenkartoffeln zubereitet, haben wenige Kalorien, sind aber aufgrund des glykämischen Index bei einer diabetischen Stoffwechsellage zurückhaltender zu verzehren. Pflanzliche Produkte haben gegenüber tierischen Lebensmitteln den Vorteil, dass ihre Herstellung weniger schädliche Treibhausgase produziert.

Normalgewichtige sollten maximal vier Portionen (Vollkorn-)Getreide am Tag verzehren. Eine Portion ist entweder eine handflächengroße Scheibe Brot, eine Handvoll Getreideflocken, zwei Handvoll Kartoffeln, zwei Handvoll gekochte Nudeln oder zwei Handvoll gekochter Reis.

4. Mit tierischen Lebensmitteln die Auswahl ergänzen
Die DGE empfiehlt den täglichen Verzehr von Milch und Milchprodukten wie Joghurt und Käse. Dafür spricht, dass unter anderem die Knochengesundheit unterstützt und bei fermentierter Milch (z. B. Joghurt, Kefir) präventive Effekte in Bezug auf Diabetes mellitus bestehen. Käse sollte eher in der fettreduzierten Form gegessen werden. Eine Portion pro Tag (eine Scheibe von 30 Gramm) in Verbindung mit maximal zwei Portionen Joghurt (200 Milliliter) sind geläufige Empfehlungen. Der Fettgehalt des Käses wird als F.i.T. (Fett in der Trockenmasse) angegeben, womit wenig über den tatsächlichen Fettgehalt gesagt ist. Dieser ist nur als absoluter Fettgehalt auf 100 Gramm Käse abschätzbar. Man kann die F.i.T.-Angaben jedoch selbst umrechnen, indem man die jeweilige Käsesorte identifiziert und einen zugeordneten Multiplikator verwendet. So sind F.i.T-

Angaben von Hartkäse (Emmentaler, Bergkäse, Parmesan) mit 0,6, von Schnittkäse (Butterkäse, Edamer, Gouda, Tilsiter) mit 0,5, von Weichkäse (Brie, Camembert, Romadur) mit 0,4 und von Frischkäse (Hüttenkäse, Mascarpone, Mozzarella, Quark) mit 0,3 zu multiplizieren. Beispiel: 100 Gramm Emmentaler mit 45 Prozent F.i.T. enthalten 27 Gramm Fett ($45 \times 0,6 = 27$). Speisequark hat bis zu 20 Prozent und Milch sowie Joghurt bis zu 3,5 Prozent Fett und damit eine »grüne« Energiedichte, also weniger als 1,5 Kalorien pro Gramm.

Fischverzehr ist ein- bis zweimal pro Woche sinnvoll. Seefisch (Kabeljau, Rotbarsch) versorgt uns mit Jod, und ein fetter Fisch (Lachs, Makrele, Hering) mit wertvollen Omega-3-Fettsäuren. Wenn Sie Fleisch essen, dann nicht mehr als 300 Gramm in der Woche (maximal bis 600 Gramm bei hohem Kalorienbedarf). Rotes Fleisch enthält gut verfügbares Eisen, Selen, Vitamin B_{12} und Zink. Aber insbesondere Wurstwaren können zugleich viele Fette, Farbstoffe und Konservierungsstoffe beinhalten. Rotes Fleisch und Wurst bringen ein erhöhtes Darmkrebsrisiko mit sich, wenn die wöchentliche Menge überschritten wird.

Eier bestehen aus biologisch hochwertigem Eiweiß, jedoch auch aus fett- und cholesterinreichem Eigelb. Es ist wissenschaftlich noch nicht belegt, dass der Verzehr von Eiern gesundheitsschädlich ist, dennoch sollten sie nur mit Zurückhaltung verzehrt werden. Die DGE empfiehlt drei Eier in der Woche.

5. Gesundheitsfördernde Fette nutzen

Es gibt gesättigte und ungesättigte Fettsäuren. Besonders ungesund sind trans-Fettsäuren oder gehärtete Fette. Sie entstehen beim Frittieren und Braten sowie beim industriellen Härten von Ölen, um streichfähige Fette herzustellen. Der Körper kann diese Transfette nicht verarbeiten. Sie sind unter anderem in Pommes frites, Hamburgern, Chips und Croissants enthalten.

Diese trans-Fettsäuren sollten weniger als ein Prozent der aufgenommenen Nahrungsenergie liefern. Gesättigte Fettsäuren etwa in Form von Butter werden vom Körper gern in Fettdepots gespeichert und machen uns dick. Darüber hinaus erhöhen sie das Cholesterin im Blut, hier insbesondere das LDL-Cholesterin.

Also gilt es, weniger gesättigte Fettsäuren (meist aus tierischen Lebensmitteln) und dafür mehr ungesättigte Fettsäuren aufzunehmen. Dieser »Ölwechsel« ist ein wichtiger Baustein der Ernährungsumstellung im IGM-Lebensstilprogramm. Ungesättigte Fettsäuren (Alpha-Linolensäure, ALA; Docosahexaensäure, DHA; Eicosapentensäure, EPA) stecken in pflanzlichen Ölen, Margarine, Nüssen und fetten Fischen. Man unterscheidet zwischen einfach (Ölsäure) und mehrfach ungesättigten Fettsäuren (Omega-6-Linolensäure; Omega-3-Linolensäure). Erstere kann der Körper aus Zucker selbst herstellen, Letztere müssen wir durch unsere Nahrung aufnehmen. Die Wirkungsgebiete der mehrfach ungesättigten Fettsäuren sind mannigfaltig und reichen vom Hormonhaushalt über das Gehirn bis hin zu unseren Zellmembranen. Sie senken darüber hinaus unseren Cholesterinspiegel im Blut, wirken entzündungshemmend, verbessern die Fließeigenschaften des Blutes und beugen Herzerkrankungen und Depressionen vor.

Die DGE empfiehlt das Rapsöl mit einem geringen Anteil an gesättigten Fettsäuren, einem hohen Anteil an einfach ungesättigten Fettsäuren, viel ungesättigter Omega-3-Fettsäure (alpha-Linolensäure) sowie Vitamin E. Ebenso werden Lein-, Walnuss-, Soja- und (natives) Olivenöl mit einem hohen Anteil von Omega-3-Fettsäuren empfohlen. Hier zeigt das Leinöl mit knapp 50 Prozent die höchsten Anteile an dreifach ungesättigten Fettsäuren. Margarine hat im Vergleich zu Butter mehr ungesättigte Fettsäuren und sollte laut DGE bevorzugt, als Streich-, Brat- und Backfett jedoch sparsam verwendet werden. Die »versteckten«

Fette in Wurstwaren, Gebäck, Fertigprodukten sind über die Energiedichte-Smileys des Ess- und Trinktagebuchs leicht erkennbar.

Die empfohlene tägliche Fettaufnahme im Rahmen einer bedarfsdeckenden gesunden Ernährung liegt bei 25 bis 30 Prozent der gesamten aufgenommenen Energie (gemessen in Kalorien). Das sind 60 bis 80 Gramm am Tag. Mindestens zwei Drittel davon sollten ungesättigte Fettsäuren sein. Kinder hingegen haben aufgrund ihres Wachstums einen um bis zu fünf Prozent erhöhten Fettbedarf, ebenso wie Schwangere und stillende Mütter. Die Mindestmenge an gesunden Fetten pro Tag sollte 10 bis 15 Gramm Öl betragen. Die Empfehlung der DGE für ungesunde Streichfette liegt bei 15–30 Gramm.

Anton muss auf fettreduzierte Lebensmittel ausweichen, um weiter Gewicht zu verlieren oder sein Wunschgewicht zu halten. Dabei sollte er auf die regelmäßige Zufuhr von essenziellen Fettsäuren achten. Mein Tipp: Täglich eine kleine Portion Magerquark mit zwei Teelöffeln Leinöl.

6. Zucker und Salz einsparen

Der Verbrauch von Zucker liegt in Deutschland im Jahresdurchschnitt bei 36 Kilo pro Person oder circa 90 Gramm pro Tag. Um das Risiko von Übergewicht, Fettsucht und Karies zu reduzieren, empfiehlt die Weltgesundheitsorganisation in ihrer jüngsten Richtlinie aus dem Jahr 2015, am Tag im Mittel nicht mehr als sechs Teelöffel (25 Gramm) in verarbeiteten Lebensmitteln zu konsumieren. Vor allem auf den Verzehr süßer Getränke sollte verzichtet werden. Hier handelt es sich um sogenannte leere Kalorien, da diese Getränke weder Ballaststoffe, Vitamine noch Mineralstoffe beinhalten. Auch Obstsäfte sind sehr zuckerhaltig und laut DGE nicht als Durstlöscher empfehlenswert.

Den größten Zuckerverbrauch hat das Gehirn. Es verbrennt

circa 140 Gramm Zucker täglich. Ähnlich wie bei den Fetten besteht auch hier das Problem des versteckten Zuckers: Die Konfitüre am Morgen hat in 100 Gramm bereits 70 Gramm Zucker, der Müsliriegel zwischendurch 30 Gramm und der Tomatenketchup 23 Gramm.

Um Zucker zu vermeiden, können auch Zuckeralternativen eingesetzt werden, die insbesondere für Anton interessant sind. Sie führen nicht oder nur gering und verzögert zu einem schnellen Zuckeranstieg und einer Insulinausschüttung im Blut. Zu nennen sind etwa Reissirup, Manioksirup und Dinkelsirup als Zuckeralternativen beim Kochen, Backen oder als Brotaufstrich. Als echte Zuckeralternative bietet sich das Süßkraut (Stevia rebaudiana) an, das eine bis zu 300-fache Süßkraft von Zucker besitzt.

Kochsalz, chemisch Natriumchlorid, ist der am meisten aufgenommene Mineralstoff des Menschen. Der Körper benötigt Salz für den Wasserhaushalt sowie für Nerven, Verdauung und Knochen. Die tägliche Kochsalzmenge sollte zwischen ein und drei Gramm betragen und ist lebensnotwendig, da Salz nur aus der Nahrung zugeführt werden kann. Die Aufnahme von Salz führt zur Ausschüttung von Botenstoffen im Gehirn, die positive Gefühle vermitteln. Ein hoher Salzkonsum kann aber den Blutdruck in die Höhe treiben und somit Herzerkrankungen begünstigen. Eine geringere Salzaufnahme hingegen vermag den Blutdruck zu senken. Die Zahlen einer Studie, die vom Bundesministerium für Ernährung und Landwirtschaft beim Robert Koch-Institut (RKI) in Auftrag gegeben wurde, zeigen jedoch, dass die Deutschen insgesamt zu salzig essen. So liegt bei Frauen die durchschnittliche Salzaufnahme bei 8,4 Gramm und bei Männern bei 10 Gramm. Das heißt: Über 86 Prozent der Männer und fast 60 Prozent der Frauen überschreiten die Empfehlung der DGE.

7. Am besten Wasser trinken und was Sie über Alkohol wissen sollten

Die tägliche Trinkmenge sollte circa 1,5 Liter betragen und vorwiegend aus Wasser und kalorienfreien Getränken bestehen. Wasser ist unser wichtigstes Lebensmittel oder Grundnahrungsmittel. In Deutschland unterliegt das Trinkwasser strengen Kontrollen, Leitungswasser kann in der Regel bedenkenlos getrunken werden, sofern die Rohre im Haus in gutem Zustand sind. Anforderungen an die Qualität sind durch Gesetze, Richtlinien und Verordnungen festgelegt. Inwieweit weitere in der Trinkwasserverordnung nicht genannte Stoffe wie Asbest, Medikamentenrückstände und hormonähnliche Substanzen vom jeweiligen Wasserversorger identifiziert und staatlichen Stellen (Gesundheitsämtern) gemeldet werden, ist jedoch unklar.

Der Körper eines Säuglings besteht zu rund 80 Prozent aus Wasser. Aufgrund unserer Lebensweise nimmt dieser Anteil im Laufe der Jahre ab und fällt im hohen Alter auf circa 50 Prozent. Die wichtigste Aufgabe von Wasser im Körper ist die Regulation des Stoffwechsels und Wärmehaushalts. Wasser nehmen wir nicht nur durch Trinken auf, sondern auch durch sonstige Lebensmittel wie Obst, Gemüse und Getreideprodukte.

Alkoholische Getränke sind ein Problem in Deutschland. Jeder zehnte Patient einer Hausarztpraxis hat ein Alkoholproblem. 13 Prozent der Frauen und 18,5 Prozent der Männer im Alter zwischen 18 und 79 Jahren trinken in riskanten Mengen Alkohol. Jeder Bundesbürger konsumiert durchschnittlich circa zehn Liter reinen Alkohol pro Jahr. Beim Alkoholkonsum sind die Deutschen Europameister, 4,3 Millionen Deutsche gelten als behandlungsbedürftig.

Der Alkoholgehalt eines Getränks wird in Volumenprozent (Vol.-%) angegeben. Die Mengenangaben von Alkohol in den Ernährungsempfehlungen erfolgen in Gramm, sodass man den Alkoholgehalt des Getränks mit der konsumierten Menge des

Getränks in Milliliter multiplizieren muss. Um die Menge in Gramm Alkohol zu erhalten, wird das Ergebnis noch mit einem Korrekturfaktor von 0,8 multipliziert: Menge in ml × Vol.-%/100 × 0,8 = g reiner Alkohol. Eine Flasche Bier enthält zum Beispiel fünf Volumenprozent Alkohol und beinhaltet 500 Milliliter. Dann hat diese Flasche Bier (500 × 5 %/100 × 0,8 =) 20 Gramm reinen Alkohol.

Mit Hilfe eines Fragebogens wird im Rahmen des IGM-Lebensstilprogramms die Gefahr einer Alkoholabhängigkeit geprüft. Er fragt den Nutzer unter anderem nach seinem Wunsch, seinen Alkoholkonsum zu reduzieren oder nach seinem morgendlichen Bedürfnis, Alkohol zu trinken, um aktiv zu werden.

30 000 bis 40 000 Menschen sterben jährlich in Deutschland an den Folgen übermäßigen Alkoholkonsums; 17 000 von ihnen an Leberzirrhose. Über 40 medizinische Diagnosen lassen sich direkt auf Alkohol zurückführen, darunter mentale Störungen, Lebererkrankungen, Mundbodenkrebs und die Degeneration des Nervensystems. Als risikoarm gilt für Frauen eine Menge von 12 Gramm Reinalkohol am Tag bzw. 24 Gramm für Männer. Doch auch bei diesen Mengen sollte mindestens zweimal wöchentlich auf Alkohol verzichtet werden. Die WHO definiert einen Alkoholkonsum von mehr als 20 Gramm pro Tag für Frauen und mehr als 30 Gramm pro Tag für Männer als riskant. Ein Konsum von mehr als 40 beziehungsweise 60 Gramm gilt als gefährlich.

90 Prozent der Patienten mit Alkoholabusus sind Raucher. Mehr als 50 Prozent der über 65-Jährigen trinkt gelegentlich oder regelmäßig Alkohol, obwohl drei Viertel dieser Gruppe auch regelmäßig Medikamente zu sich nehmen. Eine Studie aus dem Jahr 2018 zeigte, dass ein regelmäßiger Konsum von mehr als 100 Gramm Alkohol pro Woche das Leben erheblich verkürzt.[52] Dabei wurden die Trinkgewohnheiten von 600 000

Menschen aus 19 Ländern weltweit untersucht. Wer dauerhaft mehr als zwei Liter Bier oder eine Flasche Wein pro Woche konsumiert, riskiert somit mehr Schlaganfälle, tödliche Gefäßaussackungen (Aneurysmen) und Herzversagen sowie eine höhere Gesamtsterblichkeit. Ein Alkoholkonsum von mehr als 200 Gramm pro Woche verkürzt die Lebenserwartung um ein bis zwei Jahre, ein Konsum von über 350 Gramm sogar um bis zu fünf Jahre.

Interessanterweise wirkt sich die Art des alkoholischen Getränks unterschiedlich auf Gefühle aus, wie eine Umfrage unter fast 30 000 Teilnehmern zeigte.[53] Bier führte bei den Befragten oft zu gesteigertem Selbstbewusstsein, Rotwein vor allem zu Entspannung, Schnaps hingegen machte vermehrt aggressiv.

8. Schonend zubereiten

Braten, Grillen, Backen oder Frittieren bei zu hohen Temperaturen kann dazu führen, dass die Lebensmittel teilweise verbrennen oder verkohlen. Verfärbte Stellen können krebserzeugende Stoffe beinhalten und sollten nicht mitgegessen werden. Gedünstetes oder im Dampf Gegartes enthält mehr Nährstoffe und sehr viel mehr Wasser als Lebensmittel, die bei hoher Hitze zubereitet werden.

Tierische Nahrungsmittel, manchmal aber auch pflanzliche Produkte wie Keimlinge und Sprossen, können bakteriell belastet sein und sind deshalb immer ausreichend durchzugaren.

9. Achtsam essen und genießen

Essen hat nicht nur etwas mit Ernährungsphysiologie und Nährstoffversorgung zu tun, sondern ist auch eine kulturelle Handlung. Wir unterhalten uns beim Essen, feiern mit gutem Essen und belohnen uns damit. Essen ist damit nicht nur eine Kopfsache, sondern schließt auch unsere Emotionen ein. In der

Hektik des Alltags haben wir für das Essen oft zu wenig Zeit und nehmen oft nicht bewusst wahr, was wir uns gerade »unter die Nase schieben«.

Durch das Kauen zerkleinern wir die Lebensmittel und bereiten mit Verdauungsenzymen und Temperaturanpassung die Passage der Speisen in den Magen vor. Wenn wir uns mit dem Essen zu wenig Zeit lassen, merken wir vielleicht gar nicht, was wir gerade essen oder dass wir eigentlich schon satt sind. Das Sättigungsgefühl tritt ohnehin erst 15 bis 20 Minuten nach Beginn des Essens ein.

Darüber hinaus sollten wir lernen, unserem eigenen Körpergefühl zu vertrauen. Was tut uns gut und was nicht? Essen kann nicht nur rationalen Aspekten folgen. Die DGE schreibt vom achtsamen Essen, erwähnt dabei aber nicht das Prinzip der Achtsamkeit, das ursprünglich dem Buddhismus entstammt und von dem amerikanischen Mediziner John Kabat-Zinn durch das sogenannte Mindfulness-Based-Stress-Reduction-Programm in der westlichen Welt wiederbelebt wurde. Achtsamkeit ist weit mehr als nur eine meditative Übung, sondern eine Art Lebenseinstellung, die auch auf das Essen übertragen werden kann.

Achtsames Essen ist ein bewusstes Essen im gegenwärtigen Augenblick, das gedanklich im Jetzt geschieht. Achtsames Essen lenkt die Aufmerksamkeit auf die körperlichen Empfindungen, Gedanken und Gefühle beim Essen und auf das Lebensmittel selbst. Wie sieht es aus, welche Beschaffenheit hat es, wie schmeckt und wie riecht es? Achtsames Essen unterstützt uns dabei, das Gefühl von Hunger und Sättigung, aber auch von Freude und Genuss wiederzuentdecken. Hinzu gehören ebenso das bewusste Einkaufen mit Einkaufszettel und ein überlegter Umgang mit Ablaufdatum und Vorratshaltung, damit wertvolle Lebensmittel nicht einfach weggeworfen werden. Immer wichtiger werden Umweltaspekte: Wie ist die ökologische Bilanz des Lebensmittels – von der Herstellung bis zur Lieferung? Nehme ich wirklich die in Plastik verpackten Äpfel oder doch lieber die losen? Ist es wirklich so schwer, an meinen Stoffbeutel zu denken?

10. Auf das Gewicht achten und in Bewegung bleiben
Dieser Punkt muss hier nicht ausführlich besprochen werden, er ist ja Gegenstand des restlichen Buches. In aller Kürze soll hier der Vollständigkeit halber erwähnt werden, dass folgende Kriterien sich für ein gesundes Gewicht und für ausreichend Bewegung als ausschlaggebend erwiesen haben:

- Systematische Selbstbeobachtung der Nahrungs- und Kalorienaufnahme sowie körperlicher Aktivität
- Je höher die Selbstwirksamkeit, desto größer der Abnehmerfolg
- Ein hohes Level an körperlicher Aktivität: mehr als 175 Minuten die Woche
- Vorausplanen von Mahlzeiten
- Ziele konkret fassen und planen
- Regelmäßiges Frühstück und weniger als zehn Stunden Fernsehen pro Woche
- Individualisierte gesunde Ernährungspläne, die persönliche und kulturelle Essensvorlieben berücksichtigen

Mein Stressmanagementpaket

»Stress ist ein Zustand, der durch hohe Aktivierungs- und Belastungsniveaus gekennzeichnet ist und oft mit dem Gefühl verbunden ist, man könne die Situation nicht bewältigen«, so die

Generaldirektion der Europäischen Union aus dem Jahre 1997. Das Wort »Stress« stammt vom lateinischen »stringere«, was so viel bedeutet wie »anspannen«. Der englische Begriff »stress« ist mit »Beanspruchung, Spannung und Druck« gleichzusetzen. Stress ist aus medizinischer Sicht eine normale und lebensnotwendige Reaktion des Menschen auf unterschiedliche Belastungen und Reize. Er wird immer dann als negativ erlebt, wenn er auf lange Sicht überfordert. Während kurzfristiger Stress durchaus positive Aspekte aufweist, macht chronischer Stress krank. Vorübergehender Stress verleiht dem Menschen Energie, macht uns widerstandsfähiger und bringt neue Fähigkeiten zutage. Haben wir die Stressoren erfolgreich beseitigt, gehen wir gestärkt aus der Situation hervor. Diesen positiven Stress nennen wir »Eustress«. Erleben wir Stress als ständige Überforderung, wird er zum »Disstress«.

Im sogenannten transaktionalen Stressmodell nach Lazarus und Folkman wird Stress nicht nur als belastende Reizsituation und die Reaktion darauf beschrieben; er bedarf auch einer individuellen Bewertung, das heißt einer sehr persönlichen Einschätzung und Bewertung der Gesamtsituation.[54] Erst dadurch erhält der Stressor ein unsichtbares Etikett mit der Aufschrift »positiv«, »irrelevant« oder »potenziell gefährlich«. Solche Bewertungen erfolgen mehrmals hintereinander und können sich selbst korrigieren.

Dieses Modell geht auf das sogenannte ABC der Gefühle nach Albert Ellis zurück.[55] Der Psychologe entwickelte Mitte des letzten Jahrhunderts ein einfaches Modell für die Entstehung von Emotionen und Verhaltensweisen, das auch für das Verständnis von Stress und Stressreaktionen grundlegend ist. Ellis erkannte, dass nicht allein eine Anforderung oder ein Reiz unmittelbar zu Gefühlen oder Handlungen führt, sondern dass es einen meist unbewussten Zwischenschritt gibt. Es sind die eigenen Beurteilungen, Annahmen, Glaubenssätze und Interpretationen, die zwischen dem Ereignis und dem Gefühl liegen.

A = Activating experience   ➡   **B** = Belief   ➡   **C** = Consequence
(Auslöser, Ereignis)   (Bewertung)   (Konsequenz)

ABC der Gefühle nach Albert Ellis

Das Ereignis übermittelt über unsere Sinne Informationen ins Gehirn, die durch frühere Erfahrungen gefiltert und aufgrund unserer Überzeugungen und Gedanken eine Bedeutung erfahren. Damit ist die Mehrzahl aller Gefühle nicht reflexhaft ausgelöst (in wenigen Ausnahmen gibt es das auch), sondern unterliegt dem Einfluss unseres Denkens und Beurteilens. Und genau diesen Punkt können wir durch ein bewusstes oder unbewusstes Umdeuten und Umdenken beeinflussen. Nicht die Aktion oder das Ereignis selbst löst dieses oder jenes Gefühl und das damit verbundene Verhalten aus, es sind die eigenen Überzeugungen und die persönliche Denkweise – eine Erkenntnis, die bereits die Stoiker der Antike hatten.

Das ABC-Modell ist bis heute Basis der sogenannten Rational-Emotiven Verhaltenstherapie (REVT) und anderer zahlreicher kognitiver Verhaltenstherapien. Wir Menschen nehmen Ereignisse vollkommen unterschiedlich wahr und konstruieren uns durch unsere persönliche Brille eine eigene subjektive Welt. Das mag logisch und einfach klingen, ist uns im Alltag aber meist nicht bewusst. Diese Eigenschaft der selektiven Wahrnehmung wird von Erfahrungen, Einstellungen und Stimmungen beeinflusst. Ist unser Wahrnehmungsfilter auf Gefahr, Angst oder Ablehnung ausgerichtet, verstärkt das negative Reaktionen und negative Gefühle. Das wiederum kann Zweifel, Panik oder sogar Verfolgungswahn auslösen.

Besteht negativer Stress für längere Zeit und wird damit chronisch, kann die fehlende Bewältigung ernsthafte Folgeschäden in Form körperlicher und seelischer Krankheiten hervorrufen. Der BKK-Gesundheitsreport 2016 zeigt, dass 15 Prozent aller Arbeitsunfähigkeiten auf psychische Störungen zurückzuführen sind. Seit 2005 haben sich die Krankheitstage aufgrund psychischer Probleme mehr als verdoppelt.[56] Und es gibt einen Alters- und Geschlechtseffekt bei psychischen Störungen: Sie werden mit steigendem Alter häufiger diagnostiziert, und über alle Altersgruppen hinweg sind Frauen häufiger betroffen als Männer.

Wie verändert sich unser Körper, wenn wir Stress haben?

- geistige Aktivierung, erweiterte Pupillen
- verstärkte Schweißbildung
- schneller, flacher Atem, Blutdruckerhöhung, schneller Herzschlag
- erhöhte Muskelanspannung, verstärkte Durchblutung in den großen Muskeln

Stress entsteht in unserem Gehirn. Der sogenannte Mandelkern, die Amygdala, scannt den Input von Wahrnehmungen und deren Interpretationen laufend, um mögliche Bedrohungen unserer Bedürfnisse und Ziele frühzeitig zu erkennen.[57] Verspannt sich die Muskulatur oder ist unser Atem schnell und flach, sind das körperliche Anzeichen von Stress, und die Amygdala feuert elektronische Signale zu anderen Teilen des Gehirns. Diese Hirnregionen sind der Neocortex (die Großhirnrinde), das limbische System (das sogenannte Gefühlshirn) und das Stammhirn. Die Großhirnrinde analysiert, bewertet und steuert die bewusste Wahrnehmung und die Denkprozesse.

In einer akuten Stresssituation sorgt vor allem der Hypothalamus dafür, dass mittels Ausschüttung von Hormonen wie Noradrenalin und Adrenalin Atmung, Kreislauf und Energiebereitstellung unmittelbar aktiviert werden. Dies führt zu einem gesteigerten Blutdruck und schnellem Pulsschlag. Die Pupillen erweitern sich und die Schweißbildung wird angeregt. Bei andauerndem Stress wird die Aktivierung des Sympathikus als Teil des neurovegetativen Nervensystems aufrechterhalten und eine weitere Stressachse, die Hypothalamus-Hypophysen-Nebennierenrinden-Achse, aktiviert, die bewirkt, dass Stresshormone wie Cortisol aus dem Nebennierenmark ausgeschüttet werden.

Kommen wir auf Anton und Anna zurück. Beide zeigen deutliche Stressbelastungen. Anton hat durch das Abnehmen viel Selbstvertrauen und Lebenszufriedenheit hinzugewonnen. Das senkte sein Stressniveau, obwohl er sich während des Fastens kaum bewusst mit seiner Psyche, seinen Gefühlen und damit nachhaltig mit sich selbst befasste. Doch zwischen Stress und Adipositas besteht grundsätzlich ein enger Zusammenhang. Studien weisen darauf hin, dass Kortisolausschüttungen durch Stress sowohl Ursache als auch Folge der Adipositas sein können.[58] Erhöhtes Kortisol verstärkt die Ablagerung von Fett zwischen den Bauchorganen – ein Prozess, der dadurch angetrieben wird, dass viele Menschen chronischen Stress mit hochkalorischer Ernährung kompensieren. Kürzere Schlafdauer und schlechtere Schlafqualität führen zu einer weiteren Erhöhung der Kortisolkonzentration am Abend.

Ebenso beeinträchtigen die heutigen Schönheitsideale die Selbstwahrnehmung der Betroffenen. Viele sind unzufrieden mit dem eigenen Körper, entwickeln negative Gefühle bis hin zu Depression und Essstörungen. Damit kann das Übergewicht an sich zum chronischen Stressor werden und zur (Selbst)-Stigmatisierung der Betroffenen führen.

Annas Probleme jedoch sind anderer Ursache. Sie ist bereit, sich mit dem eigenen Leben und ihren Emotionen auseinanderzusetzen. Was hat sie im Rahmen des IGM-Lebensstilprogramms für ihr persönliches Stressmanagement gelernt und umgesetzt? Dafür müssen wir ihren Programmablauf genauer anschauen, der exemplarisch für alle Teilnehmer mit Stressproblemen stehen kann.

Multimodales Stressmanagement

Das multimodale Stressmanagement soll die psychische Widerstandskraft (Resilienz) und die eigene Emotionsregulation unterstützen. Da jedes Stressgeschehen in drei Komponenten – Ereignis, Bewertung, Folgen – differenziert werden kann, gibt es mehrere Ansatzpunkte für die Stressbewältigung. Unser Ansatz möchte alle Einzelkomponenten beeinflussen.

So kann sich Anna unmittelbar auf die körperlichen, sozialen und leistungsbezogenen Stressoren konzentrieren, die bei ihr Stress auslösen. Lassen sich diese Stressoren unmittelbar verändern oder vermeiden? Welche Alltagsbelastungen oder Ereignisse sind es, die sie in chronischen Stress versetzen?

Da Anna weiß, dass ähnliche Stressanforderungen bei Menschen völlig unterschiedliche Reaktionen auslösen können, sollte sie herausfinden, was sie persönlich in Anspannung versetzt. Welche Denkmuster prägen sie, die sich als persönliche Stressverstärker erweisen? Indem sie die eine oder andere Einstellung hinterfragt, hat sie die Chance, bisherige Stresssituationen neu zu bewerten.

Da Anna bereits Stressreaktionen zeigt, soll sie lernen, wie sie diesen mit Hilfe von Entspannungsmethoden begegnen kann. Je früher, desto besser, damit es gar nicht erst zu chronischer Erschöpfung und psychischer Krankheit kommt.

Meine persönliche Stressanalyse

Eine persönliche Stressanalyse ist der erste Schritt, um die Anforderungen des Alltags besser zu bewältigen. Die zentrale Frage lautet: Welche Situationen versetzen mich in Stress? Dafür soll Anna lernen, ihre Gefühle bewusst wahrzunehmen, sie zu benennen und hinsichtlich Intensität und Stärke auf dem bereits beschriebenen Befindlichkeitsschieber zu verorten. Dieses tägliche Erfassen der eigenen Gefühle im Sinne eines »Stressometers« ist vergleichbar mit dem Zählen der Schritte. Wir nennen diese Übung »Tagesrückschau«. Es handelt sich dabei um ein Befindlichkeitstagebuch, das Anna als feste Routine vor dem Zubettgehen ausfüllt. Bereits nach kurzer Zeit spürt sie eine veränderte Selbstwahrnehmung – nicht nur in Bezug auf Situationen oder Personen, die negative Reaktionen auslösen, sondern immer häufiger auch positive Gefühle betreffend. So lenkt die Tagesrückschau Annas Aufmerksamkeit ebenso auf angenehme Dinge und Situationen. Es sind Kleinigkeiten des Alltags – in Ruhe Kaffee trinken, mit sympathischen Kollegen oder Nachbarn sprechen, ausschlafen –, die ihr nun auffallen und im Befindlichkeitstagebuch notiert werden.

Im Rahmen ihrer Tagesrückschau verzeichnet Anna die jeweiligen Anlässe und Situationen, die sie tagsüber in Stress versetzten und starke, (meist) negative Gefühle in ihr hervorriefen. Ihr fällt auf, dass eine Erwartung, eine bloße Vorstellung von dem, was auf sie zukommen könnte, den gleichen Stress in ihr verursacht wie das Geschehen selbst.

Darüber hinaus lernt sie, welche Stressoren abzustellen, zu umgehen oder zu verhindern sind und welche nicht. Wer empfindlich auf Lärm reagiert, kann versuchen, Lärmquellen zu meiden. Schwieriger wird es, wenn der Arbeitsplatz das Problem ist, wenn Menschen sich durch ihren Job dauerhaft überlastet fühlen. Hier könnten eine mögliche Umschulung, eine Stellenumsetzung oder ein bewusstes Abgrenzen und Neinsagen zielführend sein. Letzteres war für Anna bisher keine Option. Sie ist davon überzeugt, dass sie den beruflichen Aufstieg nur dank Zuverlässigkeit und Leistungsfähigkeit geschafft hat und dass sie diese Eigenschaften beibehalten muss, um weiter voranzukommen.

Genau diese Gedanken soll Anna in der Tagesrückschau festhalten, um zu erkennen, wie sie zum Entstehen von Stress beitragen. Welche Überzeugungen und Vorstellungen gehen ihr in der jeweiligen Situation durch den Kopf? Was fühlt und tut sie? Es ist wichtig, dass Anna das ausgelöste Gefühl und das darauffolgende Verhalten, das sie als Reaktion auf den Stressor empfindet, zu beschreiben lernt. Oft sind chronisch gestresste Menschen nicht mehr in der Lage, ihre eigenen Gefühle zu benennen – eine Eigenschaft, die in der Medizin als Gefühlsblindheit oder Gefühlskälte, fachlich als »Alexithymie« bezeichnet wird.

Die Mehrzahl der Forscher geht von sechs Hauptemotionen aus, die als Angst, Ekel, Freude / Glück, Kummer/Trauer, Überraschung und Wut / Zorn bezeichnet werden können. Prinzipiell orientieren sich unsere Gefühle und damit unsere bewertenden Wahrnehmungen immer noch an primitiven Verteidigungsreaktionen wie Flucht, Kampf oder Erstarrung. Sie bestimmen unseren emotionalen Grundtonus, obwohl sie nicht auf physischer Ebene ausgeführt werden, sondern auf geistiger. Um negative Gefühle nicht wahrnehmen zu müssen, reagieren wir gedanklich eher kurzsichtig: Wir stecken den Kopf in den Sand, gehen anderen aus dem Weg, wollen nicht wahrhaben, vermeiden.

Flucht bedeutet Abwendung vom Selbst und von anderen, von Dingen und Situationen. Kampf ist eine Form der Annäherung, wenn auch eine aggressive. Er setzt aber ein gewisses Maß an Hinwendung voraus, Sympathie für etwas, das mir wichtig ist. Ein mögliches Zwischenstadium ist die Ambivalenz, die die Tendenzen von Sympathie und Antipathie vereint; ein Zustand der Zerrissenheit tritt ein, der auch zu Erstarrung führen kann. Dieses Stadium ist oft der Ausgangspunkt für die Entwicklung eines Burn-out-Syndroms.[59] Schließlich gibt es den Zustand der Gleichgültigkeit, Passivität oder Apathie, der wiederum einer emotionalen Erstarrung gleichkommt.

Indem Anna die Hauptemotion des Tages einschätzt, schult sie ihre Wahrnehmungsfähigkeit in Bezug auf diese Gegensätzlichkeit der Gefühle, beteiligte Gedanken und ihre körperlichen Reaktionen. So kann allein der Anblick einer bestimmten Person ein beklemmendes Gefühl und einen Kloß im Hals verursachen. Ebenso können Körpersymptome wie Herzrasen, Schwitzen oder Druck auf der Brust auftreten. Es gibt aber auch schöne Momente im Alltag: der Anblick eines fröhlichen Kindergesichts, das Kompliment eines Kollegen oder ein erfolgreicher Geschäftsabschluss. Alles, was Anna in ihr Tagebuch schreibt, gehört ihr allein und soll nur die eigene Reflexion unterstützen.

Anna kann nun für ihre weitere Stressanalyse auf die Ergebnisse der ersten Gesundheitsprüfung und ihre Zeit-Stimmungs-Analyse zurückgreifen. In der Gesundheitsprüfung zeigten sich Hinweise auf andauernde und wiederkehrende Stressoren vorwiegend im familiären Bereich, wenngleich ihr Beruf mit einem hohen Arbeitstempo, Termindruck und parallelen Aufgaben verbunden ist. Dennoch ist Annas Anspannung größer, wenn sie zu Hause ist. Es sind die Probleme mit der pubertären Tochter, die ungeliebte Hausarbeit und die Unzufriedenheit in der

Beziehung zu ihrem Mann, die sich in der Zeit-Stimmungs-Analyse als Stressoren herausstellten. Dank ihrer regelmäßigen Notizen wird Anna bewusst, dass die häufigen Kopf- und Rückenschmerzen mit ihrem Stresserleben im Zusammenhang stehen.

Obwohl sich Annas Tochter in einer schwierigen Entwicklungsphase befindet, soll sie nebenher noch zum Klavier- und Ballettunterricht gehen. Hier überträgt die Mutter ihren eigenen Ehrgeiz auf die Tochter – und setzt nicht nur diese, sondern auch sich selbst unter Druck. Die ständigen Schwierigkeiten und Streitigkeiten – oft schon vor dem Unterricht –, die sich durch die latente Verweigerungshaltung der Tochter ergeben, und der durch den Fahrservice und das Warten verursachte Zeitverlust verursachen Anna Stress, der schon seit mehreren Jahren andauert. Ihr Perfektionismus wirkt hier eindeutig als Stressverstärker.

Allgemein bietet die Zeit-Stimmungs-Analyse eine gute Möglichkeit, persönlichen Zeitfressern auf die Spur zu kommen. Durch das systematische Beobachten, womit man in Beruf und Privatleben Zeit verbringt, können die einzelnen Tätigkeiten nach »wichtig« oder »weniger wichtig« beziehungsweise »mache ich gerne« oder »mache ich weniger gerne« beurteilt werden. Zeit ist die wertvollste Ressource, die dem Menschen im 21. Jahrhundert zur Verfügung steht. Wie verwenden oder verschwenden wir unsere Zeit? Vermehren lässt sie sich leider nicht, vielleicht aber bewusster nutzen.

Wenn wir ein neues Zeitbewusstsein entwickeln wollen, müssen wir herausfinden, was uns wirklich wichtig ist. Und das beginnt manchmal ganz profan bei unseren Dingen. Durch einen konsumorientierten Haben-wollen-Modus umgeben wir uns im Laufe unseres Lebens mit Tausenden von Gegenständen, die wir irgendwann nicht mehr schön finden oder die aus der Zeit gekommen sind. Trotzdem heben wir sie in der irrigen

Annahme auf, sie irgendwann einmal zu benötigen. Vorrats-
räume, Keller und Speicher füllen sich mit Überflüssigem. Dies
schafft Unordnung, die uns nervös macht; die Dinge müssen
entstaubt und aufgeräumt werden, was Zeit und Energie kostet. Im Übermaß angesammelte Dinge wirken wie Stressoren.
Denn – gemäß der Volksweisheit »Besitz belastet!« – verlieren
wir oft die Kontrolle darüber, was nötig ist und was wir wirklich
zum Leben brauchen. Fangen wir an zu entrümpeln! Es wird
uns guttun!

Diese Übung hilft, die eigene Entscheidungsfähigkeit zu
stärken: wichtig oder unwichtig, ja oder nein, loslassen oder
festhalten? Welche beruflichen und privaten Aktivitäten empfinden Sie schon seit Langem als Ballast, ohne sie zu hinterfragen, geschweige denn zu verändern? Notieren Sie alles auf einer
Liste und nutzen Sie die Zeit-Stimmungs-Analyse als Ausgangspunkt Ihrer persönlichen Klärung.

Häufig sind es unsere Beziehungen, die chronischen und
negativen Stress auslösen. Im ersten Schritt sollten Sie sich
fragen, welche Personen – alle nahen oder fernstehenden Kontakte – bei Ihnen zu belastenden Gefühlen führen. Was können
Sie ändern? Welche Dinge sind leicht zu entsorgen, welche Aktivitäten können Sie ohne merkbaren Verlust vermeiden? Meist ist
hier eine Prioritätenliste sinnvoll. Anna findet es wichtig, mehr
Zeit mit ihrem Partner, ihrer Tochter und ihrer besten Freundin
zu verbringen. Deshalb formuliert sie ihre Ziele klar und konkret: »Ich will mir mehr Zeit nehmen, um meine Probleme, den
lustlosen Sex und die fehlende Harmonie anzusprechen und
mit meinem Mann eine gemeinsame Lösung zu finden.«

Muss ich immer müssen? Meine irrationalen Gedanken
Betrachtet man Annas berufliche Entwicklung, so fällt auf,
dass sie Erfolg zur persönlichen Alltagsnorm gemacht hat. Ver-

mutlich hat sie diese Einstellung selbst von ihren Eltern übernommen, die ebenfalls sehr erfolgreich waren. Sie erwartet von sich – aber auch von ihrer Tochter und ihrem Ehemann –, immer alles können zu müssen. Anna meint, dass sie ihre Leistungen stets optimal und fehlerlos erbringen müsse. Ihre eigene Erfolgserfahrung festigte den irrationalen Glauben, alles schaffen zu können, solange sie sich nur zu hundert Prozent dafür einsetzt.

In diesem Konflikt steht nun auch ihre Tochter. Einerseits verlangt diese von sich selbst, Klavier zu spielen und Ballett zu tanzen, andererseits wehrt sie sich dagegen. Ihre Mutter gibt ihr das Gefühl, nur wertvoll zu sein, ja überhaupt einen Platz auf dieser Welt zu verdienen, solange sie erfolgreich ist. Langsam erkennt Anna, dass die Forderungen an sich selbst und andere überzogen sind. Durch die hohen Erwartungen ihrer Eltern ist Anna so perfektionistisch geworden – nun ist sie auf bestem Wege, dieselbe Eigenschaft auch an ihre Tochter weiterzugeben. Doch wie kommt sie raus aus ihrer Haut?

Die Tagesrückschau bietet Anna die Möglichkeit, zu erkennen, welche Ich-Botschaften sie sich in Stresssituationen vermittelt. Etwa: »Ich muss immer alles unter Kontrolle haben, damit es wirklich gut wird.« Oder: »Ich muss besser sein als die anderen.« Oder: »Nur wenn ich absolut sicher bin, kann ich eine Entscheidung treffen!«

Anna sollte das Gespräch mit nahestehenden Kollegen und Freunden suchen und fragen, wie sie sie in Arbeit und in Freizeit erleben. Womit macht sie sich das Leben schwer? Oft ist die Einschätzung von Außenstehenden realistischer als die eigene. Vielleicht stellt sich heraus, dass sie in der Bank vereinbarte Abgabetermine nicht einhält, weil sie noch an diesem und jenem feilt. Vielleicht haben ihre Mitarbeiter schon bemerkt, dass Anna für alle Vorhaben und Entscheidungen länger braucht als andere Vorgesetzte, weil sie mehr Aufwand betreibt als notwendig.

Anna tut gut daran, ihre Wirklichkeit zu überprüfen. Dazu zählen Fragen wie: »Hege ich falsche Erwartungen? Schade ich mir mit meiner Einstellung selbst? Was würde sich ändern, wenn ich meinen Perfektionismus ablegen könnte? Wäre ich dann weniger wert? Was würde im schlimmsten Fall passieren?« Auch Anna hat das Recht, aus ihren Fehlern zu lernen. Dasselbe Recht steht ihrer Tochter zu. Diese neue Art des Denkens und Fühlens wird sich auf Anna stressmindernd auswirken.

Anna entdeckt durch die Selbstbeobachtung, wie schwer es ihr fällt, nein zu sagen. Ihr ist es extrem wichtig, allseits akzeptiert und beliebt zu sein. Doch das ist schlichtweg nicht möglich. Es wird immer Menschen in ihrer beruflichen und privaten Umgebung geben, die ablehnend oder feindselig auf sie reagieren – wie freundlich sie selbst auch auftritt. Ziel ist es, dass Anna die Irrationalität ihrer Gedanken erkennt und beginnt, sie zu hinterfragen. Und das, obwohl es ein nachvollziehbares und richtiges Grundbedürfnis des Menschen ist, anerkannt und gemocht zu werden. Wird es aber zur absoluten Notwendigkeit, zu einer Art Anerkennungssucht, entstehen zwangsläufig Schwierigkeiten.

Weder zu Hause noch im Betrieb kann jeder Umgang angenehm sein. Übertriebene Konfliktscheu führt nur dazu, dass Unangenehmes nicht angesprochen wird. Das zeigt sich insbesondere an Annas Beziehung zu ihrem Ehepartner, in der schon lange keine Atmosphäre der offenen Auseinandersetzung und des ehrlichen Miteinanderredens mehr herrscht. Anna spricht nicht über ihre Enttäuschung über den lustlosen Sex und gesteht weder sich selbst noch ihrem Mann ein, dass die Beziehung eine dringende »Belebung« und ein gemeinsames »Ausbrechen« aus der Alltagsleere benötigt. Sie sollte den Mut fassen, dieses Gespräch zu suchen.

Allmählich erkennt Anna, dass ihr übertriebenes Bedürfnis, immer von allen gemocht zu werden, ihr mehr schadet als nützt. Sie weiß, dass sie für ihre Gefühle selbst verantwortlich ist. Denn: Ihre Gefühle werden nicht von anderen gemacht, sondern von ihr selbst.

Die oben beschriebene »A-B-C-Regel« wird jetzt um eine weitere Betrachtung erweitert: Die Diskussion (D) soll dazu dienen, die selbstschädigenden Überzeugungen zu hinterfragen und ihnen einfache und vernünftige Fragen oder Bewertungen entgegenzustellen: »Warum muss ich immer von allen akzeptiert und geliebt werden? Ich kann auch ohne ständige Anerkennung meiner Mitmenschen gut weiterleben!«, »Es ist Schwarz-Weiß-Malerei, immer gleich das Schlimmste anzunehmen. Es gibt keinen Beweis dafür, dass es so kommen muss!«, »Das Leben ist oft schwierig, aber es geht trotzdem weiter. Es wird mich nicht umbringen!«

So kann der Gedanke an eine heraufziehende Katastrophe entschärft werden, indem man sich fragt: »Wie wahrscheinlich ist denn das Auftreten dieser Katastrophe? Was könnte wirklich im schlimmsten Falle passieren?« Oder: »Habe ich nicht schon vergleichbare Situationen gut gemeistert? Gibt es nicht einen zielführenden Ansatz zur Lösung?« Es existiert keine Garantie dafür, dass das Leben immer angenehm ist – ganz im Gegenteil, es passieren oft unglückliche Dinge, die nicht vorhersagbar sind und einfach zum Leben dazugehören. Kurz: Shit happens! Wenn Sie diesen schlichten, aber umso treffenderen Gedanken tröstlich finden, kommen Sie sich nicht albern dabei vor, ihn mehrmals vor sich hin zu sagen oder auf dem Kühlschrank oder Schreibtisch zu platzieren. Es hilft tatsächlich.

Das ständige Hinterfragen der eigenen irrationalen Gedanken schafft Erleichterung. Anna hat begriffen, wie ihre Gefühle entstehen und dass ihre Gedanken ihre Empfindungen beeinflussen. Damit hält sie den Schlüssel zur Gefühlsregulierung in der Hand: Hat sie die stressauslösenden Gedanken erst einmal identifiziert, kann sie sich von ihnen distanzieren und so auch ihre Gefühle verändern.

Auf diese Weise stellt sich ganz allmählich ein Umdenken in Richtung alternativer Einstellungen und Haltungen ein (E für »effective beliefs«). Die Erarbeitung und das Einüben rationalerer Überzeugungen verbessern Annas Lebensqualität und ermöglichen ihr eine realitätsnähere Lebensführung. Lernt sie, dieses Denken als neue Realität anzunehmen, »muss« sie in Zukunft weniger ihren irrationalen Gedanken folgen!

Stoppschild für Gedanken

Dieses Umdenken benötigt Zeit und Geduld. Es ist eine langfristige Stressstrategie, keine Soforthilfe. Für akute Situationen erlernt Anna die Methode des Gedankenstopps. Sobald stressauslösende Gedanken auftreten, blockiert sie diese durch ein imaginäres Stoppschild, indem sie laut oder im Kopf »Stopp« sagt. Unmittelbar danach wendet Anna einige bewährte und sofort wirksame Stresshilfen an, die auf dem Prinzip der Ablenkung vom Stressgeschehen basieren. Sie versucht, die eigene Wahrnehmung auf andere Personen, Dinge oder Tätigkeiten zu lenken, die ihr angenehm sind. Manchmal kann es notwendig sein, den Raum zu verlassen, manchmal reicht es schon, ein Glas Wasser zu trinken oder bewusst aus dem Fenster zu schauen, um der Situation eine entscheidende Wendung zu geben.

Menschen mit guter Vorstellungskraft können ihren Fokus auf einen beliebigen Gegenstand lenken oder das verinnerlichte Bild einer geliebten Person oder einer Landschaft wachrufen. Hilfreich dafür sind Fantasiereisen oder unterschiedliche Achtsamkeitstechniken, die wir weiter unten noch besprechen. Konzentrieren Sie sich auf positive Gedanken oder eine prägnante Formulierung, mit der Sie sich selbst ermutigen: »Ich bin stark – ich schaffe das!«

Das Ziel jeder Form von Ablenkung ist es, uns kurzfristig zu entlasten, indem wir uns der Stresssituation entziehen. Ein Spaziergang oder ein moderates Bewegungsprogramm sind ebenfalls hilfreich, genauso wie das Hören der Lieblingsmusik.

Meine innere Ruhe finden – was entspannt mich?

Nicht allen inneren und äußeren Stressfaktoren können wir aus dem Weg gehen. Der Stressüberflutung im Alltag ist schwer zu entkommen, dieser Wunsch würde zu einem nicht zielführenden Vermeidungsverhalten führen. Deshalb ergibt es Sinn, den Belastungen des Alltags die Fähigkeit zur Erholung und Entspannung entgegenzusetzen, um die körperlichen und seelischen Erregungen bewusst zu dämpfen und abzubauen. Anna und Anton sollen im IGM-Lebensstilprogramm einfache Übungen kennenlernen, die sie Entspannung und innere Ruhe finden lassen.

Die erste Übung besteht in einem einwöchigen »Medienfasten«. In dieser Zeit verzichtet man auf Computer, Fernseher, Radio und Internet. Mit einem Mal stellen sich auf simple Weise Ruhe und Muße ein: Einfach Stecker raus!

Eine weitere Möglichkeit der Entspannung besteht darin, in die Natur zu gehen und ihr zuzuhören. Laufen Sie schweigend durch den Wald oder über ein Feld – der Garten tut es natürlich auch. Lauschen Sie dem Wind, den Vögeln, dem eigenen Atem, nehmen Sie die Geräusche bewusst wahr.

Jeder muss für sich selbst herausfinden, welche Art von Entspannung ihn persönlich anspricht und leicht im Alltag umsetzbar ist. Eine Grundübung, die Anna und Anton schnell in ihren Tagesablauf eingebaut haben, ist die Atementspannung.

Ein Vorteil dieser Übung ist, dass man sie jederzeit und überall durchführen kann:

Dabei schließen Sie Ihre Augen. Sie spüren in die einzelnen Körperregionen hinein und entspannen bei jeder Ausatmung die verschiedenen Muskeln vom Kopf bis in die Zehenspitzen. Im zweiten Schritt konzentrieren Sie sich auf die Atmung, wie sie in den Körper ein- und wieder hinausströmt. Es ist normal, dass zwischendurch immer wieder Gedanken auftauchen, die einen »forttragen« möchten. Dann kann es hilfreich sein, die Atemzüge zu zählen, um sie bewusst begleiten zu können. Vor allem während der Atementspannung ist es wichtig, liebevoll und geduldig mit sich umzugehen.

Anna und Anton nehmen nun die drei Phasen ihres Atems bewusst war: Ausatmen – Pause – Einatmen. Sie stellen sich vor, wie sie mit dem ausströmenden Atem alle Anspannung, Sorgen und Belastungen hinausfließen lassen. Sie merken, wie sich Ruhe in Körper und Gedanken ausbreitet. Aber: Entspannung will täglich geübt sein. Führen Sie – wie unsere beiden Programmteilnehmer – die Atementspannung fünf bis zehn Atemzüge lang durch und beenden Sie die Übung immer bewusst, indem Sie die Augen öffnen, tief durchatmen und sich recken und strecken.

Eine weitere einfache und kurze Übung, deshalb auch »Mini« genannt, ist die Vorstellungsreise. Richten Sie Ihre Aufmerksamkeit nach innen und stimmen Sie sich mit einem tiefen Atemzug auf die Kurzentspannung ein. Stellen Sie sich nun einen Ort vor, an dem Sie sich wohl fühlen, der für Sie Ruhe und Kraft symbolisiert. Es kann ein Ort der Fantasie oder ein realer aus Ihrem Leben sein. Nehmen Sie die Einzelheiten des Ortes in sich auf – mit allen Sinnen: Farben und Formen, Licht, Geräusche, Gerüche, Temperatur, Luftbewegungen, eventuell andere Menschen – und spüren Sie, wie sich ein Wohlgefühl ausbreitet. Genießen Sie die Ruhe und Kraft Ihres Ortes so intensiv wie möglich.

Manche Menschen verknüpfen das tägliche Bewegungsprogramm mit der Entspannungsübung. Rhythmisches Laufen, gegebenenfalls unterstützt durch Musik, kann ein tiefes Entspannen und Loslassen ermöglichen. Sie erinnern sich: Motio (Bewegung) und Emotio (Gefühl) haben nicht nur einen wörtlichen, sondern auch einen realen Bezug zueinander.

All diese Methoden müssen nicht erst in speziellen Kursen trainiert werden; es sind einfache Empfehlungen, die man allein und überall nutzen kann. Sie helfen uns dabei, spontan abzuschalten und die körperlichen und psychischen Reaktionen auf unsere Lebensanforderungen zu regulieren.

Anna hat im Laufe des Lebensstilprogramms festgestellt, dass sie auf Stress leicht depressiv und mit muskulären Verspannungen reagiert. Die erlernte Atementspannung tut ihr gut. Deshalb möchte sie tiefer in die Methode der »Muskelrelaxation nach Jacobson« einsteigen, für die das IGM-Programm eine Audioanleitung bereitstellt. Eine erhöhte Muskelanspannung sowie schneller Atem sind für die Amygdala sichere Stresssignale, die zu einer weiteren Aktivierung des Mandelkerns führen. Dieser Teufelskreis kann aber durch eine gezielte Muskelentspannung und bewusste Bauchatmung durchbrochen werden. Die Muskelrelaxation nach Jacobson stellt die erste und einfachste Form der Entspannungsregulation dar und lässt sich gut in Eigenregie durchführen.

Ich schaffe mir einen Gedanken-Airbag an:
nicht immer und überall alles bewerten!
Da Anna in Stressphasen zum Grübeln und Besorgtsein neigt, wird die Amygdala erneut aktiviert und das negative Denken zum Teufelskreis. Anstatt ihr nun anzuraten, einfach positiv zu

denken, was in dieser Stimmungslage kaum jemand realisieren könnte, soll sie versuchen, vom »Modus des Denkens« in den »Modus der bewertungsfreien Wahrnehmung« zu gelangen.[60] Die Erfahrungen mit der Tagesrückschau und das Benennen, Spüren und neutrale Beschreiben ihrer Gefühle helfen Anna dabei. Dadurch wird ein Gefühl, das oft eher diffus in Erscheinung tritt (»Alles fühlt sich schlecht an«, »Ich habe ein komisches Bauchgefühl«), kognitiv erfasst. Wir benennen unsere Gefühle als das, was sie sind, etwa Angst oder Ärger, ohne sie zu bewerten (»Wie schrecklich, ich habe Angst, das halte ich nicht aus«) und ohne darauf zu reagieren. Das deutliche Benennen der Gefühle ermöglicht, dass sich der bewusste Verstand leichter einschalten und die Gefühle entsprechend bewerten kann. Kurz: Wir befähigen uns, zu entscheiden, wie wir das Gefühl beeinflussen wollen.

Gewöhnen wir uns also an, nicht jeden Gemütszustand (sofort) zu bewerten, sondern erst einmal neutral zu beschreiben: Wie fühlt er sich an? Wie ist er beschaffen? Das ist nicht immer leicht, doch die Tagesrückschau hilft uns dabei, ebenso die fokussierte Wahrnehmung unseres Atems und die Konzentration auf unsere fünf Sinne. Damit lösen wir uns von unseren Gedanken und tauchen ein in den Moment, ein Zustand, den es so lange wie möglich zu halten gilt. Der Atem und unser Körper sind der Anker, der uns ans Hier und Jetzt bindet. Anna hat gelernt, sich gedanklich in ihren Atem zurückzuziehen. Er ist für sie der »Ort«, an dem sie ihr Selbst findet und fühlt. Sie weiß, dass sie dort ihre negativen Gefühle für gewisse Zeit aushalten kann.

Emotionen breiten sich typischerweise durch unsere inneren Dialoge, unsere bewertenden Gedanken aus. Wenn wir eine Art Urlaub von unseren negativen Gedanken machen wollen, müssen wir sie als »vorbeiziehende Wolken« betrachten und die bereits erwähnte Position eines »Beobachter-Ichs« einnehmen: Es sind unsere Gedanken, aber wir sind nicht die Gedanken. Diese Distanz zu dem, was unser Kopf uns einzureden versucht, macht es möglich, sich von den eigenen Gedanken, Gefühlen und körperlichen Erfahrungen zu lösen und sie von außen zu betrachten. Den Ist-Zustand wahrnehmen – ohne etwas hinzuzufügen, wegzunehmen oder zu reparieren. Ein passives Beobachten von etwas, was ist, was geschieht, was sein darf – ohne es zu beeinflussen.

Anna etwa hat Angst davor, andere zurückzuweisen oder etwas nicht perfekt zu machen. Lange Zeit war sie sich dieser Angst gar nicht bewusst. Auch ihre Gefühle von Hoffnungslosigkeit und Traurigkeit kann sie nun durch das IGM-Programm benennen. Sie erkennt inzwischen, wie sich ihre Gedanken aufschaukeln – und lässt auch die irrationalen durchaus zu. Sie fühlt jetzt, dass sie als Person nicht identisch mit dem ist, was diese Gedanken und Gefühle sagen. Es ist ein gefühlter »Airbag«, der ihr Selbst schützt, damit es nicht zum Spielball der eigenen Vorstellungen wird.

Anton tut sich da schwerer als Anna. Entmutigung und Depressivität stehen im Vordergrund seiner negativen Gefühle. Gefühle können zwar von unserem Willen beeinflusst, aber nicht direkt gesteuert und kontrolliert werden. Dieser Versuch kann geradewegs zur Aktivierung von Vermeidungsreaktionen führen. Das menschliche Gehirn reagiert auf Verbote und Vermeidung ohnehin sehr trotzig. Meist erreicht man damit nur das Gegenteil. Versuchen Sie einmal, sich selbst einen bestimmten Gedanken zu verbieten – er wird Ihnen nicht mehr aus dem Kopf gehen. Deshalb muss Anton sein Gehirn überlisten. Die Lösung ist, die eigenen Gefühle fürs Erste zu akzeptieren und nicht dagegen anzukämpfen. Jedes Gefühl kann man für eine bestimmte Zeit aushalten – mit oder ohne Achtsamkeitsübung!

Denn keine negative Situation im Leben hält ewig an, auch nicht die eigenen Emotionen.

Es gibt Gefühle, wie die Trauer um eine verstorbene Person oder die Verletzung nach einer gescheiterten Ehe, die der Betroffene erst einmal annehmen muss, bevor er sie verändern kann. Trauer muss durchlebt und zugelassen werden. Hier stehen die Hinwendung und das Annähern an die eigenen Gefühle im Vordergrund der Strategie. Das Ziel ist es, eine akzeptierende und tolerierende Haltung gegenüber den negativen Gedanken, Gefühlen, Personen oder Situationen einzunehmen. Wenn uns das gelingt, können wir uns auch erlauben, belastende Gefühle wie die Trauer zuzulassen.

Anton lernt, dass es in Ordnung ist, wie er sich gerade fühlt, und dass diese Gefühle ihren Sinn haben. Ebenso hat er gelernt, dass er solche Gefühle aushalten kann und dass sie vorübergehen. Ihm hilft eine Botschaft, die er sich selbst nach dem überstandenen Herzinfarkt mit auf den Weg gegeben hat: »Ich habe ein neues Leben geschenkt bekommen. Für diese Chance lebe ich.« Dann denkt er an seine Frau, seine Kinder, sein Zuhause – es sind Antons Kraftquellen. Erst danach wird es ihm allmählich möglich, durch Hinterfragen und Analysieren »neue« Emotionen und Problemlösungen zu finden. Seine Neigung zur Depressivität hat sich noch nicht verfestigt; es waren vorwiegend sein Herzinfarkt und der plötzliche Tod seiner Mutter, die ihm emotional zusetzten. Anton sieht auch Positives in seiner Trauer: Er ist niedergeschlagen, weil er seiner Mutter nicht mehr persönlich danken konnte für das, was sie für ihn getan hat. Eigentlich wäre er lieber dankbar als traurig, und so wächst allmählich die Einsicht in ihm, dass er das auch über den Tod seiner Mutter hinaus sein kann.

Resilienz und die Kunst einer achtsamen Lebensführung

Unsere Lebensführung wird geprägt von den Einstellungen und Grundhaltungen, die wir im Alltag anwenden und einüben. Dazu gehört auch ein umfangreiches Gesundheitswissen. Zwei wesentliche Faktoren des Stressmanagements haben wir bereits kennengelernt: die bewertungsfreie Wahrnehmung unserer Gefühle und eine akzeptierende Haltung ihnen gegenüber. Diese Kompetenz ermöglicht es uns, einen Schritt hervorzutreten und – wie ein neutraler Beobachter – nicht nur unsere Gefühle, sondern auch unsere Ziele, Wünsche, Anschauungen und die täglichen Anforderungen im Alltag bewusster wahrzunehmen.

Diese Erkundung des eigenen Selbst führt zu Erfahrungen, die wir für unsere Selbsterkenntnis nutzen können. Gefällt mir das Leben, das ich führe? Wo werde ich in zehn Jahren stehen, wenn alles weitergeht wie bisher? Diese Überlegung konfrontiert uns mit unserer eigenen Endlichkeit: Was bleibt von mir? Was wird wohl bei meiner Trauerfeier über mich gesagt werden? Welchen Sinn gebe ich diesem, meinem Leben? Für welche Werte stehe ich?

Dies sind zentrale Fragen der Lebensführung, deren Beantwortung die Bereitschaft zur umfassenden Selbstreflexion voraussetzt. Damit eine erfolgreiche Lebensführung oder gar Lebenskunst gelingt, sollen an Annas Beispiel einige wichtige Übungen gezeigt werden, die uns in unserer Suche nach dem eigenen Selbst unterstützen.

- Zunächst soll Anna sich in einem kurzen Text selbst beschreiben. Dabei ist es wichtig, dass sie ihre guten wie weniger guten Eigenschaften darlegt, aber auch alles, was sie beruflich und privat erreicht hat und was sie noch vom Leben erwartet.

- Welches Bild hat Anna von sich? Was zeigt sie gerne? Was nicht? Hier besteht die Aufgabe darin, eine Collage zum Beispiel aus treffenden Selfies und auf diese Weise eine Art Selbstporträt anzufertigen.
- Welche Dinge sind ihr im Leben wichtig und wertvoll? Dabei geht es nicht um materielle, sondern um ideelle Werte. Diese Gegenstände, etwa ein altes Spielzeug, ein Erinnerungsfoto oder eine Abschlussurkunde, werden abfotografiert und ebenfalls zu einer Collage zusammengestellt.
- Dasselbe Vorgehen wiederholt Anna für ihre Bezugspersonen, ob lebend oder verstorben. Am Ende steht erneut eine Collage.
- Was möchte Anna in ihrem Leben loslassen? Was hat an Bedeutung verloren und ist nur noch Belastung? Auch das hält sie in Bildern fest.
- Welche ihrer Fähigkeiten und Talente möchte Anna fördern, wofür mehr Zeit und Lebensenergie aufbringen? Bildung, Personen, Kunst, Spiritualität oder Muße? Was wollte sie schon immer tun, hatte aber nie die Zeit dafür? Was ist noch offen in ihrem Leben? Diese Collage wird mit konkreten Vorhaben und Projekten ergänzt.
- Die Tagesrückschau wird nun um eine neue Frage erweitert: Haben mich der heutige Tag und mein heutiges Tun den in den Collagen dargestellten Werten und Zielen nähergebracht?

Für diese Übungen soll sich Anna Zeit lassen und Geduld aufbringen. Das Wichtigste dabei ist Offenheit und Ehrlichkeit. Es gibt keinen Grund für Anna, sich selbst zu belügen oder Dinge schöner darzustellen, als sie sind. Sie macht ihre Collagen nicht für Dritte, nicht für ihren Coach, sondern nur für sich selbst. Die Aufgaben zielen darauf ab, Anstöße zur selbstständigen Erkenntnisarbeit zu geben, damit Anna sich das eigene Selbst besser zugänglich machen kann. Ob und welche Collagen Anna den Menschen in ihrer Umgebung, zum Beispiel ihrer besten Freundin oder ihrem Mann, zeigen wird, liegt ganz in ihrer Entscheidung.

Dank der Collagen findet Anna heraus, welchen Sinn sie ihrem Leben geben möchte. Die Fragen zwingen zu einer Art Lebensbilanz. Vielleicht entdeckt sie einen roten Faden, der sich durch ihr bisheriges Leben zieht? Aber selbst wenn sie kein »Motto« entdecken kann, wird es ihr leichterfallen, Wichtiges vom Unwichtigen zu unterscheiden und Lebensaufgaben und -projekte für sich zu definieren. Womöglich findet sie Sinnquellen, die ihr zuvor gar nicht bewusst waren.

Natürlich soll Anna nur ihre eigenen Lebenswerte identifizieren. Gerade sie ist anfällig dafür, sich von den erwarteten Vorstellungen anderer leiten zu lassen. Auch die Fragen nach ihrer Lebenszufriedenheit, die Anna in der ersten Phase des Programms beantwortete, zielten bereits auf Annas Werteorientierung und damit auf einen existenziellen Bereich. In der Summe geht es darum, die Teilnehmer des IGM-Lebensstilprogramms dabei zu unterstützen, ein noch erfüllteres und persönlich sinnvolleres Leben zu führen. Das funktioniert für Anna am besten, indem sie ihr eigenes Selbst erkennt und in Übereinstimmung mit ihren Werten lebt. Der abendliche Abgleich des Tages mit ihren größeren Zielen hilft ihr, auf Kurs zu bleiben. Hat sie etwas dafür getan, um die Person zu sein, die sie sein möchte? Werte geben dem Leben Richtung und Sinn. Deshalb sollte man von Zeit zu Zeit überprüfen, ob man mit dem, was man tut und erlebt, noch auf dem richtigen Lebensweg unterwegs ist. Das zu tun, was man tun will, schafft Vitalität und stärkt das Selbstwertgefühl. Dieser Weg benötigt Zeit – viel Zeit. Es ist vergleichbar mit dem Abnehmen: Nicht ein Crashkurs löst das Problem, sondern nur die Einsicht, dass es sich hier um eine lebenslange Aufgabe handelt.

Anna merkt, dass sie dank der regelmäßigen Atementspannung und Wahrnehmungsübungen nicht länger alles und jeden vorschnell bewertet. Sie nimmt sich mehr Zeit zum Überlegen und Nachdenken. Darüber hinaus spürt sie eine Haltung, die ihr die Gelassenheit gibt, nicht immer sofort handeln zu müssen. Ja, selbst ihre üblichen Denkmuster drängen sich jetzt deutlich weniger auf. Dennoch ist es für Anna schwierig, negative Gefühle und Gedanken wirklich zu akzeptieren und auszuhalten. Akzeptanz bedeutet nicht, aufzugeben oder zu resignieren, sondern bewusst nicht mehr gegen etwas anzukämpfen, das sich ohnehin nicht ändern oder kontrollieren lässt. Negative Gedanken und Gefühle nur zu beobachten, sich ihnen anzunähern, ohne sie festzuhalten, das hat Anton in Bezug auf seine Trauer um die verstorbene Mutter bereits gelernt. Anna wird es hinsichtlich ihrer Angst weiter trainieren.

Um etwas zu akzeptieren und auszuhalten, braucht es die richtige Haltung und Einstellung. Wir alle neigen dazu, viel Zeit und Energie zu vergeuden, indem wir Situationen bekämpfen, die anders sind, als wir es gern hätten. Wir stellen Dinge in Frage, zweifeln und hadern mit dem Schicksal und mit den Anforderungen, die das Leben uns stellt. Manchmal ist das sinnvoll, weil daraus die Möglichkeit für Veränderung entsteht, manchmal ist es schlicht vertane Lebensmüh. Wird die Forderung, das Leben solle gefälligst etwas einfacher sein, zur Lebenseinstellung, so ist das weder zielführend noch erfolgversprechend. Schließlich entscheiden wir in der Regel nicht selbst darüber, was das Leben uns bringt. Vieles kann man sich wünschen, aber fordern kann man nichts.

Unter Akzeptanz versteht man die Fähigkeit, die Dinge so anzunehmen, wie sie sind. Wieder ist die bewertungsfreie Wahrnehmung hilfreich. Bevor wir etwas ändern können, haben wir zunächst den Ist-Zustand zu akzeptieren. Was nicht heißt, dass wir den Wunsch nach Veränderung aufgeben, Unrecht tolerieren oder in die Passivität verfallen sollten. Es geht vielmehr um die Bereitschaft, Dinge, Situationen und Personen so wahrzunehmen, wie sie sind, nicht wie sie gemäß unserem Denken sein sollten. Erst wenn wir uns der Situation bewusst sind, können wir entscheiden, was wir ändern sollten und womit wir zu leben haben. Das sogenannte Gelassenheitsbekenntnis drückt dies sehr schön aus:

»Gott, gib mir die Gelassenheit, Dinge hinzunehmen, die ich nicht ändern kann, den Mut, Dinge zu ändern, die ich ändern kann, und die Weisheit, das eine vom anderen zu unterscheiden.«

Wie lerne ich es, mich selbst zu mögen?
Wie man mit sich selbst umgeht – auch diese Frage gehört zu einer gesunden Lebensführung. Anna neigt dazu, sich selbst abzuwerten. Sie macht sich Vorwürfe, wenn sie wieder einmal nicht Nein sagen konnte, und beschimpft sich, wenn ein Ergebnis nicht perfekt zu sein scheint: »Du dumme Kuh hast schon wieder nicht ...« Dieser abwertende Stil der Kommunikation macht auch vor ihrer Familie nicht halt. Anna hat ihr bisheriges Leben in der Annahme verbracht, dass alle anderen wichtiger seien als sie selbst. Sie ist es nicht gewohnt, etwas für sich selbst zu verlangen. Wie sagte Karl Valentin noch so schön? »Mögen hätt ich schon wollen, aber dürfen hab ich mich nicht getraut!«

Das genau ist es aber: Anna soll sich trauen lernen. Dabei helfen ihr wieder die achtsamkeitsbasierten Übungen mit der wohlwollenden und nachsichtigen Aufforderung, immer wieder

»zurück zum Atem zu kommen«, wenn sie von Gedanken oder Geräuschen abgelenkt wurde. Jeder Mensch sollte sich selbst gegenüber eine großzügige, gönnende und freundliche Haltung aufbringen können. »Wer auf Dauer nicht genießen kann, wird ungenießbar«, so eine weit verbreitete Volksweisheit. Genussfeindliche Einstellungen verhindern eine positive Sicht auf die Welt. Annas Selbstvermessung zu Beginn des Programms zeigte bereits, dass Optimismus ihr schwerfiel und dass sie sich oft unwohl fühlte.

Für Patienten wie Anna hält das IGM-Lebensstilprogramm das »Wohlfühl-1×1« bereit. Mit seiner Hilfe soll sie herausfinden, was ihr guttut. Dafür wird sie sich zunächst zeitliche Freiräume schaffen, indem sie von vornherein Termine im Kalender blockt. Zu Hause hat sie sich bereits einen Wohlfühlplatz eingerichtet, der ihr Schutz und Geborgenheit bietet, den sie mit niemandem teilen muss und der ihr Intimität vermittelt. Dort kann sie Dinge tun, die ihr vertraut sind, die sie schon immer mochte, vielleicht sogar geliebt hat.

Von Zeit zu Zeit möchte Anna in diesen Stunden auch etwas Neues ausprobieren. Sich auf ein Abenteuer, etwas Ungewisses einlassen. Es ist ihre innere Neugier, die es zu befriedigen gilt. Gut, dass sich Anna diesen Drang erhalten hat. Denn ohne Neugier gäbe es keine persönliche Fortentwicklung, keine neuen Ideen, Entdeckungen und Veränderungen in ihrem Leben. Sie achtet in den kommenden Wochen bewusst auf Dinge, die ihr Freude bereiten, die sie als angenehm erlebt und genießen kann. Das können »Ereignisse« sein wie ein interessantes Gespräch mit Freunden oder ein Konzert. Es kann aber auch ein frischer Duft sein, Sonne auf der Haut, eine Blume auf dem Arbeitsweg, das Lächeln eines Passanten oder barfuß über weiches Gras zu laufen.

Wir alle können etwas tun, das Spaß und Genuss erzeugt. So

ist es jedem von uns möglich, »in seine fünf Sinne zu gehen«. Dies ist umso leichter, da wir während der Achtsamkeitsübungen unsere Aufmerksamkeit ohnehin stark auf unseren Körper ausrichten. Entdecken Sie Ihre Sinne neu! Es ist wie mit unseren Gefühlen: Im chronischen Stress verlernen wir, sie zu unterscheiden, und so erleben wir auch die alltäglichen Sinneserfahrungen zunehmend unbewusst. Ein kleines Genusstraining, das Ihnen hier vorgestellt werden soll, bereitet Freude und schärft unsere Aufmerksamkeit für scheinbar Nebensächliches.

Wir Menschen verfügen über circa 100 Millionen Riechzellen. Obwohl zum Beispiel Hunde weitaus besser riechen als wir, kann auch unsere menschliche Nase mehr als eine Billion Gerüche unterscheiden.[61] Dafür sind zwei voneinander unabhängige Riechsysteme verantwortlich: das sogenannte trigeminal-nasale System, das nach dem fünften Hirnnerv, dem Trigeminusnerv, benannt ist, der bis zur Nasenschleimhaut verästelt ist, und das olfaktorische System, das mit seinen Riechschleimhäuten im oberen Nasenbereich sitzt und mit den Riechzellen die Duftmoleküle erkennt und elektrisch an das Riechhirn weiterleitet.

Neuroanatomisch bestehen enge Verbindungen zwischen unserem Riechhirn und dem limbischen System, das im Wesentlichen für unsere Gefühle zuständig ist. So zeigt uns schon der Ausspruch »Ich kann dich nicht riechen«, dass der Geruchssinn eine gewisse Bedeutung für unsere zwischenmenschlichen Beziehungen hat. Um Ihren Geruchssinn zu schulen, empfehle ich frische Kräuter und Gewürze, die Sie anschließend zum Kochen verwenden können: Curry, Anis, Nelken, Ingwer, Salbei, Zitronenmelisse, Bohnenkraut, Pfefferminze, Liebstöckel, Thymian, Rosmarin, Lavendel, Kamille, um nur einige zu nennen. Zusätzlich bieten wir den Teilnehmern des Lebensstilprogramms noch eine Vielzahl verschiedener Duftöle, frischgemahlenen Kaffee, zahlreiche Teesorten und Parfüms an. Nehmen Sie sich Zeit für die Riechproben und lenken Sie Ihre Aufmerksamkeit auf den Duft. Schnuppern Sie aus verschiedenen Richtungen und Abständen.

Wir Menschen verbinden mit Gerüchen nicht nur verschiedene Wahrnehmungen, sondern auch Erinnerungen und Assoziationen. Versuchen Sie diesen sehr persönlichen Erfahrungen nachzuspüren. Was ist Ihre favorisierte Duftrichtung? Welcher Duft löst bei Ihnen positive Gefühle aus? Vielleicht hilft er Ihnen in zukünftigen schwierigen Situationen? Probieren Sie es aus! Ihr Lieblingsaromaöl eignet sich bestimmt auch für eine heiße oder kalte Kompresse, die Sie sich zwischendurch oder abends auf Stirn oder Gesicht legen können. Zur Entspannung bieten sich besonders Angelika, Bergamotte, Rose, Lavendel und Neroli an, welches aus den weißen Blüten der Bitterorange gewonnen und auch Pomeranze genannt wird. Ob Sie das jeweilige Öl vertragen, lässt sich mit Hilfe des Armbeugentests schnell ermitteln: Hierbei wird die Riechprobe auf die Armbeuge aufgetragen und einmassiert. Sollten nach drei Stunden keine Hautreizungen auftreten, kann es bedenkenlos angewendet werden.

Ein weiterer Sinnesbereich ist das Tasten. Über den Tastsinn können Temperatur, Größe, Struktur, Gewicht, Form und Material eines Gegenstandes erfasst werden. Sie können jedes beliebige Objekt erspüren, am besten mit geschlossenen Augen. Geeignet sind zum Beispiel Holz, Steine, Kastanien, Tücher, Wolle oder Papier. Eine beliebte Übung ist außerdem das Barfußgehen über Kiesel, Sand, Schnee oder Gras. Berührung ist ein Sinneserleben, das eng mit Gefühlen von Geborgenheit und Trost, mit Sexualität und Begehren verbunden ist. Es tut gut, ausgesuchte Mitmenschen an die Hand oder in den Arm zu nehmen. Die meisten von uns tun es viel zu selten. Unsere Gesellschaft hat oft Angst vor der Berührung.

Der Geschmackssinn kann ganz simpel beim täglichen Essen trainiert werden. Auf der Oberfläche der Zunge befinden sich Tausende von kleinen Erhebungen, sogenannte Geschmacksknospen. Zu jeder einzelnen Geschmacksknospe gehören außerdem Zellen mit kleinen Härchen, die in der Lage sind, einen bestimmten Geschmack zu erkennen. Sie unterscheiden zwischen süß, sauer, salzig, bitter und fleischig-würzig (Letzteres wird auch »Umami« genannt). Die Geschmackszone für Süßes befindet sich an der Zungenspitze. Der vordere Bereich unserer Zunge ist auf salzig spezialisiert, es folgen sauer und fleischig-würzig, während der hintere Bereich der Zunge für Bitteres zuständig ist. Weitere Geschmacksrichtungen erkennt der Mensch nicht; es ist vielmehr eine Vielzahl von Gerüchen, die wir mit unserem Essen aufnehmen. Essen wir zu heiß, vermitteln uns die Geschmacksknospen ein Schmerzgefühl. Dasselbe passiert, wenn die Speisen zu scharf sind – es wird Schmerz gemeldet.

Das Gehör entwickelt sich beim Menschen als einer der ersten Sinne und schwindet in der Regel als einer der letzten. Deshalb löst er besonders starke Emotionen aus. Wie bei Gerüchen ist es fast unmöglich, sich Klängen zu entziehen. Musik wird zur Unterstützung der Gedächtnisleistung, in der Schmerzbehandlung und zur Stresslinderung eingesetzt. Die direkte Verbindung zwischen Ohr und limbischem System macht es möglich, dass bestimmte Klänge unmittelbar Emotionen in uns freisetzen. Töne wirken über das vegetative Nervensystem, über das Immunsystem und über die Modulation der Schmerzinformation ganzheitsbiologisch. Daher sind Symptome wie Stress, Angst und Schmerz mit Musik gut zu beeinflussen.[61] Mit einem Hörtraining können Sie herausfinden, welche Form von Musik oder Klängen Sie entspannt oder belebt. Manche reagieren besonders positiv auf das Rauschen von Meereswellen, ein Vogelgezwitscher oder die Chorgesänge. Finden Sie es heraus – es lohnt sich!

Ihren Sehsinn schulen Sie am besten in der freien Natur oder indem Sie Bilder betrachten und vielleicht selbst eins malen. Welche Lieblingsfarbe und welche Lieblingsformen kristallisieren sich heraus? Viele Menschen benötigen äußere Bilder, um sich eigene innere Bilder im Kopf aufzubauen und um sich konkrete Veränderungen im Leben vorstellen zu können. Bilder geben uns Orientierung, »verdeutlichen« uns etwas und vermitteln uns Vergleiche. Machen Sie sich auf die Suche!

Und vergessen Sie nicht: Alle Formen der Sinnenfreude, ob gutes Essen oder Trinken, Entspannung oder die Hingabe an sonstige Leidenschaften, entfalten ihre volle Wirkung nur dann, wenn Sie einen Wechsel zwischen Genuss und Enthaltung praktizieren.

Das Genusstraining, auch »euthymes Verfahren« genannt, ist ein fester Bestandteil der heutigen Verhaltenstherapie, Gesundheitspsychologie und Gesundheitsförderung. Zu verdanken ist das den Psychologen Rainer Lutz und Eva Koppenhöfer, die 1983 die »Kleine Schule des Genießens« entwickelten, in der sie sieben Genussregeln formulierten[62]:

- Genuss braucht Zeit
- Genuss muss erlaubt sein (stehen Sie zu den alltäglichen, kleinen Genüssen)
- Weniger ist mehr (Genuss ist nicht Masse, sondern Qualität)
- Schulen Sie Ihre Sinne für Genuss
- Genießen Sie bewusst (Genuss findet in der Gegenwart statt)
- Genießen Sie auf Ihre Art
- Genuss ist alltäglich

Letztere Regel verweist darauf, dass Sie persönlichen Genuss und positive Gefühle in den kleinen Dingen des Alltags finden können. Wer im Leben nur auf Momente des großen Glücks wartet, wartet möglicherweise vergebens! Für Ihr persönliches »Wohlfühl-1×1« können Sie weitere Entdeckungen machen. Welche Lieblingsaktivitäten entspannen Sie? Vielleicht ein gutes Buch zu lesen? Ein heißes Bad zu genießen? Eine romantische Komödie anzusehen? Sex zu haben? Essen zu gehen? Notieren Sie diese Ideen und setzen Sie sie um! Es nützt Ihnen nämlich nichts, über diese Dinge nur nachzudenken – Sie müssen sie auch tun!

Eigene Lebenswerte (wieder)entdecken, wissen, was man ändern kann und was nicht, wieder genießen können, all das macht das Leben lebenswert. Anna spürt bereits, dass ihr der Alltag wieder mehr Spaß macht. Eine erfolgreiche Lebensführung und eine gute psychische und körperliche Gesundheit hängen wesentlich von einer hohen Lebenszufriedenheit ab. Sie ist einer der wichtigsten Balance- und Ressourcenfaktoren.

Wie lerne ich es, meine Belastungen auszuhalten?
Die Kunst einer achtsamen Lebensführung bezieht also eine selbstfürsorgliche Grundhaltung mit ein. Aus Sicht des Psychologen Matthias Berking bietet Selbstfürsorge die Möglichkeit, den Teufelskreis selbstabwertender Gedanken, der chronischen Stress aufrechterhält, zu durchbrechen.[63] Wer Mitgefühl mit sich selbst hat, der hält schwierige Lebenslagen besser aus, der kann sich selbst Mut machen. Selbstabwertenden Gedanken (»Ich bin zu blöd, ich schaff das nicht«) werden bewusst positive Eigenschaften gegenübergestellt.

Diese Art von Übungen führt auch Anna im IGM-Lebensstilprogramm durch. Sie hat die Aufgabe herauszufinden, worauf sie selbst stolz ist, was sie kann und wer sie wofür schätzt. Bei ihrer Tagesrückschau blickt sie bewusst auf Dinge, die ihr gelungen sind. Ihr Dialog mit sich selbst und ihre Wortwahl sollen dabei stets freundlich und wertschätzend sein. Sie lernt, sich beruhigend zuzureden, auch wenn etwas schiefgelaufen ist. Sie lobt sich, wenn sie etwas gut gemacht hat. Durch die Genussübungen ist sich Anna deutlich nähergekommen. Es war eine regelrechte Entdeckungsreise; sie weiß jetzt, was sie gern spürt und berührt, riecht und schmeckt. Sie entwickelt zunehmend das Gefühl, dass sich ihr Ich nicht nur im Atem, sondern auch in ihren Sinnen verankern könnte. Gerade die Kombination beider Übungen, von Sinnschule und bewertungsfreier Wahrnehmung, brachte ihr die Gewissheit, »wirklich in der Gegenwart zu sein«.

Anna wird von ihrem IGM-GesundheitsCoach auf eine weitere Übung hingewiesen: Sie soll darüber nachdenken, welche Dinge, Einsichten oder Handlungen ihr in der Vergangenheit geholfen haben, mit schwierigen Situationen umzugehen. In jedem Leben gibt es wohl gute und schlechte Zeiten. Es sind unsere biografischen Meilensteine. Anna erhält in ihrem elektronischen Gesundheitsdossier ein Werkzeug, die sogenannte biografische Anamnese, das ihr hilft, diese guten und schlechten Lebensereignisse auf einer Zeitachse grafisch abzubilden. Der Lebensrückblick ruft viele Erinnerungen wach – und er befördert die Erkenntnis, dass jedes negative Ereignis irgendwann in den Hintergrund tritt. Denn wir sind oft viel stärker, als wir annehmen! Doch was genau bringt uns dazu, Krisen und Erfahrungen zu verarbeiten?

Dank der biografischen Anamnese ordnet Anna Erfolge, positive Ereignisse und Rückschläge in einen zeitlichen Zusammenhang. Womöglich leitet sie ein Muster daraus ab, das ihr auch in Zukunft helfen wird. Durch die Bildcollagen, ihre identifizierten Lebenswerte und den Zeitstrahl entsteht ein nachvollziehbares und konstruktives Selbstbild.

Anna kann im Laufe der Zeit ihre biografische Anamnese immer mehr verfeinern. Gab es Stationen der Schul- und Berufsausbildung, Beziehungen und Liebschaften, Umzüge, finanzielle Probleme oder Unfälle, die für ihren Lebenslauf besonders wichtig waren? Gab es Lebensphasen, in denen es Anna besonders gut oder besonders schlecht ging? Vielleicht erinnert sie sich, welche Einstellungen und Gefühle damals hilfreich waren oder mit welchen Strategien sie Probleme lösen konnte. Ihre guten Schulabschlüsse etwa haben Anna immer aus der Klassengemeinschaft hervorgehoben. Das stärkte ihr Selbstvertrauen und ließ sie einen gewissen Ehrgeiz entwickeln, machte sie aber zugleich zur Außenseiterin. Dennoch hatte sie in allen Klassenstufen ein bis zwei enge Freundinnen. Der Kontakt zu ihrer besten Freundin besteht seit der Oberstufe, obwohl Anna vom Rest der Klasse als Streberin gemobbt wurde.

Ihre guten schulischen Leistungen führten dazu, dass Anna eine starke Selbstwirksamkeit entwickelte, also die Überzeugung, auch allen zukünftigen intellektuellen Anforderungen prinzipiell gewachsen zu sein. Dies brachte ihr gewiss den beruflichen Erfolg der späteren Jahre. In Annas digitaler Selbstvermessung finden sich immer noch gute Werte in den Bereichen Selbstwirksamkeit und Optimismus, doch in privaten und emotionalen Belangen blieb ihr dieses Glück bisher verwehrt.

Inzwischen hat Anna Ziele formuliert, was sie in ihrem Privatleben verändern möchte, und auch schon einiges davon umgesetzt. Jetzt hat sie sich vorgenommen, ein einwöchiges Intensivtraining an einem Kurort des IGM-Campus-Netzwerks durchzuführen. Im IGM-Programm wird dafür die siebte Woche des Basistrainings vorgeschlagen; da Anna aber zu dieser Zeit keinen Urlaub nehmen konnte, macht sie es später. Ihr IGM-GesundheitsCoach empfiehlt ihr eine Trainingswoche zum Thema »Mehr Resilienz im Alltag«.

Resilienz bedeutet allgemein die Fähigkeit, erfolgreich mit belastenden Lebensumständen und negativen Folgen von Stress umzugehen. »Resilienz« (vom lateinischen resilire, »zurückspringen«) wurde von der Physik in die Wissenschaft eingeführt, um die Eigenschaft bestimmter Werkstoffe zu bezeichnen, trotz großer Belastung nicht zu zerbrechen. Die Psychologie übertrug den Begriff auf den Menschen. Annas Trainingswoche bietet eine intensive Auseinandersetzung mit allen bisher beschriebenen psychosozialen und kognitiven Basiskompetenzen des IGM-Programms, die in der Summe Resilienz stärken können. Bislang gibt es noch keinen wissenschaftlichen Konsens darüber, woraus ein verbindliches Resilienzkonzept im Einzelnen besteht – allerdings ist es ohnehin fraglich, ob es ein solches überhaupt geben kann. Jeder von uns muss seinen eigenen Weg finden und entscheiden, welche der angeeigneten Kompetenzen sich in seinem Alltag bewähren.

In der Trainingswoche werden verschiedene Entspannungstechniken und ein zusätzliches Fasten angeboten. Anna entscheidet sich für die meditative Atementspannung, die sie bereits kennt, und möchte zusätzlich fasten. Nicht weil sie es vom Stoffwechsel her nötig hätte, sondern weil sie es als Chance begreift, auf mentaler Ebene eine tiefgreifende Erfahrung zu machen. Da sie weiß, dass ihr das Neinsagen immer noch schwerfällt, erhofft sie sich vom Fasten auch dafür Unterstützung. Aus gutem Grund, denn es ist bekannt, dass der Verzicht, die Willensbildung und die Überwindung und Kontrolle von Essimpulsen einen großen psychischen Effekt haben. Allgemeiner gefasst, schafft man dadurch eine gewisse Distanzierung vom eigenen »Ich« – die wir weiter oben als Beobachter-Ich im Zustand der bewertungsfreien Wahrnehmung bezeichnet haben.[64] Des Weiteren steigert das Fasten die Konzentrations- und Leistungsfähigkeit, wirkt angstmindernd und antidepressiv.[65]

Anna entscheidet sich für ein fünftägiges Vollfasten mit bis zu 350 Kalorien pro Tag; Alternativen wären mildere Formen des Verzichts wie das langsame Kauen nach F.X. Mayr oder tageszeitlich limitiertes Essen. Mentaler Erfolg und auch die im Folgenden erläuterten Phasen der Psychologie des Fastens sind nicht von der Intensität des Fastens, sondern vielmehr von der Motivation des Fastenden abhängig.

Eine psychosomatische Arbeitsgruppe um die Ärzte Stefan Brunnhuber und Oliver Somburg haben in jüngster Zeit eine »Psychologie des Fastens« entwickelt und dabei verschiedene psychologische Phasen des Fastenvorgangs beschrieben.[66] In einer Einführungsphase mit praktischen und theoretischen Informationen über das achtsame Essen und Fasten klärt der Teilnehmer für sich, welche Form des Fastens er sich vorstellen kann und welche persönliche Motivation dem Vorhaben zugrunde liegt. Es wird deutlich gemacht, dass das Fasten auch geistige und intellektuelle Funktionen einbezieht. Konkret bedeutet dies, in der Zeit des geistigen Fastens weniger zu sprechen und zu denken und dafür eine kontemplative, das eigene Leben – in Stille – betrachtende Haltung einzunehmen. Hier wird das Fasten zu einem »Mittel, um an sich etwas zu erkennen und zu ändern«, so die Arbeitsgruppe.

In einer weiteren psychologischen Anpassungsphase des Fastens steht das »innere Loslassen« von Gewohnheiten und täglichen Ritualen, besonders natürlich des Essens, im Vordergrund. Hier gibt es häufig – aber nicht zwangsläufig – die bekannten Fastenkrisen mit Leistungsabfall und Kreislaufinstabilität. Diese Zeit wird mitunter als kritisch und instabil erlebt.

Im Gegensatz dazu ist die nächste Phase von einem starken Gefühl der Selbstwirksamkeit geprägt, von der Gewissheit, alle Anforderungen zu bewältigen, die mit dem Essensverzicht verbunden sind. Die Fastenden beobachten und unterstützen die körperlichen und emotionalen Vorgänge, die sich während des Fastens einstellen. Sie erleben die Resultate des Fastenprozesses, die Körpergewichtsreduzierung, den gereinigten Darm, den zunehmend als klar empfundenen Kopf oder die steigende Leistungsfähigkeit, als persönliche Errungenschaft und Selbststärkung.

Der Verzicht bewirkt, dass die Betroffenen nicht nur den Hunger und das Essen sowie die damit verbundenen Gefühle loslassen, sondern auch den persönlichen Eigennutz und Egoismus. Die Perspektive verschiebt sich von der bisherigen Abhängigkeit, Ich-Bezogenheit und Verhaltensfixierung in Richtung neuer Verhaltensvorsätze und Einstellungen. Durch diesen Prozess (der psychologisch auch als Des-Identifikation bezeichnet wird) können Gefühle von Dankbarkeit, Absichtslosigkeit und Mitgefühl sich selbst und anderen gegenüber entstehen. »Je besser es dem Einzelnen gelingt, diesem Prozess der Selbsterkenntnis Raum zu geben, desto mehr wird sich Einsicht und Bereitschaft zur Veränderung des eigenen Lebens entwickeln können«, heißt es in der »Psychologie des Fastens«.

Annas Intensivtrainingswoche endet mit einer wichtigen Übung: Sie soll sich in einer Fantasiereise möglichst konkret vorstellen, wie sie ihren Lebensstil in allen wesentlichen Kontexten – Körper, Arbeit und Soziales, Beziehungen und Selbstverwirklichung – verändern möchte. Wie könnte ihre angestrebte Zukunft aussehen? Wie bringt sie mehr Harmonie und Gleichgewicht in die einzelnen Lebensbereiche?

Es bestehen gute Voraussetzungen, dass Anna von der Kombination aus Achtsamkeitsübungen und Fasten profitiert. Insbesondere wird dabei ihre innere Überzeugung gestärkt, automatisiertes Gewohnheitsdenken und -verhalten durch Selbstbeobachtung und ergebnisorientiertes Handeln durchbrechen zu können. Nach der Intensivtrainingswoche sollte es ihr gelingen, die zentralen Fragen eines jeden Lebensstilprogramms zu beantworten: Was muss ich im Leben akzeptieren? Was kann und darf ich im Leben verändern?

Darüber hinaus soll das IGM-Programm jeden Teilnehmer in die Lage versetzen, die eigenen mehr oder weniger gelingenden Lern- und Ergebnisprozesse durch Selbstvermessung zu überprüfen. In diesem Zusammenhang lohnt es sich, das Ergebnis des Fragebogens zur Lebensorientierung, auch Kohärenzgefühl genannt, mit einzubeziehen. Es ist ein Maß dafür, wie stimmig Anna ihr Leben in Bezug auf das, was sie beruflich und privat tagein und tagaus macht, empfindet. Ihr Ausgangswert lag knapp unter der Normgrenze und wies darauf hin, dass sie eher geringes Vertrauen in die eigene Lebensführung hatte. Dies steht eigentlich im Widerspruch zu ihrer erfolgreichen Lebensgeschichte, kann aber so gedeutet werden, dass sie bisher Angst vor dem Scheitern im Beziehungsleben hatte und dies durch beruflichen Erfolg kompensieren wollte – was sie mittlerweile erfolgreich hinterfragen kann. Die vierteljährlichen Erhebungen der Lebenszufriedenheitswerte werden zeigen, ob sich ihre Schutzfaktoren der psychischen Gesundheit tatsächlich verbessern.

Mein soziales Netzwerk
Ein weiterer Schutzfaktor der Gesundheit und damit auch der erfolgreichen Lebensführung ist ein starkes soziales Netz. Es bietet Hilfe, wenn es nötig wird und wir gelernt haben, diese Hilfe anzunehmen. Anna ist froh, dass sie mit ihrer besten Freundin eine enge Vertrauensperson an ihrer Seite hat. Positive Beziehungen sind wichtig für das eigene Wohlbefinden und ermöglichen Teilhabe an der Gesellschaft. Ein soziales Netz setzt sich zusammen aus Familienmitgliedern, Verwandten und Freunden, ebenso wie aus Arbeitskollegen, Bekannten, Nachbarn, Partei- und Vereinsmitgliedern oder Geschäftsfreunden.

Jede Person in diesem sozialen Netzwerk steht uns unterschiedlich nah. Es geht nicht darum, möglichst viele Kontakte zu pflegen, sondern den Beziehungen eine Qualität von Belastbarkeit, Vertrautheit und Nähe zu geben: Wie stark bin ich mit anderen durch Gefühle und Ideen verbunden? Werde ich von anderen wertgeschätzt und anerkannt, so wie ich bin, und umgekehrt? Habe ich von diesen Personen bereits Unterstützung in schwierigen Situationen erfahren? Welche Geheimnisse kann ich dieser oder jener Person wirklich anvertrauen?

Anna nimmt sich ein weiteres Projekt vor, es trägt den Namen »Mein soziales Netzwerk«. Sie hat bereits ihre Collage mit ihren wichtigsten Personen angefertigt, und nun soll sie die verschiedenen Kontakte in den Lebensbereichen Arbeit / Soziales / Wohnen, Familie / Verwandte und Freunde / Bekannte um sich herum anordnen. Annas »Ich« steht in der Mitte. Vielleicht ist es auch interessant, zwei verschiedene Grafiken anzufertigen: eine mit ihrem Partner und eine ohne ihn. Gibt es Menschen, mit denen Anna – außerhalb ihrer Partnerschaft – lachen und Spaß haben kann? Gibt es Menschen, die sich regelmäßig nach Anna erkundigen, was sie macht und wie sie sich fühlt?

Ein Netzwerk von Menschen, das uns sozial unterstützt, ist kein Vorratslager, aus dem wir uns bedienen können, sobald wir Bedarf verspüren. Ein soziales Netz braucht eine große Portion Pflege und Zuwendung. Anna überlegt sich nun, welche Kontakte sie wieder auffrischen und verbessern möchte. Dafür soll sie konkrete Schritte planen und in der Zeichnung farbig eintragen, zum Beispiel ein kleines Fest feiern oder jemandem einen Freundschaftsdienst erweisen.

Wie gehe ich mit meiner Zeit um?
Zeit ist die wichtigste und wertvollste Ressource des Menschen, die uns aus individueller Sicht auf unbekannte Dauer gegeben

wird. »Wie viel Zeit wofür?« ist deshalb auch eine Kernfrage jeder Lebensplanung. Anna und Anton konnten diese Frage mit Hilfe der Zeitprotokollierung für einige Wochen ihres Lebens bereits beantworten. Die Natur und damit auch der Mensch sind in einem fortwährenden Rhythmus von Werden, Entwickeln und Vergehen eingebunden. Die Frage nach Zeitgestalt und Zeitstruktur, nach dem eigenen Lebensrhythmus ist im Rahmen einer Standortbestimmung eine wichtige Orientierungshilfe.

Alle natürlichen Vorgänge erweisen sich als rhythmisch. Auch der Mensch mit seiner biologischen Zeitorganisation ist in dieser Weise strukturiert: Etwas kehrt innerhalb eines bestimmten Zeitraumes wieder und ist gleichzeitig von Wechselseitigkeit bestimmt (plus und minus, kalt und warm, hell und dunkel). Unsere Körperfunktionen organisieren im Tagesrhythmus den selbstständigen Erhalt des Organismus. Hierzu zählen zum einen das Nervensystem (elektrische Vorgänge in Bruchteilen von Sekunden) mit seiner schnellen Informationsübertragung, zum anderen alle Stoffwechselbereiche mit langsamerer Rhythmik, etwa das Hungergefühl, der Schlaf-Wach-Rhythmus, der Wärmehaushalt, die Nahrungsausscheidung. So ist uns allen der tägliche Gang zur Toilette ein bekanntes Beispiel für eine in der Regel zeitlich verlässliche und individuelle Zeitrhythmik. Ebenso kennt jeder die oft unangenehmen Auswirkungen, sollte dieser Rhythmus gestört werden. Ein weiterer Fall der 24-Stunden-Rhythmik ist die Körpertemperatur, die morgens am niedrigsten und nachmittags am höchsten ist. Damit verbunden sind die Rhythmen von Atmung und Herzschlag und die emotionale Stress-Regulation. Selbstheilungsvorgänge wie die Wundheilung oder immunologische Abwehrleistungen beanspruchen typischerweise einen Zeitraum von circa sieben Tagen. (Deshalb werden nach Operationen meist nach einer Woche die Fäden gezogen.)

Beispiele für längere Rhythmen sind der 28-tägige weibliche Menstruationszyklus, der Erholungszyklus oder die Klimaanpassung. Wer sich über Jahre keinen Urlaub gönnt, stets Leistung erbringt und meint, das alles später nachholen zu können, wird irgendwann sehr erschöpft sein. Unter chronohygienischen Gesichtspunkten kommt dem regelmäßigen Wechsel von Leistung und Erholung, Arbeit und Ruhe, Schlafen und Wachen sowie Anspannung und Entspannung eine wichtige Bedeutung für die neurovegetative Stabilität zu. Die Einhaltung von Regelmäßigkeit ist eine wichtige gesundheitshygienische Maßnahme, um die biologischen Rhythmen des Menschen zu unterstützen. Alle modernen wie traditionellen Gesundheitslehren fordern deshalb eine rhythmusgerechte Lebensweise.

Wer jeden Tag zu unterschiedlichsten Zeiten seine Mahlzeiten zu sich nimmt, wird möglicherweise irgendwann Magen-Darm-Probleme bekommen, da sich der Körper auf diesen Wechsel nicht einstellen kann. Ähnlich verhält es sich, wenn es dem Menschen nicht gelingt, regelmäßige Bewegungs- und Schlafzeiten sowie individuelle Zeitrituale mit bestimmten Genussmomenten einzuhalten. Erholungsphasen sind ebenso zu planen wie die beruflichen Verpflichtungen. Wer sich jahrelang verausgabt, läuft Gefahr, ein Burn-out zu erleiden.

Auch die äußere Natur mit ihrem Tages- und Jahresrhythmus prägt unsere physiologischen Abläufe. Hier spielt das Licht eine bedeutende Rolle. Es sind die verschiedenen Hell- und Dunkelphasen der Jahreszeiten, die ihren Einfluss auf die menschlichen Lebensaktivitäten und Stimmungen ausüben. Wenn jedoch die künstliche »Lichtverschmutzung« die Nacht zum Tag macht, dann können und wollen wir nicht mehr ausreichend schlafen. Da die Mehrzahl der Menschen nicht in der Landwirtschaft tätig ist, müssen wir unseren Lebensrhythmus kaum noch unmittelbar der Natur anpassen. Durch den Flugverkehr sind weder Zeit-

noch Klimazonen ein Hindernis, und wir trotzen innerhalb weniger Stunden dem Rhythmus der Natur. Gesundheitlich besonders gefährdet sind Schichtarbeiter sowie Menschen, die ständig in verschiedenen Zeitzonen unterwegs sind.

Die Jahreszeiten beeinflussen nicht zuletzt die regionale Ernte saisonaler Lebensmittel, die wir aus ökologischer Sicht bevorzugt verzehren sollten. Langwellige Rhythmen gliedern das gesamte Leben der Menschen. So zeigen verschiedene Lebensphasen, das Kleinkindalter, die Pubertät, das Erwachsenenalter bis hin zum Ruhestand, unterschiedliche Bedürfnisse und Anforderungen. Es ist nicht immer leicht, eine phasengerechte Lebensweise zu finden. Die Biologie des Alterns sollte aber bevorzugt mit einem gesunden Lebensstil und nicht mit Chirurgie und Wundstarrkrampfgiften unterstützt und beeinflusst werden.

Wie schaffen wir es, das eigene Leben wieder den natürlichen inneren und äußeren Rhythmen anzupassen, anstatt es allein von Arbeit und Werbung takten zu lassen? Ein weiteres Mal erweist sich die Fähigkeit zur Selbstwahrnehmung als besonders wichtig: Wann sind wir müde oder wach, erholungsbedürftig oder leistungsbereit? Urlaub ist die Zeit der Erholung und Regeneration von Geist, Seele und Körper – nicht die Zeit von Wettbewerb, Arbeit und Maßlosigkeit.

Natürliche Rhythmen finden wir in uns selbst, etwa, wie in Annas Fall, in unserem eigenen Atem. Anton hat hingegen seinen Laufrhythmus entdeckt: Das Laufen ist sein individueller Rhythmusgeber. Die Sinnesübungen haben beiden die Entdeckung ihrer ganz persönlichen Musikrichtung und damit Zugang zu ihren natürlichen Tonrhythmen ermöglicht. Ernährung, Bewegung und Stressmanagement sind die wichtigsten Handlungsfelder jeder gesundheitsorientierten Lebensführung. Deshalb haben wir Anna und Anton in diesen Bereichen begleitet. Für ein umfassendes Gesundheitskonzept sind aber weitere physiologische Basisfunktionen der körperlichen Gesundheit einzubeziehen, zum Beispiel unser Schlaf, unsere Abwehrkräfte und unser Wärmehaushalt. Auch hierfür gibt es einige Selbsthilfetechniken vorwiegend aus dem naturheilkundlichen Bereich, die uns in der täglichen Gesundheitshygiene unterstützen.

Mein Heil- und Naturmittelpaket – der bewusste Umgang mit Schlaf, Abwehr und Wärmehaushalt

Schlaf ist ein Grundbedürfnis des Menschen, wie Essen und Trinken. Circa ein Drittel unseres Lebens verbringen wir schlafend. Wenn Sie ein Gutschläfer sind, wird Sie dieser Abschnitt des Buches weniger interessieren, denn Sie machen ohnehin alles richtig – oder besser gesagt: Ihr Schlaf findet alle richtigen Bedingungen. Es kommt also wieder auf Ihren inneren Arzt an und auf das, was Sie selbst zu einem gesunden Schlaf beitragen. Mit der täglichen Gesundheitshygiene sind all jene Maßnahmen gemeint, die Ihrer Gesundheit dienen, im Falle des Schlafs also all Ihre Gewohnheiten am Tage wie in der Nacht, die für einen gesunden Schlaf wichtig sind.

In Annas Zeit-Stimmungs-Analyse zeigt sich eine durchschnittliche Schlafzeit von acht Stunden, damit liegt sie etwas über dem deutschen Standard von sieben Stunden. Die Bandbreite des Schlafverhaltens ist groß: Manche Menschen kommen mit vier Stunden aus, andere benötigen zehn. Anna ist mit ihrem Schlaf nicht wirklich zufrieden, im »Psycho-vegetativen Stabilitätstest« vermerkt sie »Einschlafstörungen« und einen »unruhigen Schlaf«. Sie braucht zum Einschlafen im Allgemeinen länger als 30 Minuten und sieht im Rahmen ihrer Selbstbeobachtungswoche, dass die Einschlafprobleme zwei- bis dreimal in der Woche auftreten. Tagsüber fühlt sie sich im beruflichen Umfeld leistungsfähig. Wenn sie aber zu Hause ist, überfallen sie häufig Müdigkeit und Kraftlosigkeit, insbesondere vor dem Fernseher. Manche ihrer Arbeitskollegen machen tagsüber ungewollte Nickerchen – gern auch mal mitten in einem Meeting. So weit ist es bei Anna noch nicht, und so weit soll es auch nicht kommen. Sie möchte deshalb mehr über den Schlaf erfahren und ihre persönliche Schlafhygiene verbessern.

Warum ist unser Schlaf so wichtig?
Der Schlaf sorgt für viele wichtige Erholungs- und Selbstheilungsprozesse. Er ist essenziell für die Funktion von Immunsystem, Stoffwechsel und Hormonhaushalt und beeinflusst die Leistungsfähigkeit und das Wohlbefinden des Menschen. Während des Schlafens speichert das Gehirn Informationen, verarbeitet Erlebtes und löst Probleme, unsere Muskeln und Knochen wachsen, das Immun- und Hormonsystem arbeitet an vielfältigen Aufgaben, die Wirbelsäule mit ihren Bandscheiben und viele wichtige Organfunktionen des Menschen können sich erholen. In der Zeit des Wachseins baut sich ein ständig wachsender Schlafdruck auf, bis die Müdigkeit schließlich so groß ist, dass wir zu Bett gehen. Der Schlafdruck ist mit einem Fass vergleichbar, das während der Wachphase des Menschen stetig mit Wasser gefüllt wird. Jede »Schlafaktion«, egal ob kurzes Dösen, Power-Nap oder Fernsehschlaf, lässt Wasser aus dem Hahn abfließen.[67] Die erste nächtliche Tiefschlafphase nimmt den größten Schlafdruck aus dem Fass.

Wie viel Schlaf benötige ich?
Das Schlafbedürfnis der Menschen ist je nach Alter, Genetik und Lebensbedingungen sehr unterschiedlich. Säuglinge schlafen

und träumen circa zwölf bis vierzehn Stunden, Teenager acht bis neun Stunden und Menschen über siebzig nur noch fünf bis sieben Stunden. Aber auch eine standardisierte Schlafdauer für Menschen gleichen Alters gibt es nicht. Schlafen wir ein paar Nächte hintereinander zu wenig, können wir das Defizit in der Regel wieder ausgleichen, etwa indem wir am Wochenende erst spät aufstehen. Prinzipiell können Sie nach schlechten Schlafnächten auch wieder gute erwarten!

Die Frage nach Schlafdauer und Schlafzeitpunkt jedes Einzelnen hängt nicht zuletzt von den individuellen Rhythmen und damit vom Zeittypus (Chronotypus) der Menschen ab.[68] Die meisten Menschen sind eher morgens aktiv und werden abends müde. Bei ausgeprägten Frühtypen spricht man von »Lerchen«, bei Spättypen von »Eulen«. Letztere Abendmenschen sind nachtaktiv und haben spätere Zubettgehens- und Aufstehzeiten. Diese Verschiebung scheint primär am um ein bis zwei Stunden verzögerten Anstieg der Körpertemperatur am späteren Nachmittag und dem sehr langsamen Abfall danach zu liegen; bei den Lerchen ist es umgekehrt. Denn unser Schlafverhalten ist eng mit dem Verlauf der Kerntemperatur des Körpers vernetzt. Wir benötigen die richtige »Betriebstemperatur«, um nachts einschlafen zu können.[69] Zwischen zwei und vier Uhr früh fällt die Temperatur um ein bis 1,5 Grad.[70] In den Morgenstunden steigt sie wieder an, unser Körper wird aktiviert und wir erwachen. Dabei helfen uns auch die im letzten Drittel des Schlafs produzierten Stresshormone.

Unser Schlaf verläuft wellenförmig!
Wir schlafen in Stadien, die wir mehrmals in der Nacht in etwa 90-minütigen Zyklen durchlaufen: Ist uns das Einschlafen als Zustand des Dösens mit gelegentlich fremd wirkenden Gedanken und Bildern gelungen, sinken wir in einen Leichtschlaf. In

beiden Phasen lassen wir uns noch immer leicht aufwecken. Die Anspannung in der Muskulatur verringert sich, Puls und Atmung sind gleichmäßig, die Körpertemperatur sinkt. Im Leichtschlaf verbringen wir circa die Hälfte der gesamten Schlafzeit.[71]

Je tiefer wir einschlafen, desto mehr entspannen sich unsere Muskeln, die Augenbewegungen werden ruhiger, der Blutdruck fällt und die Atmung verlangsamt sich. Damit ist die Tiefschlafphase erreicht, und wir sind schwer erweckbar. Jetzt laufen wichtige Erholungs- und Regenerationsvorgänge ab. Es werden vermehrt Wachstumshormone ausgeschüttet. Der erwachsene Mensch verbringt etwa 20 Prozent der Nacht in dieser Phase. Am Ende des Gesamtzyklus beginnt die sogenannte REM-Phase (für »rapid eye movement«), in der die Augen sich rasch hin und her, hoch und runter bewegen. Auch unsere Herz-Kreislauf-Funktionen wie Atmung, Blutdruck und Herzschlag werden schneller und unregelmäßiger. Die Genitalien werden stärker durchblutet, es kommt zu Erektionen. In dieser Zeit träumen wir Menschen. Deshalb sorgt unser Gehirn dafür, dass die Muskulatur extrem erschlafft, da wir sonst die im Traum erlebte Verfolgungsjagd tatsächlich muskulär umsetzen würden. Wer in diesem Stadium aufwacht, kann sich meist gut an seine Träume erinnern.

Die Reihenfolge und Wiederholung dieser Stadien bestimmt im Wesentlichen, ob wir die zurückliegende Nacht als erholsam empfunden haben. Wie »effizient« wir schlafen, hängt also nicht nur von der Stundenzahl ab, sondern auch von der Anzahl der Schlafzyklen. Im Übrigen enthält auch ein gesunder Schlaf zehn bis zwanzig Aufwachphasen, an die sich der Mensch meist nicht erinnert. Auch mehrmaliges Umdrehen (bis zu zehn Mal pro Nacht) ist normal.[72]

Finden Sie heraus, was Ihre Schlafhygiene fördert!
Es gibt verschiedene Bedingungen, die einen gesunden Schlaf unterstützen. Da das Schlafverhalten sehr individuell ausgeprägt ist, sollten Sie herausfinden, welche der folgenden Empfehlungen Sie nutzen wollen:

Führen Sie ein persönliches Einschlafritual ein! Damit wir abends problemlos einschlafen können, benötigen wir entsprechende Reize und wohltuende, beruhigende Alltagsrituale. Als Kinder haben wir uns auf die Gute-Nacht-Geschichte gefreut, heute sind es meist die Botschaften und Nachrichten aus Handy, Computer oder Fernsehapparat, die vor dem Zubettgehen auf uns einströmen. Mit virtuellen Informationen versuchen wir, uns abends von den persönlichen Alltagssorgen und der Alltagshektik, vielleicht auch von uns selbst, abzulenken. Wenn Sie trotz dieses Medienkonsums anschließend zur Ruhe finden, sind Sie ein wirklich guter Schläfer! In der Regel ist dieses Ritual nicht sehr schlaffördernd, denn durch schnelle Bildfolgen, emotionale Auseinandersetzungen und mögliche Problemdiskussionen wird das Großhirn stark beansprucht.[73] Es benötigt dann einige Zeit, um wieder in eine Ruhephase zu gelangen.

Vielleicht haben Sie bereits ein anderes Ritual, das die Nacht einläutet: ein Buch lesen, ein Räucherstäbchen abbrennen, ruhige Musik hören, einen kurzen Spaziergang mit oder ohne Hund oder vielleicht nur alle Lichter im Haus ausschalten und die Fenster und Türen kontrollieren? Wichtig ist dabei die Koppelung zwischen diesen Tätigkeiten und dem Zubettgehen. Anna erfährt von ihrem GesundheitsCoach, dass sie die achtsamkeitsbasierten Atemübungen auch einsetzen kann, um ihre Einschlafprobleme zu lindern. Die Übungen helfen ihr nicht nur während des Tages, im Kopf »herunterzukommen«, sondern eignen sich auch als Zubettgehritual. Darüber hinaus soll sie das Wegdösen vor dem Fernseher vermeiden, da es ihr die nötige Müdigkeit zum späteren Einschlafen nimmt.

Halten Sie Ihren biologischen Rhythmus aufrecht und gehen Sie möglichst immer zur gleichen Zeit ins Bett und stehen Sie auch zur gleichen Zeit wieder auf. Versuchen Sie, diese Regelmäßigkeit mit einer maximalen Abweichung von 30 Minuten einzuhalten (Ausnahmen bestätigen die Regel!). Verzichten Sie auf ausgedehnten Tagesschlaf. Ein Nickerchen gegen 14 Uhr ist aber ausdrücklich erlaubt. Als Schlafgesunder sollten Sie durchaus – wenn Sie es einrichten können – einen Mittagsschlaf einlegen. Der Erholungswert des Mittagsschlafs ist wissenschaftlich untersucht und bestätigt.[74] Er sollte allerdings vor 15 Uhr erfolgen und nicht länger als 20 bis 30 Minuten andauern. Ein späterer Zeitpunkt kann Ein- und Durchschlafstörungen begünstigen.

Ebenso fördert eine ausreichende körperliche Ertüchtigung am Tag den Schlaf. Denken Sie an Ihr tägliches Schrittepensum und auch den Anteil der kreislaufaktivierenden Bewegung. Allerdings sollten Sie sich nicht kurz vor dem Zubettgehen oder nach 20 Uhr verausgaben, sondern im Idealfall am späten Nachmittag. Die durch Sport hervorgerufene starke Aktivierung des Sympathikus könnte das Einschlafen verzögern.

Drei Stunden vor dem Schlafengehen sollten Sie keine schweren und kohlenhydrathaltigen Mahlzeiten zu sich nehmen. Auch größere Trinkmengen können wegen einer zu vollen Blase und mehrmaligen Toilettengängen problematisch sein. Späte Mahlzeiten führen zu erhöhten Magen- und Darmtätigkeiten und damit zu Schlafstörungen. Nachts sind auch einige ernährungsrelevante Hormone und Botenstoffe aktiv. Das Appetit dämpfende Leptin wird normalerweise vermehrt ausgeschüttet, das Hungerhormon Ghrelin reduziert.[75] Wir verspüren deshalb im Schlaf keinen Hunger. Wenn wir aber immer wach liegen, gerät dieser Hormonstoffwechsel durcheinander, wir bekommen Appetit und plündern den Kühlschrank.

Wein und Bier sind kein geeigneter Schlaftrunk – auch wenn das Einschlafen zunächst besser gelingt, da der Alkoholgenuss entspannt und angstlösend ist. Er führt aber zu einer schlechteren Schlafqualität und beeinträchtigt vor allem die zweite Nachthälfte: Mehr oberflächliche Schlaf- und Aufwachphasen sind die Folge. Bereits geringe Mengen Alkohol können zu einer Erschlaffung der Zungengrundmuskulatur führen. Liegt der Schläfer zusätzlich auf dem Rücken, versperrt der dicke Zungengrund den Luftweg und er beginnt zu schnarchen. Die Situation kann sich noch dadurch verschlechtern, dass bei chronischen Schnarchern die gesamte Gewebe- und Muskelspannung von Zunge, Gaumensegel und Zäpfchen immer mehr nachlässt. Ist der Schnarcher übergewichtig und hat sein Halsumfang deutlich zugenommen, sorgt dies für Enge im Rachenraum. In diesem Fall ist das Abnehmen die hilfreichste Gegenmaßnahme.

Sowohl Nikotin als auch Koffein regen das zentrale Nervensystem an und stören den Schlaf. Deshalb sollte vor dem Zubettgehen nicht mehr geraucht werden. Das Koffein hat eine lange individuelle Halbwertszeit, das heißt, es dauert zwischen drei und sechs Stunden, bis die Hälfte des Koffeins vom Körper abgebaut wurde. Deshalb sollten Sie bis zu sechs Stunden vor dem Einschlafen (besser nach dem Mittagessen) auf koffeinhaltige Lebensmittel verzichten. Die Reaktion auf Koffein ist jedoch individuell unterschiedlich, sodass jeder seine persönliche Verträglichkeit herausfinden muss. Und: Im höheren Alter ist es paradoxerweise möglich, dass der Mensch mit Schläfrigkeit auf Koffein reagiert. Auch Appetitzügler können das zentrale Nervensystem anregen und dadurch Schlafstörungen verursachen.

Gestalten Sie Ihre Schlafumgebung möglichst angenehm und schlaffördernd. Arbeiten, Computerspielen, Fernsehen oder Essen sind Tätigkeiten, die nicht ins Schlafzimmer gehören. Das Gehirn soll mit dem Bett nur das Schlafen verbinden (auch Beischlaf fällt darunter), und keine diversen Alltagsaktivitäten. Eine Ausnahme stellt Ihr Schlafritual dar, falls es mit dem Bett oder Schlafzimmer zu tun hat, etwa das abendliche Lesen. Damit entstehen eine Signalwirkung und eine Art auslösender Reiz für das Gehirn, dass nun Ihr Schlaf bevorsteht.

Das Schlafzimmer sollte gut durchlüftet und kühl sein (15 bis 18 Grad). Ebenso ist Dunkelheit eine wichtige Schlafbedingung. Lärm ist eine Störquelle, an die sich der Mensch nicht so einfach anpassen kann. Wenn das Schnarchen des Partners Sie wachhält, sollten Sie getrennte Schlafzimmer einrichten, falls Ihre Wohnung es zulässt. Das ist kein Liebesentzug, sondern lediglich vernünftig. Sie sollten genügend Platz im Bett haben und möglichst temperaturausgleichende, also atmungsaktive Bettwäsche verwenden.

Was tun, wenn eine Schlafstörung vorliegt?
Schlafstörungen zählen heute zu den häufigsten Alltagsbeschwerden und Symptomen. Sie sind mit einer Vielzahl von körperlichen und psychischen Gesundheitsstörungen verbunden. Es gibt verschiedene Formen der Beeinträchtigung, die wichtigste ist die Ein- und Durchschlafstörung, die sogenannte Insomnie. Sie ist dadurch gekennzeichnet, dass sie mehr als dreimal in der Woche auftritt und seit mindestens drei Monaten vorliegt. Bei einer Dauer von mehr als drei Monaten spricht man von einer chronischen Schlafstörung, bei der man einen Schlafexperten hinzuziehen sollte.[76] Bei einer chronischen Schlafstörung dauern die Einschlafphasen deutlich länger als 30 Minuten (normal sind fünf bis 25 Minuten), die Betroffenen erwachen häufig und haben zugleich Schwierigkeiten, wieder einzuschlafen. Ein wichtiges Symptom für eine Insomnie be-

steht außerdem darin, dass man am nächsten Morgen das Gefühl hat, nicht richtig ausgeschlafen und erholt zu sein.

Kommt es zu einer vermehrten Tagesschläfrigkeit mit ungewollten Nickerchen und hohem Schlafdruck, wird von einer Hypersomnie gesprochen. Um andere Schlafprobleme wie etwa die schlafbezogene Bewegungsstörung (»Restless-legs-Syndrom«), das Schlafwandeln oder eine schwer gestörte Atmung während der Nacht (Schlaf-Apnoe-Syndrom) soll es hier nicht gehen, denn sie sind von Schlafexperten zu betreuen.

Schlafstörungen haben komplexe Ursachen und weisen meist auf ein Ungleichgewicht zwischen persönlichen Ressourcen und den umfassenden Lebensanforderungen hin. Deshalb sollten Schlafstörungen nicht isoliert betrachtet, sondern in ein Gesamtkonzept eingebunden werden, wie dies bei Anna und Anton der Fall ist. Das Selbstmanagement für Menschen mit Ein- und Durchschlafstörungen beginnt zunächst damit, dass sie versuchen, die oben genannten Empfehlungen für eine gesunde Schlafhygiene einzuhalten. Nur beim Mittagsschlaf sollte man vorsichtig sein, da es für die meisten Schlafgestörten wichtig ist, dass sie sich den durch die Aktivitäten des Tages anwachsenden Schlafdruck für das Einschlafen aufbewahren. Probieren Sie es am besten selbst aus und fragen Sie sich: Waren die Nächte mit Mittagsschlaf besser oder schlechter?

Dies führt auch schon zur nächsten Empfehlung: Führen Sie ein Schlafprotokoll! Eine entsprechende Dokumentationshilfe finden Sie im Gesundheitsportal bei den Selbstbeobachtungsprotokollen. Hierbei ist es wichtig, die gesamte Liegezeit festzuhalten, also jene Stunden, die Sie im Bett verbringen. Notieren Sie nicht nur die Zubettgeh- und Aufstehzeit, sondern auch die ungefähre Einschlaf- und Aufwachzeit. Am Abend sollten Sie das Schlafprotokoll durch eine Angabe zum Tagesschlaf ergänzen, das heißt ob und wie viel Sie tagsüber geschlafen haben. Darüber hinaus gibt es ein Feld, in dem Sie etwaigen Alkoholgenuss oder die Einnahme von Schlaftabletten vermerken können.

Bitte schätzen Sie die Einschlafdauer, nächtliches Aufwachen und anschließende Wachzeiten erst am nächsten Morgen. Während der Nacht verzichten wir bewusst auf exakte Zeitangaben, da es dazu führen könnte, dass Sie nachts ständig auf die Uhr sehen und irrationale Gedanken entwickeln: »Jetzt habe ich nur noch drei Stunden, bis der Wecker klingelt – ich muss unbedingt schlafen, damit ich morgen fit bin!« Diese stressverschärfenden Gedanken haben wir bereits weiter oben kennengelernt – sie erreichen das genaue Gegenteil.

Die bisherigen Empfehlungen zur Schlafhygiene können nun durch weitere Ratschläge und einfache Selbsthilfetechniken aus dem Heil- und Naturmittel-Paket erweitert werden. Falls Sie längere Wachphasen haben (ungefähr 15 Minuten) und diese Wachzeiten unangenehm und belastend sind, ist es manchmal besser aufzustehen, damit Ihr Gehirn das Bett nicht mit einem negativen und ungemütlichen Ort gleichsetzt. Suchen Sie sich stattdessen eine beruhigende und entspannende Tätigkeit im Halbdunkel. Vielleicht gelingt es Ihnen aber doch im Bett zu bleiben und die Wachheit zu nutzen, einfache Achtsamkeitsübungen durchzuführen. Hierbei eignen sich erneut die Atementspannung oder eingeübte Fantasiereisen. Und denken Sie daran – gehen Sie nachts nicht an den Kühlschrank!

Selbsthilfe bei Schlafproblemen

Die Kneipp-Hydrotherapie besteht aus Wasserbehandlungen mit Temperaturreizen. Heißes und kaltes Wasser aktiviert über die Vielzahl von Hautsensoren das menschliche Temperaturregelsystem, dessen Zentrale im Zwischenhirn liegt. Durch hormonal-vegetative Reaktionen und segmentgebundene Rückenmarksnerven kommt es zur Reizung von Hautgefäßen, die sich zunächst verengen und anschließend erweitern. So wird die Durchblutung angeregt, die betroffenen Hautbereiche röten sich. Vor allem die Durchblutung der feinen Haargefäße (Kapillaren) wird gefördert, und die Venen werden durch das kalte Wasser gekräftigt.[77]

Folgende Selbsthilfetechniken sind leicht umzusetzen und eignen sich gut für zu Hause. Die individuelle Selbstbehandlung lohnt sich mit Sicherheit, das zeigt die jahrzehntelange Praxis:

Nasse Socken sind schlaffördernd, beruhigend und leicht blutdrucksenkend. Wenn Sie kalte Füße haben und frieren, sollten Sie vorsichtig sein: Sie können die Füße aufwärmen, indem Sie ein warmes Fußbad machen und die Anwendung mit einer Wärmeflasche unterstützen. Sie benötigen für diese Maßnahme dünne Leinensocken, die Sie in kaltes Wasser tauchen, gut auswringen und anziehen. Darüber ziehen Sie warme Wollsocken und gehen dann zu Bett. Die Socken sollen bis zum Morgen an den Füßen bleiben.

Ein kalter Kniegss vor dem Schlafengehen entlastet die Venen und fördert den Schlaf. Er wirkt blutdruckregulierend, durchblutungsfördernd, tonisierend (kräftigend) auf die Venen und beruhigend. Dieser Guss ist nicht geeignet für Patienten mit Hexenschuss, Harnwegsentzündungen und Durchblutungsstörungen der Beine sowie während der Menstruation. Man stellt sich in der Bade- oder Duschwanne am besten auf einen Rost, damit das Wasser gut ablaufen kann und man nicht während des Gusses im Wasser steht. Nehmen Sie den Brausekopf der Dusche in die rechte Hand. Man beginnt an der rechten kleinen Zehe, geht langsam an der Außenseite des Beines bis zur Kniekehle, führt den Strahl dreimal über der Kniekehle hin und her, wiederholt dies eine Hand breit über dem Knie und geht dann an der Innenseite des Beines hinab. Nun folgt das linke Bein,

anschließend das Ganze noch einmal. Zuletzt werden die Fußsohlen begossen. Die Beine werden nach dem Guss nicht mit
dem Frotteetuch abgerubbelt, sondern nur mit der Hand abge-
streift. Zwischen den Zehen sollten Sie sich jedoch wegen der
Fußpilzgefahr gut abtrocknen. Schließlich ist eine kurze Bewe-
gungseinheit zur Wiedererwärmung angesagt. Ziehen Sie sich
anschließend gegebenenfalls warme Socken an.

Ein kaltes Armbad am Tage belebt Herz und Hirn und wirkt
wie eine Tasse Kaffee. Es kann die Tagesschläfrigkeit für einige Zeit beseitigen. Ein idealer Zeitpunkt ist der späte Vormittag oder frühe Nachmittag – und sonst einfach bei Bedarf. Das
kalte Armbad ist ein natürlicher Wachmacher, denn es regt an,
aber nicht auf. Anders als beim Kaffee brauchen Sie sich keine
Sorgen zu machen, dass die belebende Wirkung bis zur Ein-
schlafzeit anhalten könnte. Füllen Sie ein Waschbecken mit
kaltem Wasser. Das normale Leitungswasser misst etwa zwölf
bis 13 Grad Celsius. Zu Beginn sollten Ihre Arme und Hände
warm sein. Anderenfalls ist dringend von einem kalten Bad ab-
zuraten, denn Durchblutungsstörungen können sich durch kaltes Wasser noch verschlechtern. Tauchen Sie erst den rechten,
dann den linken Arm so weit wie möglich ins Wasser – mindestens bis zur Mitte der Oberarme –, bis ein Kältegefühl spürbar
wird (etwa 30 bis 40 Sekunden). Vergessen Sie dabei nicht das
Atmen. Danach Arme aus dem Wasser nehmen, Wasser nur abstreifen, nicht abtrocknen. Kleidung anziehen und Arme kräftig
bewegen, bis ein Wärmegefühl eintritt. Bei Angina pectoris und
organischen Herzkrankheiten sollten Sie vorsichtig mit dem
kalten Armbad umgehen. Leiden Sie jedoch lediglich an ner-
vösem Herzjagen ohne organische Herzkrankheit, können Sie
das kalte Armbad zur Beruhigung des Herzpulses bedenkenlos
nutzen.

Das Trockenbürsten wirkt im Gegensatz zu Kneipp'schen

Wasseranwendungen nicht durch einen Wärme- oder Kältereiz, sondern durch einen mechanischen Reiz auf die Haut. Dafür benötigen Sie eine Bürste mit Naturborsten, die nicht zu weich und nicht zu hart sein sollen. Die Anwendung eignet sich besonders morgens zum Wachwerden oder zur Erfrischung und Stimmungsaufhellung, wenn Sie müde, schläfrig oder niedergeschlagen sind. Besonders wirksam ist es nach einem Luftbad (Nacktgehen in der Wohnung) zur Wiedererwärmung. Es kann Teil eines wohltuenden morgendlichen Kneipp-Rituals werden: Beginnen Sie mit einem Luftbad und einigen einfachen Kniebeugeübungen, bürsten Sie sich dann wie im Fasten-Kapitel beschrieben ab, gehen Sie unter die warme Dusche und beenden Sie das Ritual mit einer abschließenden kalten Waschung oder einem kalten Guss. So starten Sie frisch und fit in den Tag. Das Trockenbürsten sollte nicht abends durchgeführt werden. Die »Trockenwaschung der Haut« hat auch in der Lebenspflege (Yang Sheng) der Traditionellen Chinesischen Medizin eine lange Tradition. Hier wird die Haut des ganzen Körpers mit einem trockenen Tuch abgerieben. Dadurch sollen die »Zirkulation von Qi und Blut« gefördert, Muskeln und Sehnen entspannt und die Haut feucht, glatt und elastisch gehalten werden.

Wassertreten erfrischt am Tag und ist eine einfache, aber effektive Methode zur Schlafverbesserung am Abend. Das Kneipp'sche Wassertreten kann also zwei gewünschte Wirkungen erzielen: Während des Tages bekämpft es Müdigkeit, am Abend erleichtert es dank der beruhigenden Wirkung das Einschlafen. Auch hier gilt, dass man nicht frieren oder frösteln darf, die Maßnahme ist nur mit gut durchwärmten Beinen und Füßen durchzuführen. Bestehen Harnwegsinfektionen, Blasen- und Nierenkrankheiten, Unterleibsinfektionen oder schwere arterielle Durchblutungsstörungen, sollten Sie Abstand nehmen. Auch während der Menstruation ist Vorsicht geboten.

Füllen Sie die Badewanne bis knapp unter die Kniekehlen (mindestens drei Viertel der Wade) mit kaltem Leitungswasser. Wenn Sie das Wassertreten im Freien unternehmen, sollte die Wassertemperatur zwischen acht und 18 Grad liegen. Stellen Sie sich nun ins Wasser und schreiten Sie auf der Stelle. Bei jedem Schritt wird – wie im Storchengang – ein Bein komplett aus dem Wasser gezogen und dabei die Fußspitze nach unten gebeugt. Auf diese Weise nutzen Sie den Wechsel zwischen Luft- und Wassertemperatur ebenso wie den Wechsel von Luft- und Wasserdruck. Sie sollten aus der Wanne steigen, bevor ein schneidendes Kältegefühl einsetzt. Nach dem Wassertreten streift man das Wasser mit den Händen ab, zieht Strümpfe an und erzeugt durch Fußgymnastik oder Umhergehen ein angenehmes Wärmegefühl. Bei der Anwendung als Einschlafhilfe wärmen Sie sich im Bett.

Das warme Vollbad wirkt entspannend. Deshalb ist es vor allem bei Nervosität sowie bei Ein- und Durchschlafstörungen nützlich. Es ist nicht geeignet bei Menschen mit Herzleiden, niedrigem Blutdruck oder Venenproblemen in den Beinen. Vorher oder nachher sollten Sie für eine Stunde nicht essen. Füllen Sie Ihre Badewanne mit warmem Wasser, sodass Ihr Körper vollständig bedeckt ist. Der richtige Reiz des warmen Vollbads ist bei einer Wassertemperatur von maximal 36 bis 38 Grad Celsius erreicht. Die genaue Temperatur bestimmen Sie am besten mit Hilfe eines Badethermometers. Sie können entspannend wirkende Badezusätze verwenden, zum Beispiel Lavendel oder Melisse. Nach zehn Minuten beenden Sie das Bad und gießen Ihren ganzen Körper mit kaltem Wasser ab. Gehen Sie anschließend gleich schlafen.

Alle hier beschriebenen Anwendungen sollten Sie nicht durchführen, falls Erkrankungen der Nieren und Blase vorliegen. Auch Venen- und Krampfaderprobleme sind eine absolute

Gegenindikation für alle warmen und heißen Anwendungen an den Beinen. Bei Herz-Kreislauf- und Krebserkrankungen sowie bei Psychosen, Anfallsleiden und akuten Infektionskrankheiten sollte vor der Selbstanwendung ein naturheilkundlicher Arzt konsultiert werden.

Ätherische Öle zur Einschlafunterstützung

Inhaltsstoffe ätherischer Öle wirken über den Geruchssinn, Haut und Schleimhäute. Wesentlich ist die Qualität der naturreinen Öle. Wissenschaftlich nachgewiesen ist die beruhigende, entspannende und schlaffördernde Wirkung der ätherischen Öle des Lavendels (L. angustifolia), der Bergamotte, Zirbelkiefer und Orange.[78] Testen Sie auch hier wie oben beschrieben, ob Ihre Haut das jeweilige Öl verträgt. Wenn sich keine Quaddeln oder Rötungen zeigen, können Sie zum Beispiel ein bis vier Tropfen Lavendelöl auf Würfelzucker einnehmen oder eine Lavendelauflage mit einem kleinen Leinentuch, Waschlappen oder Gästehandtuch anwenden. Mischen Sie dafür zwei Tropfen ätherisches Lavendelöl mit einem Teelöffel Meersalz oder Honig als Emulgator und geben Sie beides in eine Schale mit 150 bis 200 Milliliter kaltem, warmem oder heißem Wasser. Tränken Sie darin das Tuch. Die Auflage kann – je nach Bedarf – auf den Herz-Brust-Bereich, oberhalb des Schambeins, auf die Leber oder unterhalb der Fußsohlen mit oder ohne Wärmflasche angewendet werden.

Pflanzliche Einschlafhilfen

Schon seit Jahrtausenden werden Baldrian, Melisse und Hopfen sowie Lavendel oder Passionsblume bei Einschlafproblemen eingesetzt. Diese pflanzlichen Arzneien wirken beruhigend, fördern die Konzentration und Leistungsfähigkeit, sind angstlösend und verbessern die Tagesbefindlichkeit. Ihr größter Vorteil: Sie verändern die Schlafstadien des Nachtschlafs nicht – im Gegensatz zu chemischen Schlafmitteln, die eine mögliche Tiefschlafunterdrückung verursachen können. Die European Medicines Agency (EMA) erkennt Pflanzenpräparate aus Baldrian, Melisse und Passionsblume aufgrund ihres langen, traditionellen Gebrauchs zur Behandlung von Schlafstörungen an.

Einen Baldriantee bereiten Sie zu, indem Sie einen Teelöffel Baldrianwurzel (Valerianae radix) mit 200 Millilitern kochendem Wasser übergießen und 15 Minuten ziehen lassen. Trinken Sie bedenkenlos mehrmals täglich und vor dem Schlafengehen eine Tasse; Fertigpräparate sollten in der Dosierung von 600 bis 1200 Milligramm täglich eingenommen werden. Die Anwendungsdauer sollte bei Schlafstörungen nicht unter vier, besser sechs Wochen betragen, da der Baldrian längere Zeit benötigt, bis er klinisch wirksam wird. Aber bitte bedenken Sie, dass jede längere Einnahme von Arzneien zu einem selbstgefährdenden Konsum mit möglichen psychischen und körperlichen Nebenwirkungen führen kann. Deshalb sollten Sie auch pflanzliche Schlafmittel ohne ärztlichen Rat nicht länger als acht bis zehn Wochen einnehmen.

Folgende Kombinationen von Heilpflanzen haben sich in unserer Einrichtung als Rezepturen für einen »Schlaftee« bewährt:

- Rezept 1: 25 Prozent Baldrianwurzel, 20 Prozent Pomeranzenblüten; 20 Prozent Passionsblumenkraut, 15 Prozent Anisfrüchte, zehn Prozent Melissenblätter, zehn Prozent Pfefferminzblätter. Einen Esslöffel der Mischung mit 150 Millilitern siedendem Wasser übergießen, zehn Minuten ziehen lassen; zwei bis drei Tassen täglich sowie eine Tasse vor dem Schlafengehen frisch zubereitet trinken.
- Rezept 2: Ein bis zwei Teelöffel Lavendelblüten mit einer

Tasse kochendem Wasser übergießen, zehn Minuten ziehen lassen; eine Tasse abends trinken.

- Rezept 3: Baldrian-Hopfen-Tee mit 50 Gramm Baldrianwurzel und 50 Gramm Hopfenzapfen. Ein bis zwei Teelöffel der Mischung mit einer Tasse kochendem Wasser übergießen, zehn Minuten ziehen lassen; zwei bis drei Tassen täglich und eine Tasse abends vor dem Schlafengehen trinken.

Der bewusste Schlafentzug

Sollten all diese Maßnahmen nicht den gewünschten Erfolg bringen, kann ein bewusster Schlafentzug im Sinne einer Bettzeitbegrenzung hilfreich sein. Wenn Sie unter Epilepsie, schweren schlafbezogenen Atmungsstörungen, schweren Herzkreislaufstörungen oder nächtlichen Panikattacken leiden, sollten Sie davon absehen. Auch für Kinder, Jugendliche, Schwangere und Berufskraftfahrer sowie bei hoher Tagesschläfrigkeit ist diese Maßnahme ungeeignet.

Die Grundidee ist, durch eine Verkürzung der nächtlichen Bettzeit und einen Verzicht auf Tagschlaf den Schlafdruck zu erhöhen. Auf diese Weise können der Tiefschlafanteil erhöht sowie das Ein- und Durchschlafen verbessert werden.[79] Auch bei der Behandlung von Depressionen hat sich die Bettzeitrestriktion als wirksam erwiesen.

Zunächst wird die subjektiv erlebte Schlafzeit durch ein mindestens zweiwöchiges Schlaftagebuch ermittelt. Die neue Bettzeit, inklusive Einschlafen und Wachliegen, wird dann auf die im Schlafprotokoll errechnete durchschnittliche Schlafzeit verkürzt, jedoch sollte sie nie kürzer als fünf Stunden sein. Am nächsten Tag sollten alle Tätigkeiten vermieden werden, bei denen Sie Gefahr laufen einzuschlafen oder auch nur einzudösen, insbesondere Entspannungstherapien. Nach dem Aufstehen können Sie ein aktivierendes Aufstehritual wie warm-kaltes Duschen, Trockenbürsten oder Atemübungen am offenen Fenster durchführen. Mit dem über den Tag aufgebauten Schlafdruck steigen die Chancen, dass Sie schneller einschlafen und besser durchschlafen. Viele Bewegungseinheiten während des Tages und am Abend unterstützen den Erfolg. So nimmt die Angst vor dem Zubettgehen ab und das Thema Schlaf verliert seinen Schrecken.

Insbesondere wenn die Schlafeinschränkung im Rahmen ambulanter Therapien durchgeführt wird, sollte die gegenseitige Unterstützung der Gruppenmitglieder genutzt werden. Die neuen Bett- und Aufstehzeiten sind genau einzuhalten, damit sich der Schlaf-Wach-Rhythmus stabilisieren kann. Deutliche Erfolge stellen sich meist nach vier bis acht Wochen ein.[80] Steigt die sogenannte Schlafeffizienz, also das Verhältnis von Schlaf und Bettliegezeit, auf einen Wert von über 85 Prozent, kann Letztere um 30 Minuten ausgedehnt werden. Die Schlafeffizienz sollten Sie wöchentlich kontrollieren, und zwar mit Hilfe folgender Formel: Die durchschnittliche wöchentliche Schlafdauer in Minuten dividiert durch die durchschnittliche wöchentliche Bettliegezeit in Minuten:

Schlafeffizienz = (Schlafdauer / Bettzeit) × 100

Gute Schläfer haben eine Schlafeffizienz von über 90 Prozent, ab 98 Prozent spricht man von sehr guten Schläfern. Eine Schlafeffizienz von unter 85 Prozent weist auf Ein- und / oder Durchschlafstörungen hin.

Des Weiteren gibt es die Auffassung, dass es bei der Schlafeffizienz primär auf die Anzahl der 90-minütigen Schlafzyklen pro Tag oder Woche ankommt und nicht auf die Schlafdauer.[81] Ähnlich wie bei Kleinkindern, die mehrere Schlafintervalle innerhalb von 24 Stunden haben, empfiehlt der Schlafcoach Nick Littlehales ein polyphasisches Konzept mit etwa fünf Einheiten von je 90 Minuten über den Tag verteilt.[82] Dies begründet sich unter anderem darauf, dass auch unsere Vorfahren nachts nicht durchschliefen, also kein monophasisches Schlafkonzept kannten, sondern aufgrund vielfältiger Aufgaben (Holz nachlegen, Wache halten) innerhalb von zwölf Stunden in zwei bis drei Zeitblöcken schliefen.

Das Immunsystem stärken

Die körpereigenen Abwehrkräfte bedienen sich hochkomplexer und hochspezialisierter Zellen und Substanzen, um uns gegen eindringende Bakterien, Viren, Pilze, Parasiten und Fremdstoffe aller Art zu schützen. Unser Immunsystem ist eng mit unseren Gedanken und Gefühlen vernetzt und reagiert auf vielfältige Weise auf Reize unseres Inneren und der Umwelt. Plötzliche Verluste, Trauer oder Angst können das Immunsystem negativ beeinträchtigen, genauso wie chronischer Stress. Sind unsere Abwehrkräfte geschwächt, sind wir anfälliger für Infekte und Infektionen bis hin zur Entstehung von Krebs. Reagiert es überschießend, können zum Beispiel Allergien, Asthma und entzündliches Rheuma auftreten.

Wir sollten also an einem gesunden Immunsystem interessiert sein, zumal wir durch unseren Lebensstil großen Einfluss darauf haben. Als Risikofaktoren gelten hier das Rauchen, ein hoher Alkoholkonsum, Drogen, übertriebener Sport, Sonnenbestrahlung, falsche Ernährung oder Erschöpfungszustände durch chronischen Stress. Auch lang anhaltender Schlafentzug bewirkt eine Immunschwächung. Das menschliche Abwehrsystem zeigt enge Vernetzungen mit unserem neurovegetativen Nervensystem und dem Wärmehaushalt (Thermoregulation).

Was können wir selbst tun, um unser Immunsystem zu unterstützen?
Wenn ich gegenüber meinen Patienten betone, wie wichtig ein guter Schlaf, eine vollwertige Ernährung, ein ausgeglichener

Gefühlshaushalt und ausreichend Bewegung an der frischen Luft sind, bekomme ich häufig zu hören, das alles seien doch »olle Kamellen«. Ja, das ist richtig – doch deswegen sind sie nicht weniger bedeutend. Es sind diese vier Faktoren, die immer noch die besten Rahmenbedingungen für ein funktionierendes Immunsystem bieten. Und Hand aufs Herz: Was davon setzen wir wirklich regelmäßig um?

Im Rahmen der Gesundheitsprüfung 2 beantworten Anna und Anton verschiedene Fragen, die mit einer guten Abwehr zu tun haben: Hatten Sie häufiger schwere Erkältungen? Traten in den letzten zwölf Monaten Infektionen wie die Gürtelrose, hartnäckige Magen-Darm-Infekte oder Pilzinfektionen auf? Ebenso geht es um Herpesinfektionen, unklares Fieber oder schlecht heilende Wunden. Der Fragebogen erfasst sämtliche Lebens- und Verhaltenskontexte. Zeigen sich dabei mehrere Auffälligkeiten, kann es sinnvoll sein, die körperliche Immunabwehr mit zusätzlichen Selbsthilfetechniken zu unterstützen.

Die Naturheilkunde sieht in der Stärkung der »Basisfunktion Abwehr« eine Maßnahme zur Abhärtung und Verbesserung der Widerstandsfähigkeit des Menschen. Einfache Möglichkeiten, das Immunsystem zu trainieren, sind der regelmäßige Saunabesuch (ein- bis zweimal wöchentlich über sechs Monate), das Dampfbad, die Wechseldusche oder bestimmte Kneippanwendungen. Einiges davon haben wir bereits kennengelernt, wie das Trockenbürsten oder Wassertreten. Diese Anwendungen konfrontieren unseren Körper mit natürlichen Reizen, auf die er reagieren muss. Dieses Reiz-Reaktions-Prinzip, mit sich langsam steigernden Kalt- und Warmreizen, führt allmählich zu einer Verbesserung unserer natürlichen Anpassungs- und Regulationsfähigkeit. Dadurch werden sowohl neurovegetative Funktionen als auch verschiedene Immunfunktionen stabilisiert und optimiert. Zur Abhärtung und Stärkung des Immun-

systems sind Güsse und Bäder (zum Beispiel aufsteigende Fußbäder) besonders geeignet.

Die Reizstärke von Güssen kann sowohl über die jeweils be-
gossene Körperoberfläche als auch über die Wassertemperatur
gesteuert werden. Teilgüsse von Unter- oder Oberarmen beziehungsweise Unter- oder Oberschenkel reizen deutlich weniger
als Teilgüsse des ganzen Arms oder der Beine mit Gesäß. Den
stärksten Reiz erreicht man mit Vollgüssen des gesamten Körpers, die zum Beispiel nach einem Saunagang angewendet werden können. Eine Wassertemperatur von 15 bis 18 Grad ist ein
starker Reiz, von 19 bis 22 Grad ein mittlerer. Darüber liegende
Wassertemperaturen von 23 bis 27 Grad wirken milde. Abhärtung funktioniert langsam. Sollten Sie nach einer Anwendung
frieren und frösteln, war der Reiz zu stark und Ihr Immunsystem
wird eher gefährdet als gefördert. Sie sollten sich nur erfrischt
und kurze Zeit danach wieder wohlig warm fühlen. Wenn Sie
bereits erkältet sind, verzichten Sie bitte auf Kaltanwendungen.
Güsse sollten auch nie unmittelbar nach dem Essen durchgeführt werden, besser zwei bis drei Stunden danach.

Den Kniguss haben wir bereits weiter oben kennengelernt.
Zur Abhärtung eignet sich auch der Schenkelguss. Sie beginnen
ihn am rechten Fußrücken und führen den Wasserstrahl an der
Außenseite des Beins aufwärts bis oberhalb des Gesäßes und
auf der Vorderseite des Beins zurück zum Fuß; dann auf der
Rückseite des Beins wieder aufwärts bis oberhalb des Gesäßes
und auf der Innenseite des Beins zurück zum Fuß. Das Gleiche
wiederholen Sie am linken Bein und begießen abschließend die
Fußsohle des rechten und dann des linken Fußes mit kreisen-
den Bewegungen.[83]

Auch Entspannungsübungen scheinen das Immunsystem
positiv zu beeinflussen. So führt bereits eine 30-minütige,
tägliche Qigong-Einheit zu einem nachweisbaren Anstieg der

Anzahl von Immunzellen im Blut und zu einer Senkung der Allergiebereitschaft.[84]

Der Darm und seine Bedeutung für unser Immunsystem
Auch über den bewussten Einsatz von Lebensmitteln und die Pflege der Darmflora lässt sich die körpereigene Abwehr unterstützen. Der gesamte Magen-Darm-Trakt dient nicht zuletzt dem Immunsystem. »Auseinandergefaltet« würde er mit fast 400 Quadratmetern die größte Oberfläche des Körpers darstellen, die eine direkte Verbindung zur Außenwelt hat. Weder die Lunge mit 80 bis 100 Quadratmetern noch die Haut mit zwei Quadratmetern erreicht diese Größenordnung. Im Laufe eines 75-jährigen Lebens sollen etwa 30 Tonnen Nahrung und 50 000 Liter Flüssigkeit durch den Darm wandern.[85] Im Gepäck sind zahllose Krankheitserreger und Giftstoffe.

Das Mikrobiom des Darms besteht aus Milliarden bis Billionen von Mikroorganismen. Seit einer im Jahre 2011 veröffentlichten Studie weiß man, dass alle Menschen – unabhängig von Nation, Kultur, Alter oder Geschlecht – einem von drei Bakterientypen zugeordnet werden können: Entweder den Bakterien der Gattung »Bacteroides« (Typ 1), der Gattung »Prevotella« (Typ 2) oder dem häufigsten aller drei Typen, nämlich der Gattung »Ruminococcus« (Typ 3).[86] Jede Gattung zeigt Unterschiede in der Verwertung der Nahrung. Typ 1 hat eine geringere Bakterienvielfalt – was Krankheiten wie Morbus Crohn zu begünstigen scheint. Er kann jedoch Zucker besser abbauen und dem Körper schneller zur Verfügung stellen. Möglicherweise fördert das die Fettleibigkeit. Bei Typ 2 sind das Reizdarm-Syndrom und Diabetes häufiger. Bei Fleischessern dominiert meist Bacteroides im Darm, bei Vegetariern dagegen Prevotella. Eine artenreiche Darmflora geht oft mit einem stärkeren Immunsystem einher. Der Bakterientyp sowie das Gleich- oder Ungleichgewicht dieses mikrobiellen Ökosystems sollen verantwortlich sein für Autoimmunerkrankungen, den Fettstoffwechsel oder chronische Entzündungen.

Was aber kann unser Darm wirklich? Wie genau unsere Darmbakterien Gesundheit und Krankheit steuern, ist noch unbekannt. Relativ jung ist das Forschungsgebiet der Neuromikrobiotik, das sich mit der sogenannten »Darm-Hirn-Achse« beschäftigt. Das Interesse der Neurowissenschaftler gilt der Frage, wie das Darm-Mikrobiom die Gehirnentwicklung und unsere Psyche beeinflusst.[87] Denn: Viele Stoffwechselprodukte, auch Botenstoffe im menschlichen Blut stammen von unseren körpereigenen Mikroben. Derzeit werden verschiedene Erkrankungen und Phänomene wie zum Beispiel die Lust auf Saures in der Schwangerschaft mit diesen Botenstoffen und Stoffwechseleinflüssen in Verbindung gebracht.

Das Darmmikrobiom besteht sowohl aus guten Bakterien als auch aus solchen, die Krankheiten auslösen. Damit der Mensch gesund bleibt, muss das Gleichgewicht stimmen. Gute Bakterien wie Laktobazillen und Bifidobakterien halten Krankheitserreger wie zum Beispiel Clostridien in Schach.[88] Diese gegenläufigen Effekte legen einen Mechanismus zur gegenseitigen Kontrolle nahe, der sicherstellt, dass kein einzelnes Bakterium alle anderen in seiner Wirkung auf das Immunsystem ausstechen kann. In ähnlicher Weise führen einige Darmbakterien zu einer verstärkten Aktivität bestimmter Gene, während andere das genaue Gegenteil bewirken, was ebenfalls auf einen ausgleichenden Mechanismus hinweist. Man vermutet, dass manche Bakterien entsprechende Gene hochregulieren, um ein für sie günstigeres Milieu zu schaffen, während andere die Genexpression eher unterdrücken, um so ein feindlicheres Milieu für pathogene Keime zu ermöglichen.

In der Naturheilkunde besteht eine lange Tradition darin, bestimmte Lebensmittel oder Mikroorganismen zu verabreichen, um eine gesunde Darmflora zu unterstützen. Jedoch sind es keine Joghurtdrinks mit lebensfähigen Mikroorganismen, die der Darmgesundheit einen Dienst erweisen, denn diese Organismen werden bereits im Magen vernichtet und erreichen den Darm erst gar nicht. Wissenschaftliche Nachweise für eine Wirksamkeit von Probiotika fehlen.

Hingegen kann das Mikrobiom durch ballaststoffreiche Ernährung mit Möhren, Paprika, Kohl, Fenchel, Kichererbsen, Bohnen oder Linsen sehr wohl unterstützt werden. Auch Beeren wie Heidel- oder Himbeeren zählen zu den ballaststoffreichen Obstsorten, die jedoch – aus ökologischen Gründen – nur saisonal verzehrt werden sollten. Ballaststoffe sind pflanzliche Faserstoffe, die wir nicht verdauen können (auch als Präbiotika bezeichnet) und kommen zum Beispiel in der Artischocke, Schwarzwurzel, Topinambur, Zwiebel oder dem Chicorée vor. Sie erreichen die Darmbakterien unverdaut und werden dort von diesen abgebaut und tragen zu einer gesunden Darmflora bei. Ob eingelegtes Gemüse wie Sauerkraut, milchsauer vergorene Bohnen oder Kombucha und vergorenes Brot (Brottrunk) tatsächlich wirksamer sind als die oben erwähnten Probiotika, ist noch nicht hinreichend bewiesen, beides wird aber traditionell zur Verbesserung der Darmflora empfohlen. Ebenso sind Flavonoide und Polyphenole aus grünem Tee, gelbem Kurkuma oder Kürbiskernöl sekundäre Pflanzenstoffe, die positiv in das Immunsystem eingreifen können. Auch Walnüsse wirken sich positiv auf die Darmflora aus, weil dank ihnen mehr probiotische und Buttersäure produzierende Bakterien im Stuhl hergestellt werden, die wiederum mit einem verringerten Risiko von Übergewicht und Diabetes verbunden sind.[89] Fasten oder Entlastungstage können durch den Nahrungsentzug ebenfalls zu einer deutlichen Verminderung von klinischen Entzündungsaktivitäten wie Rheuma, Darmentzündungen oder Allergien beitragen.

Vor dem Hintergrund dieser wissenschaftlichen Erkenntnisse zum menschlichen Mikrobiom erscheint die sogenannte mikrobiologische Therapie – auch Symbioselenkung genannt –, die aus der Verabreichung von patientenfremden inaktivierten Mikroorganismen besteht, keineswegs vollkommen abwegig. Oft werden ebenso patienteneigene Keime oder Blutbestandteile als sogenannte Autovakzine eingesetzt. Solche Behandlungen sollten natürlich nur Ärzte oder Heilpraktiker durchführen. Meiner ärztlichen Erfahrung nach kann eine Eigenbluttherapie und Vakzine-Behandlung als individueller Therapieversuch bei chronischen therapieresistenten Entzündungen durchaus sinnvoll sein. Die Behandlung ist jedoch nicht nebenwirkungsfrei und damit sorgfältig abzuwägen.

Abwehrsteigerung mit Heilpflanzen bei Infektanfälligkeit

Zur Erkältungsabwehr sind der rote Sonnenhut (Echinacea purpurea herba) und der Wasserdost (Eupatorium perfoliatum herba) sowie Präparate mit Vitamin C und Hagebutte (Rosa canina), Sanddorn (Hippophae rhamnoides fructus) oder schwarzer Johannisbeere (Ribes nigrum fructus) von großem Nutzen. Am besten ist der rote Sonnenhut untersucht, der bei frühzeitiger Einnahme Erkältungen verhindern soll.

Ingwertee hilft insbesondere bei Kältegefühl mit Infektanfälligkeit. Schneiden Sie von einer Ingwerknolle eine etwa anderthalb Zentimeter dicke Scheibe ab und zerkleinern Sie dieses Stück. Es wird anschließend in einem halben Liter Wasser für 30 bis 45 Minuten geköchelt. Geben Sie gegebenenfalls Zitronensaft hinzu. Süßen Sie nach Bedarf mit Honig und trinken Sie diesen Sud über den Tag verteilt (immer warm, nie kalt). Falls der Tee als zu scharf empfunden wird, kann er mit Wasser verdünnt werden. Vorsicht: Beschwerden von Hämorrhoiden können zunehmen. Auch die Anwendung in der Schwangerschaft muss unbedingt mit einem Arzt besprochen werden.

Den Wärmehaushalt regulieren
Der Wärmehaushalt des Menschen ist weitgehend autonom geregelt und mit vielen anderen biologischen Regulationssystemen (Herz-Kreislauf, Atmung etc.) verknüpft. Die Betriebstemperatur des Körpers beträgt 37 Grad Celsius. Da die Temperatur der Umgebung in der Regel niedriger ist, wird ständig Wärme abgegeben. Durch den Stoffwechsel wird mittels Verbrennung laufend Energie gewonnen, um die Verluste auszugleichen. Die innere Temperatur ist in Leber und Niere am höchsten, da dort große Stoffwechselleistungen erbracht werden.[90] Das kühlste Organ des Menschen ist die Haut.

Für die Wahrnehmung der Temperatur besitzt der Mensch Kälte- und Wärmesensoren. Die Kältesensoren, deren Messbereich zwischen acht und 37 Grad liegt, sind jedoch weit in der Überzahl. Die höchste Sensorendichte findet sich zum Zwecke der Essenskontrolle auf der Lippe, am Rumpf ist sie am niedrigsten. Die Wade ist am wenigsten kälteempfindlich und deshalb ein geeigneter Ort für einen Wickel. Unterhalb von acht und oberhalb von 50 Grad empfinden wir Schmerz.[90]

Es ist dem Menschen nicht möglich, im Gegensatz zu allen anderen bisher beschriebenen Basisfunktionen, die Wärmeregulation seines Körpers willentlich zu beeinflussen. Kurz, wenn es dem Menschen zu kalt wird und er nicht durch Kleidung ausreichend geschützt ist, wird er erfrieren – durch bloße Einbildung und Vorstellungskraft ist das nicht zu verhindern. Die heutigen Lebensverhältnisse bringen es mit sich, dass sich die menschliche Wärmeregulation kaum je an wechselnde Bedingungen anpassen muss. Unsere Wohnungen und Arbeitsplätze sind meist wohltemperiert, häufig auch unsere Schlafplätze. Damit fehlen veränderliche Temperaturreize. Dies hat zur Folge, dass der Wärmetransport – vom Inneren des Körpers über den Blutkreislauf an die Körperoberfläche – zu wenig trainiert wird. Muss mehr Wärme abgegeben werden, etwa beim Sport, wird fast ein Drittel des Blutes in die dafür wichtigen Gefäße zwischen Haut und Unterhaut transportiert, die Haut färbt sich rot. Bei Kälte wird die Wärmeabgabe durch das Verengen der Gefäße und Drosselung der Normaldurchblutung verhindert, wir werden blass. Auch die Muskeln ziehen sich zusammen, ein als Gänsehaut bekanntes Phänomen. Die Wärmeabgabe über die Haut erfolgt vorwiegend durch Strahlung und Konvektion (Luft und Wasser). Einen kleineren Teil der Wärme verlieren wir über das Schwitzen (etwa 19 Prozent) und unsere Atmung (zwei Prozent).[90] Wird diese wichtige Gefäßfunktion durch Wind-, Kälte- und Wärmereize nicht mehr ausreichend trainiert, hat dies erhebliche Auswirkungen auf das Herz-Kreislauf- und Immunsystem. Um den Wärmehaushalt zu unterstützen, sind tägliche Bewegung im Freien, Saunagänge, kalte Schlafzimmer und die häufige Anwendung einfacher hydrotherapeutischer Kneippverfahren von besonderem Vorteil.

Kalte Hände und Füße
Viele von uns – insbesondere aber Frauen und ältere Menschen – leiden an kalten Händen und Füßen. Ob die vielen kleinen Gefäße, die die Hände und Füße durchziehen, weit oder eng gestellt sind, hängt aber nicht nur vom Wärmehaushalt ab. Die Gefäßregulation ist über dicht vernetzte Nervenaktionen auch mit der neurovegetativen Regulation verbunden. Diese ist wiederum eng mit der Psyche gekoppelt, sodass auch unsere Emotionen die Gefäßregulation beeinflussen. Damit sind viele psychosomatische Funktionen wie der Hormonhaushalt, der

Kreislauf, die Gefühlslage und die Verdauung an der Durchblutung unserer äußersten Gliedmaßen beteiligt. Chronische Durchblutungsstörungen können außerdem durch das Gefäßsyndrom Morbus Raynaud (Weißfingerkrankheit) oder Kreislauf- und Schilddrüsenerkrankungen verursacht sein.

Zur Selbstbehandlung von kalten Händen und Füßen eignen sich Kneippverfahren wie Wechselgüsse, Wechselbäder, Wechselduschen oder warme Teilbäder mit Kohlensäure. Und auch der Lebensstil ist einzubeziehen: Stress und starkes Rauchen beeinflussen die Wärmeregulation.

Ich habe Krebs – was kann ich selbst tun?

Die bisherigen Ausführungen befassten sich mit Übergewicht, Stress und der Vermittlung einer achtsamkeitsbasierten Lebensführung einschließlich einer täglichen Gesundheitshygiene. Das Individuelle Gesundheits-Management als Lebensstilprogramm ist aber nicht nur für »Noch-Gesunde« oder Menschen mit Übergewicht und Stress – einschließlich der schweren Folgeschäden – geeignet, sondern auch für Menschen mit Krebserkrankungen. Zur Veranschaulichung dient uns hier erneut die Krankengeschichte einer IGM-Programmteilnehmerin, nämlich die von Angelika.

Angelika ist 59 Jahre alt, und vor zehn Monaten ertastete sie in ihrer linken Brust einen kirschgroßen Knoten. Ihre Gynäkologin bestätigte nach eingehender Untersuchung, was Angelika bereits befürchtet hatte: Brustkrebs. Als Angelika von der Diagnose erfuhr, hatte sie das Gefühl, »als würde ihr bei voller, freier Fahrt plötzlich ein Airbag ins Gesicht springen«. Kurz darauf wurde der Tumor in einer brusterhaltenden Operation entfernt. Es wurde festgestellt, dass nur der sogenannte Wächterlymphknoten befallen war, alle weiteren entnommenen Lymphknoten waren frei. Als Wächterlymphknoten (»sentinel lymph node«, SLN) wird der erste Lymphknoten bezeichnet, über den der Abfluss der Lymphflüssigkeit eines Tumors erfolgt. Die Onkologen empfahlen Angelika eine Chemotherapie, eine Bestrahlung und eine antihormonelle Behandlung.

Nach Beginn der Chemotherapie überkamen Angelika – insbesondere am Tag der Infusionen sowie am Tag danach – heftige Übelkeit und Appetitlosigkeit. Sie litt zunehmend unter Müdigkeit, Durchschlafstörungen und Entzündungen der Mundschleimhaut. Darüber hinaus plagte sie ein seltsames, ihr bisher nicht bekanntes Kältegefühl, das sich über den ganzen Körper ausbreitete. Zudem verstärkten sich durch die Chemotherapie ihre Kopfschmerzen und Nackenverspannungen, unter denen sie bereits seit Jahren in leichterer Form litt.

Obwohl sich Angelika in einem umfänglichen Behandlungsprogramm befand, hatte sie nicht den Eindruck, dass sie in Bezug auf ihre Erkrankung und Behandlung ausreichend informiert würde – was vielleicht auch daran lag, dass sie kaum aufnahmefähig war. Über mögliche Nebenwirkungen, Entspannungsverfahren und alternative Behandlungswege hätte sie aber gern mehr gewusst. Auf Anraten einer Nachbarin besorgte sie sich ein Vitamin-Spurenelement-Kombinationspräparat, um ihr »Immunsystem zu stärken«. Als sie zu uns in die Ambulanz kam, hatte sie mit der Einnahme jedoch noch nicht begonnen. Ihr Onkologe riet ihr davon ab. Zusätzlich nahm sie zwei homöopathische Arzneimittel ein, die im Internet zur Unterstützung der »Entgiftung« der Chemotherapie empfohlen werden.

Schätzungen zufolge setzen 50 bis 90 Prozent der Brustkrebspatientinnen komplementärmedizinische Verfahren ein.[91] Angelika zeigte sich sehr beunruhigt darüber, ihre Erkrankung könnte aufgrund eines Vitamin- und Spurenelement-Mangels und eines schwachen Immunsystems entstanden sein und deshalb einen schlechten Verlauf nehmen. Sie wünschte sich konkrete Informationen darüber, was sie selbst tun könnte, um die Nebenwirkungen der Chemotherapie zu lindern und den gesamten Heilungsverlauf positiv zu beeinflussen.

Brustkrebs stellt bei Frauen in Deutschland die häufigste Krebserkrankung dar. Etwa eine von acht Frauen erkrankt im Laufe ihres Lebens an Brustkrebs, jährlich werden etwa 70 000 neue Fälle diagnostiziert.[92] Dabei sind circa 30 Prozent der betroffenen Frauen jünger als 55 Jahre. In Deutschland wird 50- bis 69-jährigen Frauen die Teilnahme am Brustkrebs-Screening empfohlen; in dieser Altersgruppe, in der sich auch Angelika befindet, liegt die Brustkrebssterblichkeit bei vier bis sechs von hundert Fällen innerhalb von zehn Jahren.[93] Da der Tumor bei ihr hormonabhängig wächst, ihre weiblichen Geschlechtshormone (Östrogene, Progesteron) den Tumor also zum Wachsen anregen, erhält sie eine antihormonelle Therapie.

Wir legten Angelika nahe, ihre Kranken- und Familiengeschichte, ihr Ernährungs- und Bewegungsverhalten sowie ihre familiäre Situation, das psychische Befinden einschließlich ihres Stressverhaltens und ihrer aktuellen Lebenszufriedenheit mittels Fragebögen selbst zu vermessen und zu dokumentieren. Außerdem wurde in der Ambulanz ein 6-Minuten-Gehtest durchgeführt.

Bei der ersten Durchsicht ihrer gesundheitlichen Basisdaten fiel auf, dass sie mit einer Größe von 1,68 und einem Gewicht von 78 Kilo einen BMI von 27,6 hat. Ihr Bauchumfang lag ebenfalls leicht erhöht bei 89 Zentimetern, ihre Blutdruckwerte waren unauffällig. Bis vor circa zehn Jahren wog sie etwa 68 Kilo, seitdem habe sie kontinuierlich zugenommen. Sie vermutete, dies hänge damit zusammen, dass sie vor zehn Jahren in die Wechseljahre gekommen sei und sich zudem deutlich weniger bewegt habe als früher. Ihre Laborwerte waren bis auf eine leichte Schilddrüsenunterfunktion unauffällig. Das Gesamtcholesterin war mit 238 mg/dl (normal <200 mg/dl) leicht erhöht, HDL bei 49 mg/dl (>45 mg/dl) und LDL bei 151 mg/dl (< 160 mg/dl) normal, die Triglyceride mit 176 mg/dl (< 150 mg/dl) erhöht.

In ihrer Krankengeschichte gab Angelika an, sie habe vor acht Jahren nach Ausbleiben der Regelblutung über einige Monate ein Hormonersatzpräparat gegen die Hitzewallungen eingenommen. Sie habe dieses aber nicht vertragen und wieder abgesetzt. Stattdessen brachte ein pflanzliches Traubensilberkerze-Präparat Besserung, das sie etwa drei Jahre lang einnahm. Ansonsten sei sie nie ernsthaft krank gewesen. Angelika hat einen Sohn und eine Tochter, 23 und 26 Jahre alt, die Schwangerschaften und Geburten waren unproblematisch.

Ihre Gesundheitsampel im Webportal zeigt erhebliche Einschränkungen in der Lebenszufriedenheit. Hier sind starke Defizite im gesundheitlichen und sozialen Bereich spürbar – insbesondere in Bezug auf Familie, Partnerschaft, soziale Kontakte und Freizeitgestaltung. Im Gehtest stellt sich heraus, dass Angelika schnell erschöpft und ihre körperliche Leistungsfähigkeit nicht sehr hoch ist. Im 3-Ebenen-Stresstest machte sich eine ausgeprägte muskuläre Stressreaktion bemerkbar.

Angelika bevorzugt kohlenhydrathaltige Lebensmittel wie Nudeln, Kartoffeln und Brot. Süßigkeiten sind ihre Seelentröster. Wenn sie niedergeschlagen ist, greift sie zu Schokolade oder Kuchen – sowohl zwischendurch als auch abends. Milchprodukte wie Käse und Quark gibt es mehrmals täglich, Fleisch drei- bis viermal pro Woche, Fisch circa einmal. Wurst isst sie nur gelegentlich, Obst und Gemüse an drei bis vier Tagen pro Woche. Angelika achtet auf die Trinkmenge und nimmt täglich zwei Liter Mineralwasser und Tee zu sich. An fünf Abenden pro Woche trinkt sie ein bis zwei Gläser Wein, um sich zu beruhigen. Geraucht hat sie nie. Bis vor zehn Jahren hat sich Angelika regelmäßig im Fitnessstudio betätigt, doch seither steht nur noch Alltagsbewegung auf dem Programm. Auch Entspannungs- und Yogaübungen habe sie aus Zeitmangel nicht mehr durchführen können.

Angelika wohnt mit ihrem berufstätigen Ehemann und dem jüngeren Sohn, der noch studiert, zusammen. Die ältere Tochter ist bereits verheiratet. Im gleichen Ort leben ihre mittlerweile pflegebedürftigen Eltern, um die sie sich seit fünf Jahren vermehrt kümmern muss. Der Vater habe eine sich verschlechternde Demenz, die Mutter eine Osteoporose. Ihre Mutter hatte mit 55 Jahren ebenfalls Brustkrebs, den sie aber gut überstand. Angelika kümmert sich mehrere Stunden am Tag um ihre Eltern, unterstützt sie bei der Hausarbeit, bei Erledigungen und Einkäufen.

Beim ersten Treffen sprachen wir mit Angelika darüber, wie sie selbst die Beschwerden unter der Chemotherapie behandeln könne. Gegen die zunehmende Müdigkeit empfahlen wir, schrittweise ein gemäßigtes Bewegungsprogramm mit Alltags- und Ausdauerbelastung aufzubauen. Im 6-Minuten-Gehtest wurde sie nach zwei Minuten kurzatmig und verfehlte den altersentsprechenden Zielwert (197 anstatt 363 Meter). Ihre Borg-Skala zeigte den Anstrengungsgrad von 17 Punkten, was einem Herzpuls von circa 170 Schlägen und 50 bis 60 Atemzügen pro Minute gleichzusetzen ist.

Beim Schrittemessen kam sie auf einen Durchschnittswert von 2500, den sie nun wöchentlich um 500 Schritte erhöht. Sobald sie 6000 erreicht hat, sollte sie versuchen, davon dreimal 1000 Schritte in jeweils zehn Minuten zu schaffen. Wenn Angelika dabei Schwierigkeiten hat, soll sie nach drei Minuten eine

Minute Pause machen, dann weitergehen und diesen Wechsel insgesamt viermal wiederholen. Das Ziel dieser Maßnahme ist, Angelikas Leistungsfähigkeit mindestens zu erhalten beziehungsweise die Entstehung einer massiven Erschöpfung zu verhindern. Darüber hinaus kann körperliche Aktivität die Nebenwirkungen einer Chemo- oder antihormonellen Therapie messbar reduzieren.[94] Auch die Leistungsfähigkeit und das Selbstbewusstsein werden gestärkt – was die Lebensqualität enorm verbessern kann. Sehr gut geeignet sind Ausdauersportarten wie Radfahren, Wandern und Schwimmen. Alle diese Tätigkeiten lassen sich in Schritte umrechnen. Wenn Angelika einen Rucksack mitnimmt, sollte dieser einen Hüftgurt haben, damit er den Lymphabfluss nicht stört.

Zur Besserung ihrer entzündeten Mundschleimhaut, die immer wieder ein Gefühl der Trockenheit, ein Brennen und vereinzelte kleine Geschwüre zeigte, wurden ihr Mundspülungen mit Aloe-Vera-Ursaft, Sanddornfruchtfleischöl und speziellen Mischungen aus ätherischen Ölen vorgeschlagen. Aloe Vera ist eine Pflanze, die viel Wasser speichert. Erkennbar ist das an den dickfleischigen Blättern, aus denen das durchsichtige und zähflüssige Aloe-Gel gewonnen wird. Dieser reine Ursaft besteht aus Mucopolysacchariden, den Vitaminen A, B, C und E, Mineralstoffen, Spurenelementen, allen essenziellen Aminosäuren und Enzymen.

Aloe Vera wird bei Erwachsenen pro Tag mit ein bis 1,5 Millilitern pro Kilogramm Körpergewicht (maximal 100 Milliliter pro Tag) dosiert. Circa eine Woche vor der Chemotherapie oder Bestrahlung nimmt Angelika dreimal 25 Milliliter Aloe-Vera-Ursaft täglich ein. Sie verteilt ihn gut im Mund und trinkt ihn dann langsam und schluckweise. An den Tagen der Chemotherapie oder Bestrahlung kann sie die Menge etwas erhöhen. Die Flasche ist im Kühlschrank aufzubewahren. Falls ihr der Geschmack von Aloe Vera sehr unangenehm ist, kann sie ihn mit Saft verdünnen. Die Wirkung ist jedoch pur am besten.[95]

Für die Behandlung der kleinen Geschwüre in der Mundschleimhaut eignen sich auch das Manuka-Öl (Leptospermum scoparium fol) und das Kanuka-Öl (Kunzea ericoides fol).[96] Angelika mischt jeweils fünf Milliliter beider Öle. Von dieser Lösung gibt sie fünf Tropfen in 30 Milliliter Wasser und stellt daraus Eiswürfel her. Sie kann nun bis zu zehn Eiswürfel (bitte die Würfel leicht antauen lassen, damit die Kanten nicht mehr scharf sind) am Tag im Mund zergehen lassen.[97] Gegen Geschwüre hat sich auch die Einnahme des antibakteriell und schmerzlindernd wirkendenden Sanddornfruchtfleischöls bewährt.[98] Es werden zwei bis drei Tropfen in ein Glas oder auf einen Esslöffel mit Wasser gegeben, in der Mundhöhle gut gemischt und langsam geschluckt. Wichtig: Die Zähne verfärben sich orange, deshalb wendet Angelika das Öl zu Hause an und putzt sich danach die Zähne.

Eine weitere Selbsthilfetechnik dient der Behandlung und Vorbeugung von sogenannten Missempfindungen an Händen und Füßen in Form von Brennen, Taubheitsgefühlen oder sogenanntem Ameisenlaufen, die eine häufige Begleiterscheinung der Chemotherapie sind. Meist sind die Finger- und Handinnenflächen sowie die Zehenspitzen und Fußsohlen betroffen. Empfindungsstörungen und insbesondere das Taubheitsgefühl im Bereich der Zehen und Fußsohlen können zu einem vorübergehend unsicheren Gang führen; nach Abschluss der Chemotherapie lassen die Beschwerden häufig nach. Zuvor schränken sie jedoch die Lebensqualität der Patienten spürbar ein. In diesen Fällen kann durch das Kneten eines Igelballs sowie die Anwendung eines Olivenöl-Zucker-Peelings ein schnelleres Abklingen der Symptome erreicht werden. Bei offenen Wunden oder stark gereizter Haut sollte das Peeling nicht durchgeführt werden. Es kann mit Zucker oder (Meer-)Salz und in unterschiedlicher Körnung angerührt werden. Bitte passen Sie die Größe der Körner und die Massagezeit der Empfindlichkeit Ihrer Haut an.

Gegen Angelikas Spannungskopfschmerzen wird ihr ein zehnprozentiges Pfefferminzöl als äußerlich anwendbares pflanzliches Mittel empfohlen. Es dringt über die Haut ein und fördert die Durchblutung und entkrampft die Muskulatur. Angelika werden geeignete Akupunkturpunkte gezeigt, an denen sie die örtliche Anwendung durchführen soll.

Die Übelkeit und Appetitlosigkeit kann Angelika zunächst mit Ingwertee sowie einer appetitanregenden Tee-Rezeptur behandeln. Als erste Maßnahme wurde ihr außerdem geraten, an den Tagen der Chemotherapie auf schwer verdauliche Nahrungsmittel zu verzichten und warme Speisen, am besten Suppen, sowie ausreichend Flüssigkeit zu sich zu nehmen. Oftmals sind mehrere kleine Mahlzeiten, die über den Tag verteilt eingenommen werden, besser verträglich als wenige große Mahlzeiten. Aufgrund ihrer Beschwerden im Bereich der Mundschleimhäute sollte Angelika nicht zu scharf, sauer oder heiß essen. Wichtig ist, dass sie den Kohlenhydratanteil in der Ernährung senkt und dafür größeren Wert auf ballaststoffreiche Kost legt. Brot sollte aus Vollkornmehl bestehen. Ein hoher Obst- und Gemüseanteil sowie reichlich Vollkornprodukte bei begrenzter Fettzufuhr verbessern ihre Heilungschancen.[99]

Darüber hinaus ist Angelikas Alkoholkonsum zu hoch. Sie sollte deutlich weniger trinken oder, noch besser, es ganz einstellen. Alkoholkonsum ist nicht zuletzt ein Risikofaktor für den bösartigen Brusttumor. Am schwierigsten wird es Angelika wohl fallen, die Süßigkeiten zu reduzieren. Ihrem Heißhunger auf Süßes kann sie begegnen, indem sie Wasser, ungesüßten Früchtetee oder einen appetithemmenden Matetee trinkt und möglichst eiweißhaltige Lebensmittel isst: fettarmen Joghurt, Magerquark, Geflügel, Fisch oder Sojaprodukte. Auch ein kleingeschnittenes, knuspriges Eiweißbrot ist eine gute Alternative. Ideal ist Obst – im Idealfall Äpfel und Feigen – und Gemüse wie Kohlrabi, Paprika oder Karotten, die sie als Rohkost auf einem Teller bereitstellt oder in Transportdosen mit zur Arbeit nimmt. Pinien- oder Walnusskerne sind ebenso geeignet. Wenn Angelika sich ab und an dennoch Schokolade gönnen möchte, kann sie eine Sorte mit geringem Zucker- und hohem Kakaogehalt wählen. Auf Wurstwaren sollte sie ganz verzichten, außerdem ihren Konsum von rotem Fleisch reduzieren und stattdessen auf Fisch und Geflügel umsteigen. Geräuchertes, gepökeltes oder stark gesalzenes Fleisch ist ebenfalls zu vermeiden.

Krebsdiäten, mit denen man Tumore »heilen« könnte, gibt es nicht. Empfehlungen für extrem kohlenhydratarme und ketogene, das heißt fettreiche Diäten sind wissenschaftlich nicht gesichert. Für spezielle Mikronährstoffe und Nahrungsergänzungsmittel sowie antioxidative Lebensmittel liegen ebenfalls keine belastbaren Wirknachweise vor.

Mittelfristig sollte Angelika ihr Übergewicht reduzieren – allerdings ist dies nicht unbedingt während der onkologischen Behandlung angezeigt. Dennoch ist ein erhöhter Body-Mass-Index (BMI) bei Angelikas Tumorart, dem hormonrezeptorpositiven Mammakarzinom nach Ausbleiben der Monatsblutung, mit einer höheren Gesamtsterblichkeit verbunden.

Den Hauptgrund für ihre psychische Belastung sieht Angelika derzeit nicht in ihrer eigenen Krebsdiagnose, sondern vielmehr darin, dass sie sich von der Pflege ihrer Eltern zunehmend überfordert fühlt. Die Frage, wer sich um die Eltern kümmern wird, sollte sie es krankheitsbedingt selbst nicht mehr schaffen, bereitet ihr große Sorgen. Zugleich hat sich durch die Erkrankung ihr Verhältnis zu ihrem Körper verändert. Sie entwickelt Angst vor den körperlichen Nebenwirkungen der Tumorbehandlung. Auch ihr Selbstwertgefühl schwindet, sie fühlt sich von anderen Menschen nicht mehr genügend wertgeschätzt.

Angelika möchte mit einer täglichen achtsamkeitsbasierten Atementspannung beginnen, um ihren Stress abzubauen. Zusätzlich soll sie herausfinden, was sie sich selbst Gutes tun kann, und ein persönliches Wohlfühl-1×1 aus Spaziergängen oder einem warmen Bad entwickeln. Angelika möchte außerdem die Pflegeproblematik mit ihren Eltern besprechen und gegebenenfalls einen Pflegedienst beauftragen. Sie erhält einen Wiedervorstellungstermin in sechs Wochen. Bis dahin sollte sie bei ihrem Hausarzt die Blutwerte in Bezug auf Vitamine und Spurenelemente überprüfen lassen, damit gemeinsam entschieden werden kann, ob die Einnahme des von der Nachbarin empfohlenen Kombinationspräparates überhaupt sinnvoll ist. Wichtig: Supervitamine gibt es nicht! Jedes Arznei- und Nahrungsergänzungsmittel, das nicht wirklich notwendig ist, sollte vermieden werden. Es belastet nur zusätzlich den Organismus und die Geldbörse. Darüber hinaus können sogenannte Antioxidantien (zum Beispiel Vitamin C, E oder Betacarotin) die Wirkung einer zeitgleich verabreichten Chemo- und/oder Strahlentherapie sogar beeinträchtigen.[100]

Acht Wochen nach dem Ersttermin kommt Angelika wieder in unsere Ambulanz. Ihre Erschöpfung – gemessen am »Fatigue-Impact-Scale«[101] – hat sich nicht weiter verschlechtert, das Kältegefühl etwas nachgelassen. Das Schrittprofil im Gesundheitsdossier zeigt, dass Angelika die empfohlenen 6000 Schritte inklusive Belastungstraining gut geschafft hat – auch wenn es ihr nicht immer leichtgefallen ist. Die Entzündungen der Mundschleimhaut sind zurückgegangen, ebenso wie die Appetitlosigkeit. Ihr Gewicht hat sich nicht verändert. Den Fleischkonsum beschränkte sie auf zwei Mahlzeiten pro Woche. Die tägliche

Selbstbeobachtung half Angelika dabei, im Durchschnitt fünf Portionen Obst und Gemüse zu essen, und sie achtete konsequent auf warme Nahrungsmittel. Insbesondere trank sie täglich mehrere Tassen Ingwertee. An den Tagen der Chemotherapie nahm sie passierte Gemüsesuppe und Tee zu sich, was ihre Übelkeit deutlich reduzierte.

Die Atementspannungsübungen hatte sie zunächst zweimal täglich durchgeführt, zuletzt allerdings nicht mehr regelmäßig. Sie erkundigt sich nach weiteren Möglichkeiten der Stressreduktion und Stressverarbeitung und entscheidet sich für den Besuch des Einführungskurses Qigong. Tai Chi und Qigong bieten vielversprechende Möglichkeiten, die Lebensqualität von Tumorpatienten zu steigern und Symptome wie Schlafstörungen, Müdigkeit und Depression zu lindern.[102] Weitere großangelegte Studien stehen aus, die die Wirksamkeit dieser Entspannungstechniken eingehender untersuchen.

Die Blutwerte in Bezug auf Vitamine und Spurenelemente liegen bis auf Selen und Vitamin D im Normalbereich. Der Selenspiegel ist etwas zu niedrig (58 µg/l), der Vitamin-D-Spiegel befindet sich deutlich unter dem Normwert (16 ng/ml). Angelika werden entsprechende Präparate verschrieben. Der Ausgleich ihres Vitamin-D-Mangels ist deshalb so wichtig, weil er in klinischen Studien die Prognose für Brustkrebspatientinnen verbesserte.[103] Die prophylaktische Einnahme von Vitamin D wird außerdem bei erhöhtem Osteoporoserisiko empfohlen. Selen sollte langfristig nur bei gleichzeitigen Blutuntersuchungen eingenommen werden, um Überdosierungen zu vermeiden.

Etwa sechs Monate nach dem Ersttermin kommt Angelika zum dritten Ambulanztermin. Sie setzt ihr Lebensstilprogramm weiterhin konsequent um und steht nun vor dem Beginn der Strahlentherapie, nachdem vor circa einer Woche die Chemotherapie beendet wurde. Ihr Körpergewicht hat sich mittlerweile um fünf

Kilogramm auf 83 erhöht. Müdigkeit und Erschöpfung haben zugenommen, obwohl sie jeden Tag ihr Bewegungsprogramm durchführt. Die Gesamtschrittzahl von 6000 Schritten konnte sie nicht weiter steigern, denn vor vier Wochen waren Taubheitsgefühle und brennende Schmerzen an Händen und Füßen aufgetreten, die sie beim Gehen störten. Hinzu kamen Rötungen und Hautablösungen an beiden Füßen und der linken Hand.

Dieses Vollbild wird als Hand-Fuß-Syndrom (HFS) bezeichnet. Chemotherapeutika, die häufig ein HFS nach sich ziehen, sind unter anderem Capecitabin, Doxorubicin und 5-Fluorouracil. Um ihre Beschwerden etwas zu lindern, sollte Angelika auf enganliegende Kleidung und Gummihandschuhe verzichten. Ebenso sollte sie den Kontakt mit Putzmitteln, heißem Wasser oder Dampf vermeiden. Angelika pflegt Hände und Füße regelmäßig mit einer geeigneten Feuchtigkeitscreme oder desinfizierenden Wundsalben. Hier eignet sich unter anderem die Anwendung von Hanföl. Es ist reich an mehrfach ungesättigten Fettsäuren (Omega-3-, Omega-6- sowie Linolensäuren), die in der naturheilkundlichen Behandlung von Hautekzemen Anwendung finden. Der brennende Schmerz kann in der Regel durch Kühlung gelindert werden, doch ist es individuell unterschiedlich, ob eine lokale Wärme- oder Kälteanwendung Besserung bringt.

Als spezielle Selbsthilfemaßnahme soll Angelika das Hand-Fuß-Syndrom – solange es keine offenen Hautstellen aufweist – mit einem Kräuterbad aus zehn Gramm Ringelblume (Calendula officinalis), zehn Gramm Kamille (Matricaria recutita) und zehn Gramm Salbei (Salvia officinalis) behandeln.[104] In der Apotheke oder im Teeladen kann man sich die Kräuter bereits im richtigen Verhältnis abwiegen lassen. Die Mischung wird mit 1,5 Liter kochendem Wasser übergossen und zehn Minuten ziehen gelassen. Dann in eine Fußbadewanne abseihen und den Pflanzenrückstand ausdrücken. Nun kommen weitere 1,5 Liter kaltes oder leicht temperiertes Wasser hinzu. Vorsicht: Falls eine Wärmeempfindlichkeit vorliegt, sollte unbedingt mit einem Badethermometer gearbeitet werden, um Verbrennungen zu vermeiden. Das Bad dauert 15 bis 20 Minuten und wird morgens und abends durchgeführt.

In der Ambulanz sprechen wir mit Angelika über die zu erwartenden Nebenwirkungen der bevorstehenden Strahlentherapie wie Müdigkeit und Hautrötungen. Zur Vorbeugung einer Hautrötung und Entzündung im bestrahlten Bereich kann sie eine Grüntee-Auflage anwenden. Solange die obere Hautschicht intakt ist und nicht nässt, ist diese einfache äußerliche Behandlung sehr hilfreich. Wichtig ist, dass es sich um reinen grünen Tee handelt, sei es in Form handelsüblicher Teebeutel oder ganzer Blätter. Es sollten keine weiteren Kräuter beigemischt sein, da dies die Gefahr von allergischen Reaktionen deutlich erhöht und die Wirksamkeit möglicherweise einschränkt. Angelika testet die Grüntee-Anwendung zunächst auf einer Hautpartie, die nicht bestrahlt wird, um eine eventuell bestehende Unverträglichkeit zu erkennen. Angelika achtet außerdem darauf, dass die Markierungen der Strahlentherapeuten auf ihrem Oberkörper nicht verwischt werden.

Bringen Sie 100 Milliliter Wasser zum Kochen und lassen Sie es auf 70 bis 75 Grad abkühlen. Hilfreich ist ein Teethermometer, das in Haushaltsgeschäften oder Teeläden erhältlich ist. Überbrühen Sie die Teebeutel nie mit mehr als 80 Grad heißem Wasser, da sonst die Substanz mit der entzündungshemmenden Wirkung – das Epigallocatechingallat (EGCG) – zerstört wird. Übergießen Sie zwei Teebeutel mit 50 Milliliter Wasser, lassen Sie es fünf Minuten ziehen und auf Raumtemperatur abkühlen. Tränken Sie saubere Kompressen oder Baumwolllappen mit dem Tee und wringen Sie diese anschließend leicht aus.

Angelika betupft nun zehn Minuten lang die betroffenen Hautpartien. Zur Vorbeugung sind ein bis zwei Anwendungen pro Tag sinnvoll. Würden bereits Rötungen vorliegen, kann die Anwendung intensiviert werden und bei Bedarf alle zwei Stunden oder häufiger erfolgen. Der Grüntee-Auszug ist immer zeitlich nach den Bestrahlungssitzungen anzuwenden.

Um der zunehmenden Müdigkeit und Erschöpfung unter der Strahlenbehandlung vorzubeugen, werden Angelika die Einnahme einer vitaminähnlichen Substanz (L-Carnitin) mit einer Tagesdosierung von 1000 bis 4000 Milligramm[105] und ein leichtes Krafttraining zur Steigerung der muskulären Leistungsfähigkeit empfohlen. Die Empfindungsstörungen an den Händen und Füßen behandelt sie weiterhin selbst mit täglichen Bädern und Hanföl. Sobald ihre Füße nicht mehr schmerzen, sollte sie das Bewegungstraining wieder aufnehmen und es konsequent in den Alltag integrieren.

Als Angelikas Strahlentherapie beendet ist, sehen wir uns in der Ambulanz wieder. Die Beschwerden an Händen und Füßen hatten sich zwar gebessert, traten aber insbesondere noch bei Kälte auf. Unter der Strahlentherapie rötete sich die bestrahlte Hautpartie, und eine brennende Missempfindung bei bestimmten Bewegungen stellte sich ein. Im Verlauf der Strahlentherapie kam es infolge eines Lymphödems zu einer leichten Schwellung des linken Arms. Angelika sollte sich zeitnah bei einem Lymphologen vorstellen, um mit ihm über eine Lymphdrainage oder Kompressionsbinde zu sprechen.

Die körperliche Erschöpfung hatte nachgelassen, allerdings zeigt Angelika nun zunehmend Konzentrationsstörungen in Form von Wortfindungsstörungen und Einschränkungen des Kurzzeitgedächtnisses. Die noch ausstehende antihormonelle Behandlung sieht Angelika skeptisch, da sie sich vor den möglichen Nebenwirkungen wie etwa Osteoporose fürchtet. Schon ihre Mutter hatte unter dieser Krankheit der Knochen gelitten. In der Ambulanz zeigen wir Angelika die Möglichkeit auf, einer drohenden Osteoporose mit einem zusätzlichen Krafttraining zu begegnen. Darüber hinaus sollte ihr Vitamin-D-Spiegel erhöht, das heißt hochnormal eingestellt werden. Zugleich möchte Angelika ihre Knochendichte untersuchen lassen, um eventuelle Veränderungen einschätzen zu können. Die Tagesdosis von L-Carnitin wird ebenfalls erhöht.

Wir raten Angelika allerdings davon ab, die antihormonelle Behandlung zu verzögern oder gar zu verweigern. Bei der Behandlung von Krebs verstehen wir die Komplementärmedizin als ergänzende, nicht als alternative Option. Eine kürzlich veröffentlichte Studie aus Amerika zeigt, dass Krebspatienten, die sich zusätzlich komplementärmedizinisch behandeln lassen, schulmedizinische Therapien eher vernachlässigen und dadurch höhere Mortalitätsraten aufweisen.[106]

Da Angelika bei einem Körpergewicht von 83 Kilo stagniert, erhält sie die Empfehlung, ihr Bewegungsprogramm täglich zu steigern und an mindestens fünf Tagen in der Woche keine Süßigkeiten, keinen Alkohol, keine Zwischenmahlzeiten sowie keine Kohlenhydrate zum Abendessen zu sich zu nehmen. Zudem sollte sie einmal pro Woche einen Entlastungstag mit einer Gesamtkalorienzahl von maximal 1000 Kilokalorien durchführen. Eine noch strengere Variante wären zwei Entlastungstage pro Woche mit jeweils 500 Kalorien.

Die familiär belastende Situation hat sich zwischenzeitlich deutlich verbessert, da Angelikas Eltern nun von einem Pflegedienst betreut werden. Sobald die Strahlentherapie es zulässt, möchte Angelika mit dem Qigong-Kurs in der Ambulanz beginnen; sie erkundigt sich nach dem nächsten Starttermin. Zum Abschluss des Gesprächs äußert Angelika die Sorge, dass ihre Krebserkrankung erblich sein könne und ihre Tochter ebenfalls ein erhöhtes Risiko für eine Brustkrebserkrankung habe.

Das Rückfallrisiko und aktive Krebsprävention
Eine genetische Untersuchung kann in dieser Frage Klarheit bringen. Dazu ist lediglich eine Blutentnahme notwendig. Da schon Angelikas Mutter an Brustkrebs erkrankt war, ist dieser Test durchaus zu empfehlen. Sollte sich eine erbliche Belastung ergeben, müssten Angelika und ihre Tochter eingehend über die Notwendigkeit einer engmaschigen ärztlichen Kontrolle und die medizinischen Maßnahmen zur Risikoreduzierung beraten werden. Angelikas Tochter ist sich derzeit nicht sicher, ob sie ihr eigenes Risiko überhaupt kennen möchte. Vorerst wird sie das Testergebnis ihrer Mutter abwarten.

Angelika und ihre Tochter haben bereits im Internet recherchiert und nach Empfehlungen gesucht, wie man bei einer Brustkrebserkrankung mit natürlichen Mitteln, Nahrungsergänzungsmitteln oder Heilpflanzen das Risiko eines Rückfalls oder der Metastasenbildung senken kann. Neben den medizinischen Maßnahmen (Chemotherapie, Strahlentherapie, antihormonelle Therapie) gilt es als gesichert, dass folgende Faktoren zu einem dauerhaften Heilerfolg beitragen können:

- normaler Body-Mass-Index
- mediterrane (Vollwert-)Ernährung mit vielen Ballaststoffen und wenig gesättigten Fettsäuren, wenig rotes Fleisch (maximal 400 Gramm pro Woche)
- drei bis fünf Stunden »Walking« bei mäßiger Belastung
- Alkoholkonsum reduzieren oder vermeiden; als maximal vertretbar gelten derzeit sechs Gramm reiner Alkohol täglich
- Verzicht auf Nikotin

Bislang ist keine Risikoverminderung durch eine vegetarische Ernährungsform nachgewiesen. Bei Mangelerscheinungen oder einer zu geringen Konzentration von Vitaminen, Mineralien oder Spurenelementen im Blut ist eine gezielte Ergänzung sinnvoll. Ein Vitamin-D-Mangel ist insbesondere bei Hinweisen auf eine verminderte Knochendichte oder bei bereits bestehender Osteoporose zu vermeiden. Alle genannten Empfehlungen gelten auch, um das Ersterkrankungsrisiko zu vermindern.[107]

Angelikas Tochter erkennt, dass sie zwar hinsichtlich des BMI und ihrer fleischarmen, vegetarisch orientierten Ernährung kein Problem hat, aber möglichst umgehend mit dem Rauchen aufhören sollte. Zudem könnte sie ihren Alkoholkonsum insbesondere am Wochenende deutlich reduzieren.

Mein Krebsrisiko senken

Forscher gehen davon aus, dass sieben Prozent der Krebsneuerkrankungen in Deutschland auf Übergewicht zurückzuführen sind, sechs Prozent auf geringe körperliche Aktivität, drei Prozent auf geringe Ballaststoffzufuhr, zwei Prozent auf geringe Obst- und Gemüsezufuhr, zwei Prozent auf hohen Wurstverzehr, 0,4 Prozent auf hohen Verzehr von rotem Fleisch und 0,3 Prozent auf hohen Salzkonsum.[108] Bevölkerungsbezogene Risikoschätzungen sehen das Übergewicht als Hauptrisikofaktor für Gebärmutter-, Nieren- und Leberkrebs (24 bis 35 Prozent). Geringe körperliche Aktivität trägt wesentlich zum Auftreten von Gebärmutter-, Nieren- und Lungenkrebs (15 bis 19 Prozent) bei. Ernährungsfaktoren sind vor allem bei Darm-, Lungen- und Brustkrebs als ursächlich genannt (9 bis 16 Prozent). Die Zahl der durch Tabakkonsum bedingten Krebsfälle werden im Jahr 2018 auf 19 Prozent aller Neuerkrankungen geschätzt, wobei doppelt so viele Männer wie Frauen betroffen sind. Somit ist Lungenkrebs der häufigste bösartige Tumor in der deutschen Bevölkerung. 89 Prozent aller Lungenkrebsfälle bei Männern und 83 Prozent aller Lungenkrebsfälle bei Frauen sind auf das Rauchen zurückzuführen. Die einem hohen Alkoholkonsum zuzuschreibende Krebslast wurde auf 2 Prozent aller Neuerkrankungen geschätzt (fünf- bis sechsmal so viele Männer wie Frauen). Hier zeigen die Tumore der Mundhöhle und des Rachens (34 Prozent bei Männern und 6 Prozent bei Frauen) sowie die Plattenepithelkarzinome der Speiseröhre (30 Prozent bei Männern und 5 Prozent bei Frauen) die größte Beteiligung.[109]

Mehr als vier Prozent aller Krebsfälle lassen sich auf Infektionen zurückführen. Vor allem das im Magen befindliche Bakterium Helicobacter pylori und das in der Gebärmutter aufzufindende humane Papillomavirus sind in diesem Zusammenhang zu nennen. Ungefähr 1,2 Prozent aller Krebsneuerkrankungen werden auf ausgewählte Umweltfaktoren wie Radon in Innenräumen, Feinstaub und Solariennutzung zurückgeführt.

Diese im Deutschen Ärzteblatt veröffentlichten aktuellen Schätzungen zeigen, dass für viele Krebsarten vermeidbare Präventionsansätze bestehen. Erneut lassen sich hier die »Big Five« der Lebensstilrisiken erkennen: Übergewicht, falsche Ernährung, Bewegungsmangel, Sucht und schädliche Umweltfaktoren.

Mein Demenzrisiko senken

Einem Bericht der bayerischen Staatsregierung zufolge war im Jahre 2015 bereits jeder zehnte gesetzlich versicherte alte Mensch (65 Jahre und älter) im Freistaat von Demenz betroffen.[110] Über zwei Drittel aller Demenzkranken sind Frauen. Dies ist offenbar auf die längere Lebenserwartung von Frauen und auf hormonelle Faktoren zurückzuführen. Die meisten Demenzpatienten sind von der Alzheimer-Krankheit betroffen. Typisch für Alzheimer-Demenz sind Eiweißablagerungen im Gehirn, sogenannte Amyloid-Plaques.

Die Demenz hat viele Ursachen. Dabei spielt auch genetische Anfälligkeit eine wichtige Rolle. Sind Verwandte ersten Grades (Eltern, Geschwister, Kinder) erkrankt, vervierfacht sich das Risiko. Der größte Faktor für die Entwicklung einer Demenz ist das Alter. In der zweiten Lebenshälfte steigt die Demenzgefahr stark an: In der Gruppe der 65- bis 69-Jährigen sind noch weniger als zwei Prozent betroffen, bei den über 90-Jährigen schon knapp 40 Prozent.[111] Weltweit wurden für das Jahr 2015 circa 47 Millionen Menschen mit Demenz geschätzt.[112] Die Alzheimer-Krankheit wirkt sich unter anderem auf das Gedächtnis, die Kommunikation, Orientierung und Konzentration aus. Zusätzlich können auch Symptome wie Antriebsarmut, Schlafstörungen, Stimmungsschwankungen oder verschiedene körperliche Störungen auftreten. Demenzpatienten leiden insbesondere unter Beeinträchtigungen des Kurzzeitgedächtnisses und zeitlichen Orientierungsproblemen. Im weiteren Krankheitsverlauf kommt es zum Verlust der Sprach- und Rechenfähigkeiten.

Heilung gibt es derzeit nicht. Deshalb ist es umso wichtiger, an den potenziell beeinflussbaren Risikofaktoren der Demenz anzusetzen. Menschen mit leichten kognitiven Störungen und solche, die kaum Sozialkontakte pflegen, haben zum Beispiel ein erhöhtes Demenzrisiko, ebenso wie Menschen mit niedriger Bildung, Hörbehinderte sowie Schlaganfall-, Parkinson- oder Chorea-Huntington-Patienten.

Für die Prävention von Demenz gilt demgemäß ein vergleichbares Konzept einer Lebensstiloptimierung, wie wir dies bereits bei allen vorherigen Volkskrankheiten beschrieben haben: regelmäßige Bewegung, gesunde Ernährung, ausreichend Schlaf, vielfältige soziale Kontakte und geistige Fitness. Um unser Demenzrisiko zu senken, helfen besonders alle geistigen Aktivitäten, die unser Gehirn funktionsfähig halten. Hier hat sich vor allem das Musizieren als geeignet herausgestellt. Sollte man bereits früher ein Musikinstrument gespielt haben, wäre das Wiedererlernen eine gute Präventionsmaßnahme. Es fordert Konzentration und körperliche Koordination gleichermaßen. Ähnliches gilt für das Tanzen oder für Fremdsprachen.

Im Alltag ist das Gehirn am besten zu trainieren, indem man Neues ausprobiert – zum Beispiel mit geschlossenen Augen isst. Versuchen Sie es einmal mit einer Rosine: Konzentrieren Sie sich auf Geruch, Geschmack, Temperatur und Konsistenz des kleinen schrumpeligen Lebensmittels. Auf diese Weise schärfen wir unsere Sinne für Alltägliches; unser Gehirn wird ganz anders gefordert als im Modus des Gewohnten. Ähnliches geschieht, wenn wir zum Beispiel statt mit der rechten mit der linken Hand die Zähne putzen oder dies im Einbeinstand versuchen.

Im Alter sollte man sich zweimal pro Tag zehn Minuten Zeit für ein Gehirntraining nehmen: am Vormittag eine Gehirn-Jogging-Übung (hierzu gibt es eine Vielzahl von Apps und Zeitschriften), und nachmittags zum Beispiel die Lektüre eines Textes, der auf dem Kopf steht. Damit können Sie Ihr räumliches Vorstellungsvermögen aktivieren, und Ihr Gehirn wird außerhalb der gewohnten Denkmuster gefordert. Ab und zu im Kopf zu rechnen oder den Einkaufszettel auswendig zu lernen sind weitere Denksportaufgaben im Alltag.

Menschen mit Demenz können umso länger selbstständig bleiben, je früher die Krankheit diagnostiziert wird. Daher ist hier die Früherkennung besonders wichtig. Als grobe Orientierung kann ein Alzheimer-Selbsttest durchgeführt werden (im Webportal für alle Teilnehmer ab dem 65. Lebensjahr), der allerdings nur einen Hinweis auf eine mögliche Erkrankung liefern kann. Ein etwas genaueres Bild liefert der sogenannte Uhrentest.[113] Dieser Test wird älteren Menschen zwischen 65 und 85 empfohlen, ist einfach und recht schnell durchführbar und prüft das räumliche Wahrnehmungsvermögen. Man benötigt dafür nur ein Blatt Papier, auf dem ein Kreis eingezeichnet ist, und einen Stift. Die Testperson soll nun die Ziffern von eins bis zwölf an der richtigen Stelle des Kreises einfügen. Anschließend besteht die Aufgabe, mit dem Stunden- und Minutenzeiger eine beliebig festgelegte Uhrzeit in der skizzierten Uhr einzutragen. Das Bewerten der angefertigten Zeichnung sollte allerdings einem Experten überlassen werden. Bei Verdacht sollte immer ein Arzt aufgesucht werden. Für die Diagnosestellung wird der Uhrentest dann oft durch den Mini-Mental-Status-Test (MMST) sowie weitere umfangreiche medizinische Untersuchungen ergänzt. Die Behandlung von Alzheimer zielt hauptsächlich auf die Linderung der Beschwerden und die Verbesserung der Lebensqualität und soll den Erkrankten zu einem möglichst eigenständigen Leben verhelfen.

Gesundheit planen

Das Individuelle Gesundheits-Management (IGM) soll Sie zum Manager Ihrer Gesundheit und Krankheit machen und die Entwicklung Ihrer persönlichen Gesundheitskompetenz unterstützen. Mit diesem Buch werden Sie zum Experten in der Vermeidung oder Mitbehandlung von Übergewicht und Stress und von deren früh eintretenden Folgeschäden. Durch das Beispiel Krebs wurde dieses Spektrum noch erweitert. Im deutschsprachigen Raum stehen die Erkrankungen des Herz-Kreislauf-Systems, des Stoffwechsels (insbesondere Diabetes mellitus Typ 2), des Muskel- und Skelettsystems, der Lungen und Atemwege sowie Krebserkrankungen im Vordergrund. Im psychischen Bereich sind vor allem Depressionen bedeutsam. Auf diese Fälle sind Sie mit diesem Buch gut vorbereitet.

Die meisten chronischen Volkskrankheiten entstehen nicht über Nacht. Ein frühes Erkennen von Risiken und Schutzfaktoren Ihrer Gesundheit durch systematische Selbstvermessung und deren gezielte Beeinflussung sind die Stärken des IGM. Ihre selbst erhobenen Daten sollten durch medizinische Untersuchungen und Früherkennungen und durch ärztliche Erfahrung und Beratung ergänzt werden.

Meine Vorsorgeuntersuchungen
Deshalb ist es wichtig, dass Sie durch eine sorgfältige Planung die wichtigsten Vorsorgeuntersuchungen in Anspruch nehmen. Diese richten sich mit unterschiedlichem Augenmerk an verschiedene Altersgruppen und berücksichtigen die speziellen Bedürfnisse von Frauen und Männern. Schwerpunkte der medizinischen Vorsorge sind Herz-Kreislauf-Erkrankungen und deren Risikofaktoren, Stoffwechselerkrankungen (z. B. Zuckerkrankheit) sowie die Früherkennung von Krebs, besonders Gebärmutterhals-, Brust-, Darm- und Prostatakrebs. Auch der schwarze und weiße Hautkrebs ist in die Früherkennung mit einbezogen. Frauen können bereits ab dem 20. Lebensjahr eine jährliche Genitaluntersuchung mit Krebsabstrich und Zelluntersuchung zum Ausschluss eines Zervixkarzinoms in Anspruch nehmen. Ab dem 30. Lebensjahr kommt die Brustuntersuchung zur Früherkennung von Brustkrebs dazu. Ab dem 35. Lebensjahr erhalten beide Geschlechter alle zwei Jahre ein Hautscreening, der Mann ab dem 45. Lebensjahr ein jährliche Prostata- und Genitaluntersuchung.[114]

Frauen zwischen dem 50. und 69. Lebensjahr können sich

alle zwei Jahre an einem Mammographie-Screening beteiligen. Man geht davon aus, dass bei zweijährlicher Teilnahme in zehn Jahren ein bis drei von 1000 Teilnehmerinnen weniger an Brustkrebs sterben als ohne Mammographie-Screening.[115] Auch wenn diese Zahlen gering erscheinen, so stellt die Brustkrebs-Früherkennung zusammen mit der Therapieverbesserung die aussichtsreichste Möglichkeit dar, die Lebensqualität der Patientinnen zu steigern und die Sterblichkeit zu reduzieren.

Für Männer und Frauen ab dem 50. Lebensjahr übernehmen die Kassen eine Dickdarm- und Rektumuntersuchung zum Ausschluss eines Dickdarmkarzinoms. Männer können zwischen einem okkulten Bluttest im Stuhl und einer Koloskopie entscheiden, Frauen bis 54 erhalten nur einen okkulten Bluttest. Ab dem 55. Lebensjahr können beide Geschlechter zwischen beiden Optionen wählen. Der Stuhltest kann alle zwei Jahre durchgeführt werden; die Vorsorge-Koloskopie lediglich zwei Mal insgesamt (zweite Untersuchung ab dem 65. Lebensjahr).

Zu einer umfassenden Vorsorge gehört auch die Zahngesundheit. Eine gute Mundhygiene und regelmäßiges Zähneputzen sind wichtig, um Bakterienbeläge zu verhindern. Gesunde Ernährung ist gleichbedeutend mit einer zahngesunden Ernährung. Eine professionelle Zahnreinigung wird zwei- bis dreimal jährlich empfohlen, muss aber aus eigener Tasche bezahlt werden.

Seit Januar 2018 können Männer ab einem Alter von 65 Jahren einmalig eine Ultraschalluntersuchung zur Früherkennung eines Bauchaortenaneurysmas (Erweiterung der Bauchschlagader) in Anspruch nehmen.

Die genannten Früherkennungen werden von den gesetzlichen Krankenkassen bezahlt. Versicherte zwischen 18 und 34 Jahren haben einen einmaligen Anspruch, ab dem 35. Lebensjahr besteht dieser Anspruch alle drei Jahre. Weitere sinnvolle Untersuchungen wie etwa der Ausschluss von grünem Star, ein Hörtest, Knochendichtemessungen zur Früherkennung der Osteoporose oder Tumormarker-Tests sind nicht dabei. Wenn Sie sich ohnehin Blut abnehmen lassen, wäre auch eine Bestimmung Ihrer Blutgruppe mit Rhesusfaktor und Kellfaktor sinnvoll. Kostenlos bekommen Sie diese wichtige Information nur beim Blutspenden. Doch es lohnt sich in jedem Fall zu wissen, welche Blutgruppe man hat, auch wenn man sie auf eigene Rechnung bestimmen lässt.

Auch die Schutzimpfung gehört zur Gesundheitsvorsorge. Standardimpfungen, die Erwachsene erhalten bzw. aufgefrischt werden sollten, sind: Diphtherie, Tetanus und Keuchhusten (alle zehn Jahre empfohlen) und Masern (ungeimpfte bzw. nur einmal geimpfte nach 1970 geborene Personen). Ab dem 60. Lebensjahr besteht ein Anrecht auf eine kostenlose Grippe- und Pneumokokken-Impfung.

Für Risikogruppen oder zum Schutz Dritter werden außerdem Impfungen gegen FSME (Früh-Sommer-Meningo-Enzephalitis), Haemophilus influenza Typ B (Hib)-Infektion, Hepatitis A und B, Meningokokken- und Pneumokokken-Infektion, Poliomyelitis (Kinderlähmung), Röteln und Varizellen (Windpocken) empfohlen.[116]

Das persönliche Gesundheitsdossier hilft Ihnen dabei, einen Überblick zu bewahren, Gesundheits- und Arzttermine zu planen und die Vorsorgemaßnahmen vorzubereiten. Ein wichtiger Baustein hierbei ist die Anfertigung der eigenen Krankheitsgeschichte (Anamnese), welche Sie zur Untersuchung mitbringen sollten. Unter dem Reiter »Gesundheitsdossier« können Sie Ihre Krankengeschichte im Webportal selbst erstellen. Darüber hinaus werden Ihnen Planungshilfen für die Organspende, Patientenverfügung und Impfungen angeboten. Das Portal bietet die Möglichkeit, entsprechende Formulare herunterzuladen und zu dokumentieren. Die Vollmachten und Pässe können dann per Hand ausgefüllt werden. Eine elektronische Hinterlegung der persönlichen Daten wird aus datenschutzrechtlichen Gründen nicht realisiert. Es kann aber im Dossier vermerkt werden, dass beziehungsweise welche Bescheinigungen vorhanden sind, damit Dritte informiert sind.

Vorbereitung der ärztlichen Gesundheitsprüfung
Nutzen Sie die elektronische Terminplanung des Portals und tragen Sie dort zunächst Ihren Termin ein. Zur Untersuchung selbst sollten Sie zur Information des Arztes die erstellte Krankengeschichte, den Gesundheitsbericht und das Selbstbeobachtungsprotokoll als PDF-Ausdruck mitnehmen. Wichtig ist außerdem, dass Sie nüchtern in die Arztpraxis kommen, also acht bis 14 Stunden vor dem Termin keine Nahrung zu sich nehmen. Trinken Sie nur Wasser oder ungezuckerten Tee. Andernfalls steigen Blutzucker oder Blutfette (Triglyceride) an und verfälschen das Ergebnis. Aus denselben Gründen sollten Sie auch auf das Rauchen verzichten. Die Blutuntersuchung bestimmt den Wert des Blutzuckers, des Gesamtcholesterins und der Triglyceride. Der Arzt führt eine körperliche Untersuchung (Ganzkörperstatus) durch, einschließlich Messung des Blutdrucks. Ein Screening der Haut nach auffälligen krebsverdächtigen Hautbefunden und das Tasten nach geschwollenen Lymphknoten werden ebenfalls miteinbezogen. Es erfolgt eine abschließende Beratung über die Ergebnisse.

5.

Wie kann ich meinen Lebensstil nachhaltig verändern?

Um den Lebensstil nachhaltig zu verändern, benötigt es lang anhaltende Motivation und eine gute Portion Willensstärke. Abnehmen ist grundsätzlich leichter, als das reduzierte Gewicht zu halten. Doch was hindert uns eigentlich daran, die guten Vorsätze tagtäglich umzusetzen? Gegenüber anderen oder uns selbst rechtfertigen wir uns gern mit dem sogenannten inneren Schweinehund. Wer seinen inneren Schweinehund nicht überwinden kann, so die allgemeine Bedeutung des Begriffs, ist willensschwach; seine Selbstdisziplin reicht nicht aus, um unangenehme, aber sinnvolle und notwendige Tätigkeiten tatsächlich durchzuführen.[117]

Psychologisch betrachtet wird der innere Schweinehund durch die vielen gut gemeinten Ratschläge von Eltern, Großeltern, Verwandten, Freunden, Lehrern und Bekannten – »Pass auf, das ist gefährlich!« oder »Übernimm dich nicht!« – in unserem Gehirn aufgebaut. Immer, wenn wir etwas Neues beginnen und damit unser Verhalten ändern möchten, wird der innere Schweinehund, das heißt unser Gehirn aktiv. Es hindert uns daran, gewohnte Bahnen zu verlassen. Das Aufrechterhalten von Gewohnheiten kostet uns wenig Energie, denn das Gehirn muss für bekannte Abläufe deutlich weniger nachdenken. Deshalb machen wir uns im Alltag vieles zur Gewohnheit, das heißt, wir trainieren uns Gewohnheiten an (»habit-learning«). Diese wieder aufzugeben, fällt uns ungemein schwer.

Jede Verhaltensänderung von uns Menschen ist durch drei aufeinanderfolgende Phasen bestimmt: Motivation, Planung der Handlung sowie Handlung und Kontrolle.[118] Bevor ein Mensch seine Einstellungen und Verhaltensweisen ändert, bedarf es einer ausreichenden Motivation. Dies könnte das Wahrnehmen eines neuen Risikos sein, etwa eines Herzinfarktrisikos, das von einem Gesundheitsbericht offengelegt wird. Manchmal aber reicht die Information alleine nicht aus, um ein Umdenken zu bewirken – dann braucht es einen klar erkennbaren Vorteil, der durch die Verhaltensänderung realisiert wird (Ergebniserwartung). Das Abnehmen könnte nicht nur zu einem geringeren Infarktrisiko führen, sondern auch zu einem attraktiveren Körper, womit sich der Aufwand auch kurzfristig lohnen würde.

Schließlich gibt es noch eine weitere Bedingung: Der Mensch muss davon überzeugt sein, dass er sein Ziel – also die Gewichtsreduktion – überhaupt erreichen kann, sei es allein oder mit Hilfe anderer. Er muss darauf vertrauen, diese Verhaltensänderung auch umsetzen zu können. In dieser Phase beginnt der innere Schweinehund zu intervenieren. Sein Ziel ist es, lebensverändernde Entschlüsse bereits im Vorfeld zu verhindern, indem er uns über das Gehirn Botschaften sendet: »Du hast dafür keine Zeit«; »Das schaffst du ohnehin nicht« oder »Ich kann meiner Frau unmöglich zumuten, dass Sie zukünftig alleine essen muss« – um noch einen moralisierenden Bezug einzubringen. Der innere Schweinehund verhindert klare Ansagen und benutzt die Sprache der Unverbindlichkeit: »Man müsste wirklich irgendwann einmal abnehmen.« »Man« ist nicht ich! »Irgendwann« ist auf die lange Bank geschoben und »müsste« ein Konjunktiv!

Ebenso beliebt ist der Verhinderungstrick, der darin besteht, sich Dinge auszudenken, die unbedingt noch erledigt werden müssen, bevor man mit der Veränderung startet. Jeder von uns kennt die »Jetzt noch nicht, aber dann ...«-Haltung, die uns dazu bringt, Unbequemes aufzuschieben. Eine weitere machtvolle Intervention des inneren Schweinehundes ist die Erzeugung negativer Emotionen: Wir bekommen Angst, sind frustriert, antriebsarm und gehemmt und stehlen uns aus der Verantwortung.

Aus den obigen Ausführungen zum Thema Stress wissen wir jedoch, dass wir unseren Gedanken nicht hilflos ausgeliefert sind, sondern uns von diesen distanzieren können. Damit gelingt es uns zu erkennen, dass wir als Person nicht eins sind mit unseren (kontraproduktiven) Gedanken und auch nicht hinnehmen müssen, was uns der innere Schweinehund (unser Kopf) zuflüstert. Wir können diese Distanz stärken, indem wir uns selbst sagen: »Mein Kopf versucht mir wieder einzureden, dass ich vor der Veränderung Angst haben soll.«

Auch das breite Register aller anderen Irrationalitäten und absolutistischen Lebensphilosophien wie »Ich muss immer fair behandelt werden«, »Es muss mir immer gut gehen« oder »Alle anderen Menschen müssen mich achten und lieben« wird vom inneren Schweinehund eingesetzt, um im Vorfeld die Motivation für Veränderung abzubauen. Das Konzept des Infragestellens von Muss-Botschaften und irrationalen Annahmen ist hier sehr hilfreich.

In der Planung der Handlung ist eine realistische und genaue Zielsetzung entscheidend für den späteren Erfolg. Deshalb versucht der innere Schweinehund, Planungsinhalte zu vernebeln, indem er uns daran hindert, klare Ziele zu formulieren. Wenn die Selbstkommunikation mit den Worten beginnt: »Ich werde versuchen, in Zukunft mehr Sport zu treiben und weniger süße und fette Speisen zu essen«, ist die Planung schon gescheitert. Etwas zu versuchen bedeutet nicht, etwas auch wirklich zu tun! Ohne definitive Zeit- und Inhaltsangaben ist jede Lebensstilveränderung unrealistisch. Deshalb sind Wochentrainingspläne eine zielführende Planungsgrundlage, um auch diesen Teil der Trickkiste des inneren Schweinehundes zu umgehen.

In der letzten Phase der Verhaltensveränderung schreitet der Mensch zur Tat und übt das veränderte Verhalten im Alltag. Auch jetzt ist man vor dem inneren Schweinehund nicht sicher! Vielleicht versucht er uns klarzumachen, dass wir momentan einfach nicht in der richtigen Stimmung seien, um die Vorsätze umzusetzen. Oder wir genehmigen uns Ausnahmen, erst eine, dann zwei, bis vom eigentlichen Plan nichts mehr übrig bleibt. Wir sind Meister der Vermeidung und Ablenkung und finden mit Hilfe des inneren Schweinehundes vermeintlich gute Gründe, das neue Verhalten zu unterlassen. Bei jedem Anflug von schlechtem Gewissen sagt er uns: Ich kann doch nichts dafür, »dass es gerade heute geregnet hat« oder »dass ich Pech hatte« oder »dass meine Frau vergessen hat, Gemüse einzukaufen«.

Einen Sündenbock finden wir schnell und sehen uns unvermindert in der Opferrolle. Haben wir dem inneren Schweinehund ein paarmal nachgegeben, kippt die Stimmung schnell in Selbstmitleid: Jetzt ist ohnehin alles egal, man hat es wieder nicht geschafft. Hier sind dem eigenen »Kopf« lösungsorientierte Gedanken entgegenzuhalten, indem wir bewusst nach Auswegen suchen und uns immer wieder die positiven Folgen und Belohnungen vor Augen führen. Je mehr wir über die Praktiken des inneren Schweinehundes wissen, desto besser können wir uns gegen ihn wehren – was ein Vorteil ist, aber noch nicht die Lösung.

Wie schaffen wir es also, am Ball zu bleiben? Darauf gibt es keine einfache Antwort – es fehlen ausreichend Erfahrungen und wissenschaftlich begründete Erkenntnisse auf diesem Gebiet. Eine neue Möglichkeit kann der Einsatz moderner webbasierter Portaltechnologie bieten.[119] Der Interessierte ist damit in der Lage, sich unabhängig, selbstbestimmt, selbstständig und spielerisch mit der eigenen Gesundheit auseinanderzusetzen. Die Gruppenmitglieder können sich – wenn gewünscht – gegenseitig ihre erreichten Tagesergebnisse (z. B. Körpergewicht oder Schrittzahlen) zeigen. Damit entsteht eine Art positiver Wettbewerb.

Gemeinsame Aktivitäten der Teilnehmer können regional koordiniert und umgesetzt werden und die soziale Unterstützung fördern. So fanden im Rahmen des IGM-Programms bereits selbstorganisierte Stammtische oder »Perfekte Dinner«-Abende mit gesunden Entlastungsmenüs statt. Für die Nachhaltigkeit von Lebensstiländerungen brauchen wir Präventionsangebote mit Feedback, persönlichem Support und die soziale Unterstützung der Teilnehmer.

Einen gesunden Lebensstil langfristig umzusetzen ist aber nicht nur Aufgabe des Einzelnen; auch Staat und Gesellschaft haben ihren Teil beizutragen. Hier sind neue steuerliche Anreize für Gesundheitsaktivitäten der Bürger, strengere Regelungen für den Verbraucherschutz, bessere Nahrungsmittelkennzeichnungen und eine verstärkte Professionalisierung der Gesundheitsförderung mit neuen Gesundheitsberufen erforderlich. Dies würde jedoch auch eine stärkere Umverteilung der Krankenkassenbeiträge hin zu mehr Prävention und Gesundheitsförderung notwendig machen. Es sind neue Finanzierungsinstrumente wie zum Beispiel ein präventions- und gesundheitsorientierter Kosten-Strukturausgleich notwendig, damit neue finanzielle Anreizsysteme etabliert werden und alle Menschen sich eine Lebensstiländerung leisten können!

Für eine nachhaltige Verhaltensänderung im Bereich der Gewichtsregulierung setzt das IGM-Lebensstilprogramm auf die tägliche Erfassung des Körpergewichts und der Schrittzahl in der Selbstbeobachtungswoche des webbasierten Gesundheitsdossiers. Die systematische Rückmeldung von Befunden und Symptomen ermöglicht dem Einzelnen, sein eigenes Verhalten besser zu kontrollieren. Mehrere klinische Studien haben den Zusammenhang zwischen konsequenter Selbstvermessung und Erfolg belegen können.[120] Positive Ergebnisse werden durch Aufklärung, Wissen und die Kompetenz in der Selbstvermessung verstärkt.

Ziel jedes Lebensstiltrainings ist es, die Programmteilnehmer zu einer möglichst langfristigen und konsequenten Umsetzung ihrer Vorhaben zu motivieren. Diese Adhärenz, also das Einhalten der Lebensstilempfehlungen, kann durch gezielte Maßnahmen unterstützt werden. Das IGM bietet eine regelmäßige webbasierte Kontrolle der vom Teilnehmer erhobenen Daten durch den IGM-GesundheitsCoach an. Rückfragen und Kommentare zu Ergebnissen oder sonstigen Problemen können seitens des Coachs und des Teilnehmers wöchentlich internetbasiert kommuniziert werden. Damit wird das elektronische Selbsterfassen von Daten zu Hause persönlich begleitet. Darüber hinaus gibt es vierteljährliche Refreshertreffen (meist als Abendveranstaltung), die zum Erfahrungsaustausch und für Wiederholungsübungen genutzt werden. Je nach Organisationskonzept werden am Refreshertag oder um diesen Zeitpunkt herum individuelle Messungen durchgeführt, um eine möglichst objektive Beurteilung der erzielten Programmergebnisse sicherzustellen.

Insgesamt sind für die Lebensstilbereiche Übergewicht, Stress, Krebs- und Demenzprävention zwölfmonatige Programmangebote vorgesehen, die – bei individuellem Interesse – um jeweils ein weiteres Jahr verlängert werden können. Das Problem für viele von uns liegt in der fehlenden Motivation, Priorisierung und Attraktivität, das Angebot eines Lebensstilprogramms zu nutzen. Denn: Chronische Erkrankungen zu verhindern oder ihr Fortschreiten zu verzögern, verlangt von uns Menschen Aufwand und Geduld.

Positive Studienergebnisse und jahrelange Praxiserfahrung in der Umsetzung des IGM als Lebensstilprogramm zeigen, dass es jeder schaffen kann, sein Leben zu verändern – ob jung oder alt, weiblich oder männlich, gebildet oder nicht. Auf diesem Weg soll uns das Zitat von Pfarrer Sebastian Kneipp begleiten und ermutigen:

>>Wer heute keine Zeit für seine Gesundheit hat,
wird später viel Zeit für seine Krankheiten brauchen.<<

Danksagung

Danken möchte ich an allererster Stelle meiner Frau Christa, die für den Verzicht auf gemeinsam verbrachte Zeit stets sehr viel Geduld und Nachsicht aufwenden musste. Ebenso danke ich meinem gesamten Team im KoKoNat München für die jahrelange gemeinsame Arbeit, die in dieses Buch einfließen konnte. Dies gilt auch für das Team um Herrn Prof. Erich Wühr im Gesundheitscampus Bad Kötzting der Technischen Hochschule Deggendorf (THD) und Herrn Anton Staudinger, dem Betreiber des Präventionszentrums SINOCUR am gleichnamigen Ort. Ein besonderer Dank geht an Herrn Dr. Axel Eustachi für die Mithilfe bei der Erstellung der Betreuungsgeschichte von Angelika sowie an Frau Prof. Beatrice Bachmeier für die Textdurchsicht. Für die Mitwirkung an der Entwicklung der Info@zepte möchte ich Frau Evelyn Bohnes, IGM-GesundheitsCoach, und Frau Dr. Yanqing Li, TCM-Ärztin, sowie Herrn Dr. A. Eustachi, Oberarzt, danken. Das Individuelle Gesundheits-Management (IGM) und das webbasierte Gesundheitsdossier VITERIO haben eine lange Entwicklungsgeschichte und sind vielen weiteren Personen und fördernden Institutionen zu verdanken. In diesem Zusammenhang ist zunächst Herrn Rudolf Brunner, dem technischen Projektpartner, und seinem gesamten Entwicklungsteam zu danken, die die vielen Anforderungen und Korrekturen am IGM-Programm auf der webtechnologischen Seite anzupassen und zu verwirklichen hatten. Ebenso den vielen Anwendungspartnern im Netzwerk IGM-Campus, insbesondere der TCM-Klinik Bad Kötzting, den Kurgemeinden Bad Kötzting und Bad Alexandersbad sowie den Kurorten Bad Tölz, Bad Wörishofen und der Thermenstadt Treuchtlingen.

Für die Entwicklung und den Einsatz im Rahmen eines betrieblichen Gesundheitsmanagements ist insbesondere Herrn Prof. Stephan Gronwald, Dekan der Fakultät für Gesundheit der Technischen Hochschule für angewandte Wissenschaften Deggendorf (THD), zu danken, ebenso dem Vizepräsidenten der THD Herrn Prof. Horst Kunhardt.

Last but not least möchte ich den Vorsitzenden der Erich-Rothenfußer-Stiftung München, Herrn Paul Rothenfußer und Herrn Mahlow, für die jahrzehntelange persönliche und finanzielle Förderung des Gesamtprojekts KoKoNat sowie dem Freistaat Bayern für die großzügigen Fördermittel danken. Ohne deren Hilfe wäre auch dieses Buch nicht entstanden.

Anmerkungen

1 Detlev Ganten, www.faz.net/aktuell/gesellschaft/gesundheit/wie-man-krankheiten-verhindert-detlevganten-im-gespraech-13216966.html.

2 Irving G., A.L. Neves, H. Dambha-Miller et al. »International variations in primary care physician consultation time: a systematic review of 67 countries«. BMJ Open 2017, https://bmjopen.bmj.com/content/7/10/e017902.full.

3 https://www.destatis.de/DE/Themen/Gesellschaft-Umwelt/Gesundheit/ Gesundheitsausgaben/Tabellen/leistungsarten.html

4 Kaba-Schönstein, L. und A. Trojan. »Gesundheitsförderung 5: Deutschland«. In: BZgA. Leitbegriffe der Gesundheitsförderung. https://www.leitbegriffe. bzga.de/pdf.php?id=6e9e23e553948bf71510414a670347775.

5 Schindler, I. und U.M. Staudinger. »Lifespan perspective on self and personality«. In: W. Greve, K. Rothermund und D. Wentura (Hrsg.). The Adaptive Self. Hogrefe 2005.

6 Hildebrandt, G. »Therapeutische Physiologie. Grundlagen der Kurortbehandlung«. In: W. Amelung und G. Hildebrandt (Hrsg.). Balneologie und medizinische Klimatologie. Springer 1985.

7 Antonovsky, A. und A. Franke. Salutogenese: Zur Entmystifizierung der Gesundheit. dgvt 1997.

8 World Health Organization (Hrsg.). Life skills education in schools. Geneva, 1997
https://apps.who.int/iris/bitstream/handle/10665/63552/WHO_MNH_ PSF_93.7A_Rev.2.pdf?sequence=1&isAllowed=y

9 https://www.in-form.de/fileadmin/Dokumente/Materialien/IN_FORM-Nationaler_Aktionsplan.pdf sowie https://www.nap-gesundheitskompetenz.de/

10 https://www.bundesgesundheitsministerium.de/fileadmin/Dateien/3_ Downloads/G/Gesundheitsziele/Broschuere_Nationales_Gesundheits-

ziel_-_Gesund_aufwachsen_Lebenskompetenz__Bewegung__Ernaeh-rung.pdf

11 Schaeffer D., D. Vogt, E. M. Berens und K. Hurrelmann. *Gesundheitskompetenz der Bevölkerung in Deutschland. Ergebnisbericht.* Universität Bielefeld 2016. (www.unibielefeld.de/gesundhw/ag6/downloads/Ergebnisbericht_HLS-GER.pdf).

12 http://www.who.int/mediacentre/factsheets/fs311/en/

13 The GBD 2015 Obesity Collaborators. »Health Effects of Overweight and Obesity in 195 Countries over 25 Years«. *The New England Journal of Medicine* 2017. N Engl J Med 2017; 377:13-27. doi: 10.1056/NEJMoa1614362.

14 DKV Gesundheitsreport 2018. https://www.ergo.com/de/DKV-Report.

15 Schienkiewitz, A., G. Mensink, R. Kuhnert und C. Lange. »Übergewicht und Adipositas bei Erwachsenen in Deutschland«. *Journal of Health Monitoring* 2017. 2(2). doi: 10.17886/RKI-GBE-2017-025

16 The GBD 2015 Obesity Collaborators. »Health Effects of Overweight and Obesity in 195 Countries over 25 Years«. *The New England Journal of Medicine* 2017. N Engl J Med 2017; 377:13-27. doi: 10.1056/NEJMoa1614362.

17 Lindstrom, J. und J. Tuomilehto. »The diabetes risk score: a practical tool to predict type 2 diabetes risk«. *Diabetes Care* 2003. 26: 725-731.

18 NCD Riskfactor Collaboration (Hrsg.). *Worldwide trends in diabetes since 1980: a pooled analysis of 751 population-based studies with 4.4 million participants.* Lancet 2016. 387: 1513-30. doi: 10.1016/S0140-6736(16)00618-8.

19 *Deutscher Gesundheitsbericht Diabetes 2019. Die Bestandsaufnahme.* (https://www.deutsche-diabetes-gesellschaft.de/fileadmin/Redakteur/Stellungnahmen/Gesundheitspolitik/20181114gesundheitsbericht_2019.pdf)

20 Ebd.

21 Ebd.

22 Parikh, N. I. et al. »A risk score for predicting near-term incidence of hypertension: the Framingham Heart Study«. *Annals of Internal Medicine* 2008. 148(2): 102-10.

23 Bedogni, G., S. Bellentani, L. Miglioli et al. »The Fatty Liver Index: a simple and accurate predictor of hepatic steatosis in the general population«. *BMC Gastroenterology* 2006. 6: 33. doi: 10.1186/1471-230X-6-33.

24 Assmann, G., H. Schulte, P. Cullen, U. Seedorf. »Assessing risk of myocardial infarction and stroke: new data from the Prospective Cardiovascular Münster (PROCAM) Study.« *European Journal of Clinical Investigation* 2007 37(12): 925-32. doi:10.1111/j.1365-2362.2007.01888.x.

25 Pines, A., E. Aronson and D. Kafry. *Burnout: From tedium to personal growth.* The Free Press 1981.

26 Schaufeli, W. B. und D. van Dierendonck. »The construct validity of two burnout measures«. *Journal of Organizational Behavior* 1993.14: 631-647.

27 Fliege, H., M. Rose, P. Arck et al. »Validierung des ›Perceived Stress Questionnaire‹ (PSQ) an einer deutschen Stichprobe«. *Diagnostica* 2001. 47(3): 142-152.

28 *Entspann dich, Deutschland. TK Stressstudie 2016.*
https://www.tk.de/resource/blob/2026630/9154e4c71766c410dc859916aa
798217/tk-stressstudie-2016-data.pdf.

29 Hapke, U. et al. *Chronischer Stress bei Erwachsenen in Deutschland. Ergebnisse der Studie zur Gesundheit Erwachsener in Deutschland (DEGS1).* (http://www.gbe-bund.de/pdf/DEGS1_Chronischer_Stress.pdf).doi: 10.1007/s00103-013-1690-9.

30 Luhmann, M. et al. »Subjective Well-Being and Adaptation to Life Events: A Meta-Analysis on Differences Between Cognitive and Affective Well-Being«. *Journal of Personality and Social Psychology* 2012. 102(3): 592-615. doi: 10.1037/a0025948, Sowie: John, O. P., L. P. Naumann und C. J. Soto. »Paradigm Shift to the Integrative Big Five Trait Taxonomy«. In: O. P. John, L. A. Pervin und Richard W. Robins (Hrsg.). *Handbook of Personality. Theory and Research,* Guilford 2011, 114–117.

31 Ebd.

32 Thomas, M. L., C. N. Kaufmann, B. W. Palmer et al. »Paradoxical Trend for Improvement in Mental Health With Aging«. *The Journal of Clinical Psychiatry* 2016. 77(8): e1019-25. doi: 10.4088/JCP.16m10671.

33 Henrich, P. und P. Herschbach. »Questions on Life Satisfaction (FLZM) – A Short Questionnaire for Assessing Subjective Quality of Life«. European Journal of Psychological Assessment 2008. 16: 150-159.

34 Linneweh, K. *Stressmanagement. Der erfolgreiche Umgang mit Belastungssituationen in Beruf und Alltag.* Beltz 2002.

35 Naska, A., E. Oikonomou, A. Trichopoulou et al. »Siesta in healthy adults and coronary mortality in the general population«. *Archives of Internal Medicine* 2007. 12,167,3: 296-301. doi: 10.1001/archinte.167.3.296, Sowie: Rosekind M. R., R. M. Smith, D. L. Miller et al. »Alertness management. Strategic naps in operational settings«. Journal of Sleep Research 1995. 4, S2: 62-66. PMID:10607214.

36 Scholl, G., H. Fliege, B. F. Klapp. »Fragebogen zu Selbstwirksamkeit, Optimismus und Pessimismus (SWOP)«. PPmP. 1999;49: 275-83.

37 Donald, C. A. und J. E. Ware. »The measurement of social support«. *Research in Community & Mental Health* 1984. 4: 325-70. Fragebogen zur sozialen Unterstützung, deutsche Bearbeitung von Kirchberger & Bullinger.

38 Montesi, L. et al. »Long-term weight loss maintenance for obesity: a multidisciplinary approach. Diabetes, Metabolic Syndrome and Obesity«. *Targets and Therapy* 2016. 9: 37-46. Sowie: Melchart et al. »Effects of a tailored lifestyle self-management intervention (TALENT) study on weight reduction: a randomized controlled trial. Diabetes, Metabolic Syndrome and Obesity.« Targets and Therapy 2017. 10: 235-245.

39 Nationale Empfehlungen für Bewegung und Bewegungsförderung (https://www.bundesgesundheitsministerium.de/fileadmin/Dateien/5_ Publikationen/Praevention/Broschueren/Bewegungsempfehlungen_ BZgA-Fachheft_3.pdf).

40 DKV Gesundheitsreport 2018 (https://www.ergo.com/de/DKV-Report)

41 Scott, A. L. et al. »The effect of physical activity on mortality and cardiovascular disease in 130 000 people from 17 high-income, middle-income, and low-income countries: the PURE study«. Lancet 2017. 390: 2643–54. doi: 10.1016/S0140-6736(17)31634-3.

42 Ebd. Sowie: Smith, J. J. et al. »The health benefits of muscular fitness for children and adolescents: a systematic review and meta-analysis«. *Sports Medicine* 2014. 44(9): 1209–1223. Sowie: Plass, D. et al. »Trends in disease burden in Germany: results, implications and limitations of the Global Burden of Disease study« *Deutsches Ärzteblatt international* 2014. 111(38): 629–638.

43 *Nationale Empfehlungen für Bewegung und Bewegungsförderung.* (https://www.bundesgesundheitsministerium.de/fileadmin/Dateien/5_ Publikationen/Praevention/Broschueren/Bewegungsempfehlungen_ BZgA-Fachheft_3.pdf).

44 Plass, D. et al. »Trends in disease burden in Germany: results, implications and limitations of the Global Burden of Disease study«. *Deutsches Ärzteblatt international* 2014. 111(38): 629–638.

45 Moore, S. C., A. V. Patel, C. E. Matthews. »Leisure time physical activity of moderate to vigorous intensity and mortality: a large pooled cohort analysis«. *PLoS Medicine* 2012. 9(11): e1001335. doi: 10.1371/journal.pmed.1001335.

46 Blekkenhorst, L. C. et al. »Cruciferous and Total Vegetable Intakes Are Inversely Associated With Subclinical Atherosclerosis in Older Adult Women«. *Journal of the American Heart Association* 2018. 7: e008391. doi: 10.1161/ JAHA.117.008391.

47 *Vollwertig essen und trinken nach den 10 Regeln der DGE.* (https://www.dge.de/ ernaehrungspraxis/vollwertige-ernaehrung/10-regeln-der-dge/).

48 *Verzehr von Obst und Gemüse in der EU.* (https://www.presseportal.de/ pm/121298/3455989).

49 Schmidt, R. F., F. Lang und M. Heckmann. *Physiologie des Menschen. Mit Pathophysiologie.* Springer 2010: 838.

50 Bauersfeld, S. P. et al. »The effects of short-term fasting on quality of life and tolerance to chemotherapy in patients with breast and ovarian cancer: a randomized cross-over pilot study«. *BMC Cancer* 2018.18: 476. doi. org/10.1186/s12885-018-4353-2

51 Di Noia, J. »Defining powerhouse fruits and vegetables: a nutrient density approach«. *Preventing Chronic Disease* 2014 Jun 5.11: E95. doi: 10.5888/ pcd11.130390.

52 Wood, A. M. et al. »Risk thresholds for alcohol consumption: combined analysis of individual-participant data on 599,912 current drinkers in 83 prospective studies«. *The Lancet* 2018. 391: 1513-1523. doi: 10.1016/ S0140-6736(18)30134-X

53 Ashton K. et al. »Do emotions related to alcohol consumption differ by alcohol type? An international cross-sectional survey of emotions associated with alcohol consumption and influence on drink choice in different settings«. *BMJ Open* 2017. 7: e016089.

54 Lazarus, R. S. und S. Folkman. *Stress, Appraisal, and Coping.* Springer 1984.

55 Ellis, A. *Grundlagen und Methoden der Rational-Emotiven Verhaltenstherapie.* Klett-Cotta 1993.

56 https://www.bkk-dachverband.de/fileadmin/publikationen/ gesundheitsreport_2016/BKK_Gesundheitsreport_2016.pdf

57 Berking, M. *Training emotionaler Kompetenzen.* Springer 2007.

58 Björntorp, P. und R. Rosmond. »Obesity and cortisol«. *Nutrition* 2000.16,10: 924-36. https://www.sciencedirect.com/science/article/abs/pii/ S0899900700004226?via%3Dihub

59 Bergner, T. M. H. *Burnout Prävention. Sich selbst helfen – das 12-Stufen-Programm.* Schattauer 2007.

60 Berking, M. *Training emotionaler Kompetenzen.* Springer 2007.

61 Bushdid, C. et al. »Humans Can Discriminate More than 1 Trillion Olfactory Stimuli«. *Science* 2014. 343(6177): 1370–1372. doi: 10.1126/science.1249168

62 Lutz, R. (Hrsg.). *Genuss und Genießen. Zur Psychologie genussvollen Erlebens und Handelns.* Beltz 1983.

63 Berking, M. *Training emotionaler Kompetenzen*. Springer 2007.

64 Eifert, G. H. und J. P. Forsyth. *Akzeptanz- und Commitment-Therapie (ACT)*. Hogrefe 2008.

65 Brunnhuber, S. und O. Somburg. *Psychologie des Fastens*. zkm 2018. 2: 56-62.

66 Ebd.

67 Müller, T. und B. Paterok. *Schlaf erfolgreich trainieren. Ein Ratgeber zur Selbsthilfe*. Hogrefe 2017. https://www.hogrefe.de/shop/schlaf-erfolgreich-trainieren. html.

68 Roden, L. C., T. D. Rudner und D. E. Rae. »Impact of chronotype on athletic performance: current perspectives«. *ChronoPhysiology and Therapy* 2017: 7.

69 Müller, T. und B. Paterok. *Schlaf erfolgreich trainieren. Ein Ratgeber zur Selbsthilfe*. Hogrefe 2017. https://www.hogrefe.de/shop/schlaf-erfolgreich-trainieren. html.

70 Forest, G., C. van den Heuvel, K. Lushington und J. De Koninck. »Temperature biofeedback and sleep: limited findings and methodological challenges«. *ChronoPhysiology and Therapy* 2012: 2.

71 Riemann, D. et al. »Leitlinie S3 Nicht-erholsamer Schlaf 2017«. *Somnologie* 21: 2-44. doi: 10.1007/s11818-016-0097-x.

72 ller, T. und B. Paterok. *Schlaf erfolgreich trainieren. Ein Ratgeber zur Selbsthilfe*. Hogrefe 2017. doi.org/10.1026/02868-000, Sowie: Riemann, D. et al. »Leitlinie S3 Nicht-erholsamer Schlaf 2017«. *Somnologie* 21: 2-44. doi: 10.1007/s11818-016-0097-x.

73 Zulley, J., M. Berger, J. H. Peter und P. Clarenbach (Hrsg). »Chronobiologische Grundlagen der Schlafmedizin«. *WMW* 1995.145: 383-532. Sowie: Feld, M. Dr. *Felds große Schlafschule. Endlich wieder durchschlafen und erholt aufwachen*. Graefe und Unzer 2018.

74 Naska A, E. Oikonomou, A. Trichopoulou et al. »Siesta in healthy adults and coronary mortality in the general population«. *Archives of Internal Medicine* 2007. 12,167,3: 296-301. doi: 10.1001/archinte.167.3.296.

75 Taheri, S. et al. »Short Sleep Duration Is Associated with Reduced Leptin, Elevated Ghrelin, and Increased Body Mass Index«. *PLoS Med* 2004. 1(3): e62. doi: 10.1371/journal.pmed.0010062.

76 Riemann, D. et al. »Leitlinie S3 Nicht-erholsamer Schlaf/Schlafstörungen«. *Somnologie* 2017. 21: 2-44. doi: 10.1007/s11818-016-0097-x.

77 https://www.kneippbund.at/gesundheitsprogram/wasser

78 Hwang, E., S. Shin. »The Effects of Aromatherapy on Sleep Improvement:

A Systematic Literature Review and Meta-Analysis«. *Journal of Alternative and Complementary Medicine* 2015. 21(2): 61-8. doi: 10.1089/acm.2014.0113.

79 Riemann, D. et al. »Leitlinie S3 Nicht-erholsamer Schlaf/Schlafstörungen«. *Somnologie* 2017. 21: 2-44. doi: 10.1007/s11818-016-0097-x

80 Feld, M. Dr. *Felds große Schlafschule. Endlich wieder durchschlafen und erholt aufwachen.* Graefe und Unzer 2018.

81 Ebd.

82 Littlehales, N. *SLEEP. Schlafen wie die Profis.* Albrecht Knaus Verlag 2018.

83 https://www.kneippbund.at/gesundheitsprogram/wasser

84 Manzaneque, J. M. et al. »Assessment of immunological parameters following a qigong training program«. *Medical Science Monitor* 2004. 10(6): CR264-70.

85 Grimm, H. U. *Die Ernährungsfalle. Wie die Lebensmittelindustrie unser Essen manipuliert.* Heyne Verlag 2010.

86 Arumugam, M. et al. »Enterotypes of the human gut microbiome«. Nature 2011. 12;473(7346):174-80. doi: 10.1038/nature09944; Sowie: Geva-Zatorsky, N. et al. »Mining the Human Gut Microbiota for Immunomodulatory Organisms«. Cell 2017. 168(5): 928-943. doi: 10.1016/j.cell.2017.01.022

87 Finnell, J. E. und S. K. Wood. »Neuroinflammation at the interface of depression and cardiovasculardisease: Evidence from rodent models of social stress«. Neurobiology of Stress. doi.org/10.1016/j.ynstr.2016.04.001.

88 Geva-Zatorsky, N. et al. »Mining the Human Gut Microbiota for Immunomodulatory Organisms«. Cell 2017. 168(5): 928-943. doi: 10.1016/j.cell.2017.01.022.

89 Bamberger, C. et al. »A Walnut-Enriched Diet Affects Gut Microbiome in Healthy Caucasian Subjects: A Randomized, Controlled Trial«. *Nutrients* 2018. 10(2): E244. doi: 10.3390/nu10020244.

90 Specht, E. »Der Mensch als wärmetechnisches System« http://www.uni-magdeburg.de/isut/TV/Download/Der_Mensch_als_waermetechnisches_System.pdf

91 Eustachi, A. und D. Melchart. »Komplementärmedizin in der Onkologie – was ist sinnvoll?« DMW 2017. 142(12): 882-888.65.

92 https://www.leitlinienprogramm-onkologie.de/fileadmin/user_upload/Downloads/Leitlinien/Mammakarzinom_4_0/Version_4.1/LL_Mammakarzinom_Langversion_4.1.pdf

93 Gummersbach, E. et al. »Teilnahmebereitschaft an Mammographie-Screening«. *Deutsches Ärzteblatt Int* 2015. 112(5): 61-8. doi: 10.3238/arztebl.2015.0061.

94 Steindorf, K., M. Leitzmann, C. Friedenreich. »Physical Activity and Primary Cancer Prevention«. In: Ulrich, C. M. *Energy Balance and Cancer.* Springer 2013: 83-106. Sowie: Krakowski-Roosen, H. »Sport und Krebsprävention«. *Der Onkologe* 2017. 23: 438-445. Sowie: Deutsche Krebshilfe (Hrsg.): Sport bei Krebs. In Zusammenarbeit der Deutschen Krebshilfe und der Deutschen Krebsgesellschaft 2017.

95 Eustachi, A. und D. Melchart. »Komplementärmedizin in der Onkologie – was ist sinnvoll?« DMW 2017. 142(12): 882-888.65.

96 Maddocks-Jennings, W. et al. »Evaluating the effects of the essential oils Leptospermum scoparium (manuka) and Kunzea ericoides (kanuka) on radiotherapy induced mucositis: a randomized, placebo controlled feasibility study«. *European Journal of Oncology Nursing* 2009. 13(2): 87-93.

97 Eustachi, A. und D. Melchart. »Komplementärmedizin in der Onkologie – was ist sinnvoll?« DMW 2017. 142(12): 882-888.65.

98 von Braunschweig, R. *Pflanzenöle.* Stadelmann 2007.

99 Hauner, D. et al. »The Effect of Overweight and Nutrition on Prognosis in Breast Cancer«. Deutsches Ärzteblatt Int 2011. 108: 795-801.

100 Eustachi, A. und D. Melchart. »Komplementärmedizin in der Onkologie – was ist sinnvoll?« DMW 2017. 142(12): 882-888.65. Sowie: Onkopedia. Leitlinie Mammakarzinom der Frau. (https://www.onkopedia.com/de/onkopedia/guidelines/mammakarzinom-der-frau/@@guideline/html/index.html).

101 Häuser, W. und F. A. Muthny. »Entwicklung einer Kurzform der Fatigue Impact Scale (FIS-D15)«. *Praxis klinische Verhaltensmedizin und Rehabilitation* 2004: 65: 53-60.

102 Wayne, P. M., M. S. Lee, J. Novakowski et al. »Tai Chi and Qigong for cancer-related symptoms and quality of life: a systematic review and meta-analysis«. Journal of Cancer Survivorship 2018. 12: 256-267. https://doi.org/10.1007/s11764-017-0665-5

103 Eustachi, A. und D. Melchart. »Komplementärmedizin in der Onkologie – was ist sinnvoll?« DMW 2017. 142(12): 882-888.65.

104 Kern, E., M. Schmidinger, G. J. Locker und B. Kopp. »Management of capecitabine-induced hand-foot syndrome by local phytotherapy«. *Wiener Medizinische Wochenschrift* 2007. 157(13-14): 337-42.92.

105 Mücke, M., M. Mochamat, H. Cuhls et al. »Pharmacological treatments for fatigue associated with palliative care«. Cochrane Database Systemic Reviews 2015. (5): CD006788. doi: 10.1002/14651858.CD006788.

106 Johnson, S. B., H. S. Park und C. P Gross et al. »Complementary Medicine, Refusal of Conventional Cancer Therapy, and Survival Among Patients With Curable Cancers«. *JAMA Oncology* 2018. 4(10): 1375-1381. doi: 10.1001/jamaoncol.2018.2487

107 World Cancer Research Fund/American Institute for Cancer Research (Hrsg.): *Food, Nutrition, Physical Activity, and the Prevention of Cancer: A Global Perspective* (2007). (https://www.wcrf.org/sites/default/files/english.pdf). Sowie: www.ago-online.de

108 Bundesministerium für Gesundheit (Hrsg.). *Früherkennung von Krebs* (www.g-ba.de). Sowie: Behrens, G. ,T. H. Grethner, C. Stock et al. *Krebs durch Übergewicht, geringe körperliche Aktivität und ungesunde Ernährung. Schätzung der attributablen Krebslast in Deutschland.* Deutsches Ärzteblatt 2018. 115: 35-36.

109 Mons, U., T. Gredner, G. Behrens et al. »Cancers due to smoking and high alcohol consumption – estimation of the attributable cancer burden in Germany«. Deutsches Ärzteblatt Int 2018. 115: 571-7. doi: 10.3238/arztebl.2018.0571.

110 Demenz – Lebensbedingungen Demenzkranker verbessern (https://www.stmgp.bayern.de/pflege/demenz/).

111 Baumgart, M., H. Snyder, M. Carrillo et al. »Summary of the evidence on modifiable risk factors for cognitive decline and dementia: A population based perspective«. *Alzheimer's & Dementia* 2015. 11: 718-26.

112 Livingston, G., A. Sommerlad, V. Orgeta et al. »Dementia prevention, intervention, and care«. *Lancet* 2017. 390: 2673-734.

113 Shulman, K., R. Shedletsky, I. Silver. »The challenge of time: Clock-drawing and cognitive functioning of the elderly«. International Journal of Geriatric Psychiatry 1986. 1: 135-140

114 www.g-ba.de

115 Independent UK Panel on Breast Cancer Screening (Hrsg.). »The benefits and harms of breast cancer screening: an independent review«. *Lancet* 2012. 380: 1778-86.

116 Richtlinie des Gemeinsamen Bundesausschusses über Schutzimpfungen (https://www.g-ba.de/downloads/62-492-1764/SI-RL_2018-11-22_iK-2019-02-02.pdf).

117 Assagioli, R. *Die Schulung des Willens, Methoden der Psychotherapie und der Selbsttherapie.* Junfermann Verlag 2008.

118 Schwarzer, R. »Health action process approach (HAPA)«. In: Schwarzer, R., M. Jerusalem, H. Weber (Hrsg.). *Gesundheitspsychologie von A bis Z.* Hogrefe 2002.

119 Ogden, L. G., S. Phelan, J. G. Thomas et al. »Dietary habits and weight maintenance success in high versus low exercisers in the National Weight Control Registry«. Journal of Physical Activtiy & Health 2014. 11: 1540-1548.26

120 Ebd.

Kostenfreier vierwöchiger Zugang zur Website des VITERIO-Programms: (VIrtual Tool for Education, Reporting, Information and Outcome)

Prüfen, planen und praktizieren Sie Ihre Gesundheit: https://www.viterio.de/gesund